Nブックス

新版 食品学 II〔第2版〕

編著 田所忠弘・安井明美

共著 青木隆子・太田　徹・小嶋文博・小林恭一・小林謙一
西塔正孝・佐々木弘子・中島　肇・藤原しのぶ

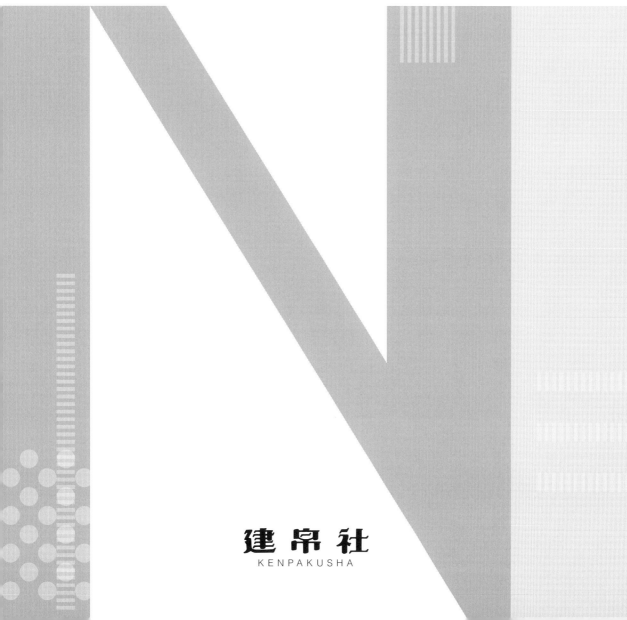

建帛社
KENPAKUSHA

　2000（平成12）年，栄養士法の一部が改正され2002（平成14）年４月から新しいカリキュラムに基づいた管理栄養士の養成が開始された。本書はそれに基づき，2003（平成15）年にＮブックスの１冊として菅原龍幸先生の編著で初版を発行した。その際には，食品成分の化学ではなく食品そのものを理解することを目的に，食品のもつ一次機能，二次機能，三次機能に特に注目して執筆した。

　その後，わが国の食料を取り巻く状況は著しく変化している。食習慣の変化，外食・中食への依存度の高まりはもとより，わが国の食料自給率はカロリーベースで39パーセント（2015年度）と先進諸国中で最も低く，多くの食品を諸外国からの輸入に頼っている。その結果，フードマイレージは著しく高く，同時期の米国の約７倍，英国の約２倍である。一方，輸送にかかわる二酸化炭素の排出量などを考慮すれば，地球環境への負荷は大きなものになることから2015年国連総会で17の持続可能な開発目標（SDGs）の基本が採択されるに至った。

　また，ここ数年の，食品の消費と利用にかかわる大きなテーマとして「食品ロス率」の低減がある。この15年ほど一般家庭におけるロス率は４パーセント前後とされているが，宿泊施設・飲食店等での食べ残しや調理過程での廃棄を考慮すれば，これよりもかなり高い割合になるものと推測される。世界規模での将来食料需給見通しは楽観できない状況である。わが国では「飽食の時代」と言われて久しいが，「持続可能な社会」という観点からは，これについても国民一人一人の意識の変革が望まれるところである。

　他方，食物の過剰摂取に起因する生活習慣病罹患患者の増加と，それによる国民医療費の高騰も大きな問題である。『日本人の食事摂取基準（2015年版）』では，生活習慣病の重症化予防に配慮した各栄養素の摂取基準値や摂取についての情報が示されている。わが国で常食される食品の栄養素については『日本食品標準成分表』に記載されており，この両者が，わが国において食品や食物摂取について考える際の２大指標といえる。

　今回，新版とするに当たっては『日本食品標準成分表2015年版（七訂）』に基づいて各食品群別の一般成分の平均値・標準偏差を示す表，アミノ酸価等を改め，あわせて三次機能にかかわる記述ほか，解説についても見直しを行った。さらに，巻末には，食品成分表収載値の算出根

拠や利用上の留意点を付録として収載した。専門職として，食品そのものについての理解と併せ，食品成分表記載の数値のもつ意味を正しく理解できるようにとの配慮からである。

　本書が，これまで以上に，管理栄養士・栄養士養成教育に寄与できることを願っている。

　　　　平成28年9月

　　　　　　　　　　　　　　　　　　　　著者を代表して　　田所忠弘

新版第2版の刊行にあたって

　本書は2016（平成28）年に大きく内容を改め，新版を発行したところであるが，2020（令和2）年12月，新たに『日本食品標準成分表2020年版（八訂）』が文部科学省より公表されたことで，これに伴う改訂が必要となった。そこで，本書においては，食品成分値に関する記述を見直し，各種統計データ等も更新する形で，このたび「新版第2版」として発行することとした。

　　　　令和4年1月

　　　　　　　　　　　　　　　　　　　　著者を代表して　　田所忠弘

第 1 章

食　　　品　Food

1. 食品と食物

　　ヒトはその一生を通じ食品を食物の形で摂取し，個体を維持し，その健康を増進し社会生活を営む。このように食品はヒトの一生の営みに深い関わり合いのある重要なものである。したがって，**食品**には次に示すように基本的な特性として，第一に栄養素を含むこと，第二には有毒成分を含まないことなど安全性が要求される。しかしながら，食品がこの基本的特性を備えていても，必ずしも食品として完全なものとはいいがたい。一般には補完特性として，色，香り，味，口当りなど，視覚，嗅覚，味覚といったヒトの感覚に訴える要素，すなわちヒトに好まれる嗜好特性が要求される。

$$食　品 \begin{cases} 基本的特性：栄養性，安全性 \\ 補完特性：嗜好（官能）性 \end{cases}$$

　　食品は以上のように栄養性，安全性，すなわち基本的特性を保証すると同時に，補完特性を満足させたものと定義される。また食品に加工，調理操作を加え，ヒトに対して直ちに可食化されたものを**食物**とよんでいる。しかし食品のうちには，そのまま可食できるものもある。したがって，食物の定義は必ずしも厳密なものではない。

コラム

　　食品についての最近の考え方では，食品は一次，二次，三次の機能をもつという。これは食品の基本的特性を**一次機能**，補完特性を**二次機能**とし，このほか生理刺激機能（免疫，ホルモン，覚醒，誘眠など）を**三次機能**として食品の果たす役割を考えるものである。

2. 食品の成分

　　食品は食塩などのような例を除いては動物，植物，微生物など，いわゆる生物に由来する。したがって，食品成分は多種多様の生体成分から成り立っているが，その化学的性質の類似性，生理作用などから次頁の図のように大別されている。

　　これらの成分のうち①〜⑤の成分は，食品中における含有量が比較的多い。これに対しビタミンなどとともに色，味，香りなどの成分は食品中に存在する量的割合は少ない。

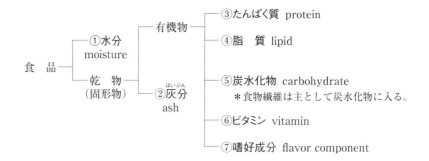

3.　食品の分類

　　現在われわれが日常摂取している食品は非常に数が多く多種多様である。例えば，日本食品標準成分表2020年版（八訂）に収載されている食品だけでも2,478種にのぼる。このように数多い食品を分類・整理するには，その立場により何通りかの方法がある。これらのうち最も一般的な方法は，食品の生物学的な性状を基礎として，その利用上の共通点などをも考慮して分類する方法で，下記に示すような分類がある。

　　　　植物性食品：穀類，いも類，豆類，種実類，野菜類，果実類，藻類，きのこ類
　　　　動物性食品：獣鳥肉類，乳類，卵類，魚介類
　　　　そ　の　他：食用油脂類，嗜好飲料・アルコール飲料，調味・甘味料，香辛料

　　食品の生産様式による分類は，農業により生産されるものを農産食品，畜産業により生産されるものを畜産食品，林業により生産されるものを林産食品，水産業によって生産されるものを水産食品として分類する方法である。

　　　　農産食品：穀類，豆類，種実類，野菜類，果実類など
　　　　畜産食品：獣鳥肉類，乳類，卵類など
　　　　林産食品：きのこ類，山菜類
　　　　水産食品：魚介類，藻類

　　製造加工法による分類は微生物を利用する**微生物利用食品**すなわち発酵食品，**缶・びん詰食品**，**レトルトパウチ食品**[*1]，**乾燥食品**，**冷凍食品**，**特別用途食品**[*2]などに分類する。このほか含有する栄養成分による分類は，特に栄養指導の方面で利用されている。これには食品を3群（赤，黄，緑），4群[*3]，6群[*4]に分ける方法が代表的である。

　＊1　缶・びん詰を除いたプラスチックフィルムなどによる袋詰加圧加熱殺菌食品。カレー，ミートソース，スープ，ハンバーグ，米飯類など種類が多い。
　＊2　特別用途食品は乳幼児，妊産婦，病者，高齢者などを主な喫食対象者としている。①妊産婦，授乳婦用粉乳，②病者用食品，③乳児用調製乳，④えん下困難者用食品，⑤特定保健用食品がある。またビタミン，ミネラルなど特定の栄養成分を一定以上含む食品で機能や成分量，摂取目安量を厚生労働省の基準に従って表示した栄養機能食品がある。栄養機能食品と特定保健用食品，さらに機能性表示食品（事業者の届出による表示）を合わせて「保健機能食品」とよぶ。
　＊3　香川式食事法による分類。　　　　　＊4　厚生労働省による分類。

4．食品の消費と供給

4．1　食品の消費

　わが国における食品の消費は1945年の第二次世界大戦末期から戦後2, 3年を最低*として，その後わが国経済の復興・発展とともに急速に伸びてきた。これに伴い国民の栄養状態が著しく改善され，その結果として体位の向上，平均寿命の伸びなどに見られるように，国民の健康状況の向上が顕著に認められるようになった。しかし一方では，食品消費の過剰ともいえるような著しい伸びに伴い，最近は栄養素の過剰摂取が問題とされるようになり，実際にわが国における疾病構造にも影響を及ぼし，過剰あるいは不適切な食品摂取が一要因といわれている心疾患，糖尿病，高血圧症などのいわゆる**生活習慣病**の増加がみられるようになった。

　図1-1に1960〜2019年までの国民1人1年当たり供給純食料の推移を示す。動物性食品（牛乳・乳製品，肉類，鶏卵）が上昇傾向であり，特に牛乳・乳製品の伸びが著し

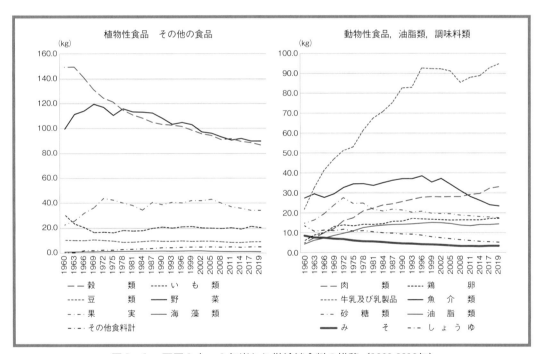

図1-1　国民1人・1年当たり供給純食料の推移（1960-2019年）

＊供給純食料：人間の消費に直接利用可能な食料の形態の数量。粗食料に歩留りを乗じたもの。
　歩留りは，当該品目の全体から通常の食習慣において廃棄される部分（例：キャベツであればしん）を除いた可食部の，当該品目の全体に対する重量の割合。

　　　　　　　　　　　　　　　　　　　　　　　　　　　　　　　　　　出典）農林水産省：令和元年度食料需給表

　　＊　1935年，1945年，1946年の国民1人1日当たりのエネルギー摂取量はそれぞれ2,055, 1,793, 1,497kcalである。摂取たんぱく質量は60.4, 65.3, 41.6gである。ちなみにFAO（国連食糧農業機関）によると，食料事情の非常に悪かった1981年のエチオピアにおけるエネルギー摂取量は1,729kcal，たんぱく質摂取量は57.5gである。

表1-1　栄養素等摂取量の年次推移（国民1人1日当たり）

熱量・栄養素	1975 (S50年)	1980 (55年)	1990 (H2年)	1995 (7年)	2000 (12年)	2005 (17年)	2010 (22年)	2015 (27年)	2019 (R1年)
エネルギー　　（kcal）	2,188	2,084	2,026	2,042	1,948	1,904	1,849	1,889	1,903
たんぱく質　　　（g）	80.0	77.9	78.7	81.5	77.7	71.1	67.3	69.1	71.4
うち動物性　　（g）	38.9	39.2	41.4	44.4	41.7	38.3	36.0	37.3	40.1
脂　質　　　　　（g）	52.0	52.4	56.9	59.9	57.4	53.9	53.7	57.0	61.3
うち動物性　　（g）	25.6	27.2	27.5	29.8	28.8	27.3	27.1	28.7	32.4
炭水化物　　　　（g）	337	313	287	280	266	267	258	258	248.3
カルシウム　　（mg）	550	535	531	585	547	539	503	517	505
鉄　　　　　　（mg）	13.4	13.1	11.1	11.8	11.3	8.0	7.4	7.6	7.6
食　塩[*1]　　　（g）	14.0	13.0	12.5	13.2	12.3	11.0	10.2	9.7	9.7
ビタミンA（μgRE[*2]）	—	—	—	—	—	604	529	534	534
ビタミンB$_1$　（mg）	1.11	1.16	1.23	1.22	1.17	0.87	0.83	0.86	0.95
ビタミンB$_2$　（mg）	0.96	1.01	1.33	1.47	1.40	1.18	1.13	1.17	1.18
ビタミンC　　（mg）	117	107	120	135	128	106	90	98	94
穀類エネルギー比率[*3]（%）	49.8	48.7	45.5	40.7	41.4	42.7	43.0	41.2	39.5
動物性たんぱく質比率[*3]（%）	48.6	50.3	52.6	54.5	53.6	52.1	51.7	52.3	54.3

[*1]：食塩量：ナトリウム×2.54×1,000
[*2]：2019年の単位は，μgRAE。
[*3]：これらの比率は個々人の計算値を平均したものである。
注）　2003〜2011年は強化食品，補助食品からの栄養素摂取量の調査を行ったが，同期間のカルシウム，鉄，ビタミンB$_1$・B$_2$・Cの値は，「通常の食品」の数値を引用している。

出典）厚生労働省：令和元年国民健康・栄養調査

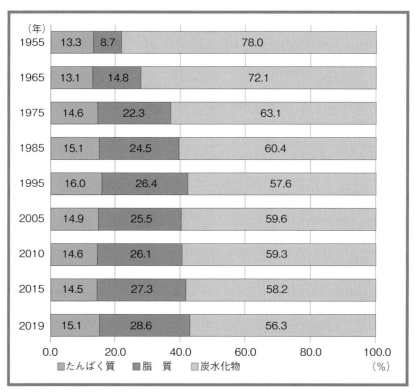

図1-2　エネルギー産生栄養素の摂取比率の推移（1955〜2019年）
出典）厚生労働省：国民健康・栄養調査（各年）

い。一方，植物性食品は横ばいあるいは下降傾向で，特に穀類は減少が著しい。野菜
類も1970年前後をピークに下降傾向が続いている。

　表1-1に1975〜2019年までの国民1人1日当たり栄養素摂取量の推移を示した。
エネルギー摂取量は漸減傾向にあり，たんぱく質も横ばいから減少傾向，脂質はほぼ
横ばいである。それらの動物性食品由来の摂取量も1995年以降は減少傾向あるいは横
ばいである。

　炭水化物の摂取量は一貫して減少している。無機質（ミネラル），ビタミン類はほぼ
「日本人の食事摂取基準（2020年版）」を満たしている。ただ，カルシウムの摂取量は
徐々に増加していたが21世紀に入って減少に転じており，いまだに「日本人の食事摂
取基準（2020年版）」の推奨量を満たしていない。

　図1-2に総エネルギー摂取量に対するたんぱく質，脂質，炭水化物由来の比率の
推移を示す。「日本人の食事摂取基準（2020年版）」に示された18〜64歳のエネルギー

表1-2　食品群別栄養素等摂取量（2019年）（1人1日当たり）

食品群別	摂取量 g	エネルギー kcal	たんぱく質 g	脂質 g	炭水化物 g	ビタミン				食塩相当量 g	カルシウム mg	鉄 mg
						A μgRAE	B₁ mg	B₂ mg	C mg			
総量	1,979.9	1,903	71.4	61.3	248.3	534.1	0.95	1.18	93.5	9.7	504.9	7.6
動物性食品	340.1	514	40.1	32.3	11.4	212.2	0.48	0.65	6.1	1.5	225.1	2.3
植物性食品	1,639.8	1,389	31.3	28.9	236.9	321.9	0.46	0.53	87.4	8.2	279.8	5.3
穀　類	410.7	741	14.7	4.7	154.1	2.2	0.16	0.10	0.0	1.0	39.5	0.9
米・加工品	301.4	506	7.6	1.0	111.7	0.0	0.07	0.03	0.0	0.0	9.2	0.3
小麦・加工品	99.4	219	6.6	3.6	39.1	2.1	0.08	0.07	0.0	0.9	29.1	0.5
その他の穀類・加工品	9.9	16	0.5	0.1	3.2	0.1	0.01	0.00	0.0	0.0	1.1	0.1
いも類	50.2	38	0.6	0.1	8.8	0.1	0.03	0.01	6.1	0.0	9.5	0.3
砂糖・甘味料類	6.3	23	0.0	0.0	6.0	0.0	0.00	0.00	0.0	0.0	0.5	0.0
豆　類	60.6	70	5.5	4.1	2.9	0.0	0.05	0.07	0.0	0.0	59.1	1.1
種実類	2.5	14	0.4	1.2	0.6	0.1	0.01	0.01	0.1	0.0	9.1	0.1
野菜類	269.8	68	2.9	0.5	15.1	265.3	0.10	0.09	39.5	0.4	82.6	1.0
果実類	96.4	62	0.6	0.3	15.8	25.5	0.04	0.02	28.0	0.0	9.6	0.2
きのこ類	16.9	3	0.4	0.1	1.0	0.0	0.02	0.02	0.0	0.0	0.3	0.1
藻　類	9.9	3	0.3	0.0	0.7	11.0	0.00	0.01	0.8	0.1	7.8	0.1
魚介類	64.1	102	12.2	4.8	1.4	20.8	0.06	0.11	0.8	0.6	37.1	0.7
肉　類	103.0	237	17.6	17.2	0.6	82.5	0.35	0.17	4.3	0.4	5.7	0.8
卵　類	40.4	61	5.2	4.1	0.2	57.2	0.02	0.16	0.0	0.1	20.6	0.7
乳　類	131.2	104	5.1	5.1	9.2	45.7	0.05	0.20	1.0	0.3	161.5	0.0
油脂類	11.2	98	0.0	10.7	0.0	6.6	0.00	0.00	0.0	0.0	0.3	0.0
菓子類	25.7	89	1.5	3.3	13.4	10.1	0.02	0.03	0.7	0.1	14.5	0.2
嗜好飲料類	618.5	80	0.9	0.0	7.5	1.9	0.00	0.12	11.7	0.0	18.1	0.4
調味料・香辛料類	62.5	110	3.5	5.2	11.1	5.2	0.03	0.06	0.4	6.5	29.0	0.9

出典）厚生労働省：令和元年国民健康・栄養調査　より作成.

産生栄養素バランス（％エネルギー）は，たんぱく質：13〜20，脂質：20〜30，炭水化物：50〜65であり，1970年代以降はほぼ望ましい比率となっている。

表1−2に，2019年におけるエネルギーと栄養素の食品群別摂取量を示した。

4.2　食料の供給

わが国における近年の食料の供給状況は必ずしも好ましいものではない。図1−3に主要国の供給熱量自給率の経年変化を示した。図に示したように，わが国の供給熱量自給率は，先進国中で最も低く（37％〔熱量ベース〕，2018年度），世界最大の食料輸入国になっている。わが国の食料消費が多様化する中で，主食の米のみは自給を達成しているが，飼料穀物，小麦，大豆などはほとんど輸入に頼っている。また，牛肉など各種食品の輸入が自由化する中で，供給熱量自給率は低下傾向が今後とも続くことが予測されている。

地球環境保全の観点から食料需給を考える指標として**フードマイレージ** food mileage がある。フードマイレージの数値（t・km）は，輸入量に輸送距離を乗じて算出され，この数値の小さいものは環境負荷が少ないものとして評価する考え方である。

2010年のわが国の人口1人当たりフードマイレージは6,770t・kmであった。2001年のデータ（7,093t・km）で諸外国と比較すると，米国1,051t・kmの約7倍弱，英国3,195t・kmの約2倍強，韓国6,637t・kmとほぼ同水準である。食料自給率を高める努力が必須であろう。

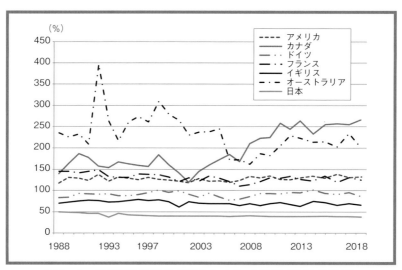

図1−3　諸外国の自給率（熱量ベース）の推移（1988-2018年）

注）1．日本は年度．それ以外は暦年．
　　2．食料自給率（カロリーベース）は，総供給熱量に占める国産供給熱量の割合である。畜産物，加工食品については，輸入飼料，輸入原料を考慮している。
　　3．ドイツについては，統合前の東西ドイツを合わせた形で遡及している。
　　4．FAO "Food Balance Sheets" 及び上記諸外国のデータは，過去に遡って修正されることがある。

資料）農林水産省「食料需給表」，FAO "Food Balance Sheets" 等を基に農林水産省で試算（酒類等は含まず）。

　世界規模でみると世界の人口は増加を続けており，国連の推計によると，開発途上国の人口の爆発的な増加により，1990年までに50億人を超え，2015年までには70億人を突破した。2050年には97億人に達すると推定されている。

　一方，食料生産，消費については，生産面で農地の砂漠化により生産面積は近年必ずしも増加していない。また，環境問題への配慮から，生産増加に結びつきにくい生産形態が重視されつつあること，さらに温暖化などの地球環境変化による農業生産の変動も予測される。消費面では，発展途上国を中心とした消費水準の向上によって畜産物消費量の増加による飼料穀物の需要が増大し，穀物需要が生産の伸びを大きく上回ると予測される。このため，開発途上国は先進国への輸入依存度を一層強めることとなり（図1-4），世界の食料需給は楽観を許さない状況にある。

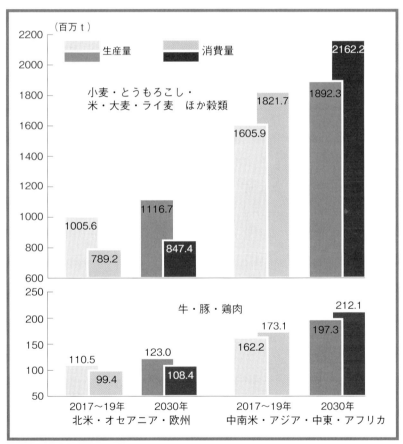

図1-4　世界の食糧需給見通し（2030年の予測）

注）各地域の穀類，肉類の生産量・消費量を合計した値。
　　＊先進諸国（北米・オセアニア・欧州）では，生産量が消費量を上回るが，開発途上国（中南米・アジア・中東・アフリカ）では，将来にわたって消費量が生産量を上回る予測である。
出典）農林水産政策研究所：2030年における世界の食料需給見通し（2021）より作成.

第 2 章

植物性食品

1. 穀　類　Cereals

　穀類には米，こむぎ，おおむぎ，ひえ，あわ，きび，もろこし，えんばく，ライむぎ，はとむぎ，とうもろこし，そば，アマランサスなどがある。このうちそばがタデ科植物の種子，アマランサスはヒユ科植物の種子であることを除き，ほかのものはイネ科植物の種子である。これら穀類のうち主要なものは**こめ，こむぎ，おおむぎ，とうもろこし，そば**などであり，その主な用途は，こめは精白して飯米，こむぎは製粉してパンや麺類に加工され，主食として利用されている。一方，おおむぎは加工用，飼料用として利用されるものが多いが，一部は押し麦などに加工し，こめに混入して食されている。とうもろこしは主として飼料用，一部はでん粉，とうもろこし油の原料，そばは製粉して，麺に加工利用されている。一般に，こめ，こむぎ，おおむぎ以外の穀類を**雑穀**とよぶ。

　穀類の成分上の特徴は炭水化物，特にでん粉含量が多く，こめ，こむぎは重要なエネルギー供給源となっている。また穀類のたんぱく質含量は必ずしも多くはないが，こめ，こむぎは摂取量が多いことからたんぱく質供給源ともなっている。しかし，ビタミン類や無機質（ミネラル）のうちカルシウム含量が少ない欠点がある。表2-1-1にこめの栄養成分値を示す。

1.1　穀類の生産と消費

（1）世界における穀類の生産[1]

　2018年の世界における穀類の総生産量は29億6,287万トンである。このうち，こむぎ

表2-1-1　こめの成分組成

食品名		エネルギー (kJ)	エネルギー (kcal)	水分	アミノ酸組成によるたんぱく質	たんぱく質	脂質 TG当量	コレステロール	脂質	利用可能炭水化物（単糖当量）	利用可能炭水化物（質量計）	差引き法による利用可能炭水化物	水溶性食物繊維	不溶性食物繊維	食物繊維総量	糖アルコール	炭水化物	有機酸	灰分	ナトリウム	カリウム	カルシウム	マグネシウム	リン	鉄	亜鉛
		kJ	kcal	g	g	g	g	mg	g	g	g	g	g	g	g	g	g	g	g	mg	mg	mg	mg	mg	mg	mg
玄穀	平均値	1467	345	14.9	6.7	7.9	2.6	0	3.0	75.4	68.6	69.3	0.9	3.3	4.2	0.0	72.7		1.3	2	236	12	116	304	1.5	2.0
玄穀	標準偏差	27	6	0.2	1.4	1.3	0.1	0	0.3	2.9	2.6	3.0	0.4	1.2	1.5	0.0	1.3		0.1	1	45	2	8	25	0.5	0.2
精白・精粉	平均値	1484	349	12.6	5.6	6.5	1.2	0	1.4	81.5	74.1	78.9	0.1	0.9	1.1	0.0	79.0		0.6	1	110	5	38	126	0.7	1.6
精白・精粉	標準偏差	40	10	3.5	0.4	0.5	0.1	0	0.7	2.3	2.1	2.5	0.2	0.8	1.0	0.0	2.7		0.3	1	57	2	32	71	0.4	0.4

食品数：玄穀…5，精白・精粉…8　　※水溶性食物繊維，不溶性食物繊維，食物繊維総量の分析は，プロスキー変法および

は７億3,405万トンで約25％，とうもろこしは11億4,762万トン生産され約39％を占めている。こめは７億8,200万トンで全体の約26％，おおむぎは１億4,142万トンで約５％を占めている。以上の４種の穀類は穀類総生産量の大部分約95％を占め世界的に最も重要な穀類となっている。これらの穀類の主要な生産地域の特徴をみると，とうもろこしは米国と中国で半数以上を占める。こむぎは，中国，インド，ロシアの順であり，おおむぎはヨーロッパが多く，オーストラリア，北米が主産地となる。これに対し，こめはアジアのみで87％強が栽培されている。

（２）わが国における穀類の自給状況（2020年度，概算値）[2]

　2020年度のわが国の穀類の総生産量は936万トンで，外国貿易による輸入量は2,389万8千トンである。在庫中の増減量を調整すると，国内消費仕向量は，3,205万トンとなる。したがって，わが国における穀類の自給率は28％で，これは欧米諸国の自給率と比較するとかなり低い。主要な穀類別でみると，こめの生産量は815万トンで穀類総生産量の87％を占め，自給率も97％となっている。しかし，こむぎについては94万9千トン，おおむぎ（裸麦を含む）は22万トンの生産量で，自給率は，こむぎは15％，おおむぎは12％で著しく低い。

1.2　こめ（米）　Rice, *Oryza sativa* L.

　中国揚子江（長江）中流域から８千年〜１万年前の稲の種子が発見されている。わが国では岡山県・朝寝鼻貝塚から６千年前の短粒種の稲のガラス質細胞が発見されている。短粒種は揚子江の下流地域から渡来したとの説が有力である。

（１）こめの種類と性状

　こめは大別すると，日本型のイネ *Oryza sativa var. japonica* とインド型のイネ *Oryza sativa var. indica* からとれる２系統に分けられる。**日本型米は長さと幅の比がほぼ1.7**

（平均値と標準偏差）　　　　　　　　　　　　　　　　　　　　　　　　　　　（可食部100g 当たり）

	無機質						ビタミン																							アルコール	食塩相当量
	マンガン	ヨウ素	セレン	クロム	モリブデン	A						ビタミンD	E				ビタミンK	ビタミンB1	ビタミンB2	ナイアシン	ナイアシン当量	ビタミンB6	ビタミンB12	葉酸	パントテン酸	ビオチン	ビタミンC		
銅						レチノール	α・カロテン	β・カロテン	β・クリプトキサンチン	β・カロテン当量	レチノール活性当量		α・トコフェロール	β・トコフェロール	γ・トコフェロール	δ・トコフェロール													
mg						μg							mg				μg	mg						μg	mg	μg	mg		g
0.25	2.49	0	3	1	64	0	0	7	0	7	1	0.0	1.3	0.1	0.2	0.0	0	0.39	0.05	6.0	7.7	0.45	0.0	30	1.10	5.8	0		0.0
0.02	0.95	0	0	1	7	0	0	12	0	12	1	0.0	0.1	0.0	0.1	0.0	0	0.02	0.03	0.7	0.9	0.06	0.0	10	0.26	0.2	0		0.0
0.23	1.20	0	3	2	77	0	0	0	0	0	0	0.0	0.4	0.0	0.0	0.0	0	0.09	0.02	1.9	3.3	0.11	0.0	13	0.56	2.4	0		0.0
0.03	0.61	0	2	2	21	0	0	0	0	0	0	0.0	0.4	0.0	0.0	0.0	0	0.07	0.01	1.4	1.3	0.05	0.0	3	0.28	1.4	0		0.0

AOAC. 2011. 25法による。　　　　　　　　　　　　出典）日本食品標準成分表2020年版（八訂）より作成.

～1.8*¹で丸みをもつ円粒である。これに対し**インド型米**は長さと幅の比がおおよそ2.5*¹前後の長粒種である。わが国で栽培されているのは日本型のものであるが，栽培形態が水田で栽培される**水稲米** paddy rice（大部分を占める）と畑で栽培される**陸稲** upland rice がある。また，でん粉の種類の差異によりアミロースが17%前後で日常の炊飯に用いている米粒が透明な**粳米** non-glutinous rice とアミロペクチンがほぼ100%の赤飯や搗いて餅にする米粒が不透明な**糯米** glutinous rice とがある。

　玄米の水分量の最高限度は15.0%と農林水産省の検査規格で定められているが，北海道，東北，北陸産の玄米は水分含量が0.5～1.0%ほど多いことが認められている。これらの地域のこめを**軟質米**とよび味が良いが変質しやすい。遊離糖や低分子の窒素化合物が多く酵素作用も強い。これに対し，他地域の産米を**硬質米**とよび，水分量は軟質米より低い。貯蔵性に富み梅雨期を過ぎる頃は軟質米よりむしろ味が良いといわれている。軟質米，硬質米の区別は米粒の硬軟の区別のみではなく，むしろ商習慣上の区別の要素が強い。

　穀類は一般に水分量が少ないため貯蔵性が高い。一般に秋に新しく収穫されたこめを**新米**とよび，新米が出回りはじめたのちの前年産の米を**古米**とよんでいる。

　こめを貯蔵すると老化すなわち古米化が進む。古米化は，①諸酵素活性の低下にみられる生命力の弱化，②脂質の変敗，③遊離脂肪酸がでん粉のラセン構造に包み込まれ，水の通過をさまたげ，糊化温度を高くし，また，でん粉粒を機械的に強化する。このため古米を炊いても硬い。④古米では吸収率が低下するが，でん粉細胞が硬く，炊飯時に膜が破れにくいため，溶出固形物量が少なく，粘りは少なくなり，食味が悪い，などが総合されておこると考えられている。玄米を貯蔵する場合，冬期は温度管理を行わず，5月以後を13℃以下で相対湿度70%で貯蔵すると品質が良く保持されるという。

　玄米の一定容積（通常1L）に対する質量，すなわち容積重は770～850g/Lで，容積重の大きいものは米粒が充実し，搗精歩留りが高く，貯蔵性がよい。また玄米の千粒重すなわち**整粒***²1,000粒の質量は20～26gである。千粒重の大きいものは粒形が大きく，米粒の充実度は高く，搗精歩留りが高い。

コラム　新形質米[3]

　こめの消費量拡大のため，味の良い，各種の新しい性質をもった品種が開発されている。例として，粳米で**高アミロース米**（アミロースが25%以上，米麹，米粉，米菓，ピラフに適する），**低アミロース米**（アミロースが15%以下，味，粘りが強く，冷めても食味が良い。古米に混米し，握り飯，弁当，レトルト食品に適する），**低グルテリン米**（グルテリンが通常の1/2～1/3で腎臓病患者の病態食），**低塩可溶性たんぱく米**（低アレルゲン米），**色米**（紫黒：アントシアニン系色素を含む。赤米：タンニン系色素を含む。緑米：クロロフィルを含む。紫黒米，赤米は赤飯，おかゆ，薬膳料理，赤酒などに利用）。このほか**香り米**（アセチルピロリン類の香りが強いものは香りのないこめに5%ほどの混米，全量型はカレー，ピラフ，パエリヤなど）がある。

　低たんぱく質米：腎臓疾患患者用として低たんぱく質（低グルテリン）米の開発が進められ，食事療法に利用されている。

*1　日本型米：長さ5mm，幅2.8mm，インド型米：長さ5.7～7.1mm，幅1.9～2.9mm
*2　整粒：登熟中に障害を受けず，十分に成熟した粒で，品種固有の形状，色沢をもっているもの。品種の特性としてあらわれる腹白，心白は整粒扱いとなる。しかし精米の品質，精米歩留りに影響するものは未熟粒扱いとなる。

（2）玄米の構造と搗精割合

1）玄米の構造　　**玄米** brown rice の構造を図2−1−1に示す。こめは籾米として収穫されるが，籾米を100とすると籾殻 glume は20，玄米は80の割合となる。容積割合では籾殻と玄米は1：1である。玄米は図のように，胚乳部とその下部の胚芽が果・種皮で包まれたような構造になっている。玄米100に対する各部の割合は胚乳部91〜92％，糠層（果皮，種皮，糊粉層）5〜6％，胚芽は2〜3％となっている。

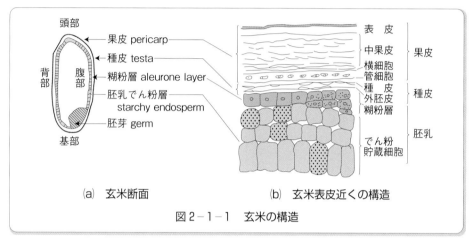

(a)　玄米断面　　　　　　(b)　玄米表皮近くの構造

図2−1−1　玄米の構造

2）搗精歩留り　　こめを食するときは玄米から糠層と胚芽を除き精白米としてから炊飯して食するのが一般的である。このように玄米から糠層と胚芽を除く操作を**精白，精米**あるいは**搗精**とよんでいる。**搗精歩留り**が90〜92％のものを**精白米** well−milled rice，搗精歩留りが93〜94％のものを**七分つき米** under−milled rice，搗精歩留りが95〜96％のものを**半つき米** half−milled rice とよんでいる。**はいが米** well−milled rice with embryo は玄米より糠層のみを除いているため，理論的には，搗精歩留りが93〜95％であるが，実際には歩留りは91〜93％となっている。

（3）こめの成分

1）一般成分組成と搗精による成分変化　　表2−1−2に玄米，半つき米，七分つき米，精白米，はいが精米の一般成分組成を示す。表にみられるように，一般に飯米として利用される精白米の主成分は炭水化物である。次いでたんぱく質がやや多い。搗精による成分変化を『日本食品標準成分表2020年版（八訂）』から玄米を100として示したものが図2−1−2である。図に示すように糖質は漸増するが，糠層，胚芽に偏在するほかの栄養成分は搗精が進むにしたがって減少する。

一方，搗精により図2−1−3に示したように，栄養成分の消化吸収率が改善される。ビタミン類を含め総合的な栄養成分は表2−1−2に示すように，七分つき米，玄米がすぐれているが，可食量×消化吸収率＝栄養量として，食品の価値を決める一方の要因の嗜好性もあわせて考慮すると，ビタミン類ほどにはほかの主要成分が玄米と精白米で大差ないことから，**白米食**は適当なものと考えられよう。

表2-1-2　こめ（水稲穀粒）の

食品名	エネルギー kJ	エネルギー kcal	水分	アミノ酸組成によるたんぱく質	たんぱく質	TG当量	コレステロール	脂質	利用可能炭水化物（単糖当量）	利用可能炭水化物（質量計）	差引き法による利用可能炭水化物	水溶性食物繊維	不溶性食物繊維	食物繊維総量	糖アルコール	炭水化物	有機酸	灰分	ナトリウム	カリウム	カルシウム	マグネシウム	リン	鉄	亜鉛
	kJ	kcal	g	g	g	g	mg	g	g	g	g	g	g	g	g	g	g	g	mg	mg	mg	mg	mg	mg	mg
玄　米	1472	346	14.9	6.0	6.8	2.5	(0)	2.7	78.4	71.3	72.4	0.7	2.3	3.0	-	74.3	-	1.2	1	230	9	110	290	2.1	1.8
半つき米	1470	345	14.9	(5.6)	6.5	(1.7)	(0)	1.8	81.5	74.1	75.7	0.4	1.0	1.4	-	75.9	-	0.8	1	150	7	64	210	1.5	1.6
七分つき米	1483	348	14.9	(5.4)	6.3	(1.4)	(0)	1.5	83.3	75.8	76.8	0.2	0.7	0.9	-	76.6	-	0.6	1	120	6	45	180	1.3	1.5
精白米　うるち米	1455	342	14.9	5.3	6.1	0.8	(0)	0.9	83.1	75.6	78.1	Tr	0.5	0.5	-	77.6	-	0.4	1	89	5	23	95	0.8	1.4
精白米　もち米	1455	343	14.9	5.8	6.4	1.0	(0)	1.2	77.6	70.5	77.4	(Tr)	(0.5)	(0.5)	0	77.2	-	0.4	Tr	97	5	33	100	0.2	1.5
精白米　インディカ米	1472	347	13.7	6.4	7.4	0.7	(0)	0.9	80.3	73.0	78.3	0.1	0.4	0.5	-	77.7	-	0.4	1	68	5	18	90	0.5	1.6
はいが精米	1460	343	14.9	-	6.5	1.9	(0)	2.0	79.4	72.2	74.7	0.3	1.0	1.3	-	75.8	-	0.7	1	150	7	51	150	0.9	1.6

※水溶性食物繊維，不溶性食物繊維，食物繊維総量の分析は，プロスキー変法による。

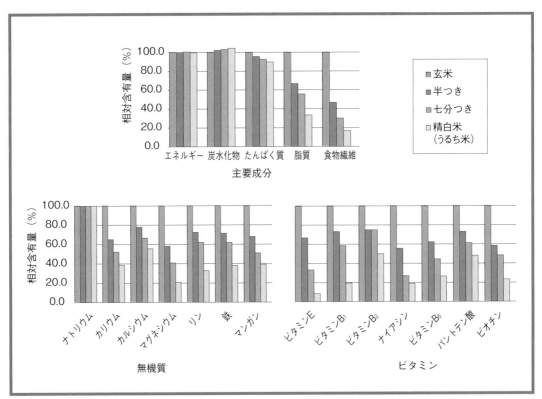

図2-1-2　精白度による成分量の変化（玄米を100とする）

出典）日本食品標準成分表2020年版（八訂）　より作成.

搗精歩合別成分組成　　　　　　　　　　　　　　　　　　　　　　　　　　　　　　　（可食部100g 当たり）

無機質						ビタミン																						アルコール	食塩相当量
銅	マンガン	ヨウ素	セレン	クロム	モリブデン	A レチノール	A α-カロテン	A β-カロテン	A β-クリプトキサンチン	A β-カロテン当量	A レチノール活性当量	ビタミンD	E α-トコフェロール	E β-トコフェロール	E γ-トコフェロール	E δ-トコフェロール	ビタミンK	ビタミンB1	ビタミンB2	ナイアシン	ナイアシン当量	ビタミンB6	ビタミンB12	葉酸	パントテン酸	ビオチン	ビタミンC	アルコール	食塩相当量
mg	mg	μg	μg	μg	μg	μg	μg	μg	μg	μg	μg	μg	mg	mg	mg	mg	μg	mg	mg	mg	mg	mg	μg	μg	mg	μg	mg	g	g
0.27	2.06	Tr	3	0	65	(0)	0	1	0	1	Tr	(0)	1.2	0.1	0.1	0	(0)	0.41	0.04	6.3	8.0	0.45	(0)	27	1.37	6.0	(0)	-	0
0.24	1.40	Tr	2	0	76	(0)	(0)	(0)	(0)	(0)	(0)	(0)	0.8	Tr	0.1	0	(0)	0.30	0.03	3.5	(5.1)	0.28	(0)	18	1.00	3.5	(0)	-	0
0.23	1.05	0	2	Tr	73	(0)	(0)	(0)	(0)	(0)	(0)	(0)	0.4	Tr	0.1	0	(0)	0.24	0.03	1.7	(3.2)	0.20	(0)	15	0.84	2.9	(0)	-	0
0.22	0.81	0	2	0	69	(0)	(0)	(0)	(0)	(0)	(0)	(0)	0.1	Tr	0	0	(0)	0.08	0.02	1.2	2.6	0.12	(0)	12	0.66	1.4	(0)	-	0
0.22	1.30	0	2	0	79	(0)	(0)	(0)	(0)	(0)	(0)	(0)	(0.2)	0	0	0	(0)	0.12	0.02	1.6	3.1	(0.12)	(0)	(12)	(0.67)	(1.4)	(0)	-	0
0.20	0.88	0	7	2	62	(0)	(0)	(0)	(0)	(0)	(0)	(0)	Tr	Tr	0	0	(0)	0.06	0.02	1.1	2.9	0.08	(0)	16	0.61	2.0	(0)	-	0
0.22	1.54	0	2	Tr	57	(0)	(0)	(0)	(0)	(0)	(0)	(0)	0.9	Tr	0.1	0	(0)	0.23	0.03	3.1	4.2	0.22	(0)	18	1.00	3.3	(0)	-	0

出典）日本食品標準成分表2020年版（八訂）より作成.

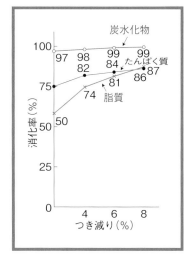

図2-1-3　精白度と消化吸収率

2）化学成分

　a．炭水化物[4]：玄米中に平均73%，白米中に75%の炭水化物を含む。炭水化物はでん粉が主で，ほかにデキストリン，ペントザン，糖類を少量含む。繊維は玄米1.0%，白米0.3%が含まれる。でん粉粒子は多角形の微粒子が多数集まった複合粒子で，大きさは粳3.0〜3.8μm，糯3.0〜12.0μmである。

　粳でん粉と糯でん粉：粳でん粉はアミロース17〜22%，アミロペクチン78〜83%からなり，糯でん粉はアミロースがなくアミロペクチン100%からなっている。ヨウ素デンプン反応は前者が青藍色，後者が赤紫色を示す。このように，粳でん粉と糯でん粉では，アミロース，アミロペクチンの含量に著しい差があり，このために，①でん粉液粘度（糯でん粉液の方が大，急速に粘度が低下，流動性を増す），②老化の難易（糯でん粉は老化しにくい），③ヨウ素でん粉反応の呈色，などの差異がみられる。

　粳米の品種とヨウ素でん粉反応：でん粉の構造を推定する一方法として，米でん粉を52%過塩素酸に溶解し，水で希釈して0.1%でん粉溶液とし，0.2%ヨウ素溶液と反応させ，青色度を比較する。青色度はアミロペクチン末端鎖長の総和が多いか，ある

いはアミロース含量が多いと大きくなる。

　一般に炊飯したとき粘り気や味が劣るインド型米は，日本型米より青色度は大きい。また日本型米の中では，食味の良い農林1号やコシヒカリは青色度が小さく，食味が劣る日本海や山陰52号は青色度が大きい。炊飯時，アミロースの溶出量が多い品種は青色度が大きい。アミロース含量が多い品種は，炊飯時の吸収量が多く，膨張容積が大きく，炊飯特性にも関係があるといわれている。

　米でん粉の消化率はよく，飯あるいは餅として，でん粉をα化した場合の消化率は99.2～99.8%である。

　b．たんぱく質：たんぱく質含量は玄米中7～8%，七分つき米6.5～7.5%，白米6～7%である。また非たんぱく態窒素は糠層に約10%存在する。

　こめのたんぱく質は**プロテイン・ボディ**[*] protein bodies とよばれる1～3μの微粒子となって，でん粉粒子中に散在している。

　たんぱく質組成の一例を示すと，アルカリ可溶のグルテリンに属する**オリゼニン** oryzenin が約80%，水に可溶の**アルブミン**，塩化ナトリウム可溶の**グロブリン**が合わせて15%，アルコール可溶の**プロラミン**が5%である。

　米たんぱく質の栄養価は生物価で74（成人），『日本食品標準成分表2020年版（八訂）アミノ酸成分表編』から計算したアミノ酸価は玄米で83，精白米で75である。第一制限アミノ酸はリシン（リジン），第二制限アミノ酸はイソロイシンである。消化率は85.8%である。

　c．脂　質：こめの脂質はおおよそ，玄米3%，七分つき米1.7%，白米1.3%，胚芽21%，糠18%で，白米中の脂質量は非常に少ない。しかし胚芽，糠中には脂質が多く，米ぬか油（p.178）の原料となっている。

　玄米の脂質は藤野ら[5]によると，中性脂肪，糖脂質，リン脂質の割合は77.3：9.8：11.5である。このうち中性脂肪ではトリグリセリドが圧倒的に多く，糖脂質ではアシルステリルグルコシド，ステリルグルコシド，セレブロシドが主なものである。リン脂質ではホスファチジルコリン，ホスファチジルエタノールアミンおよびイノシトールホスフォリピドが主なものである。

　表2-1-3に玄米脂質各区分の脂肪酸組成を示すが，**オレイン酸，リノール酸，パルミチン酸**が主要な構成脂肪酸である。なお微量のリゾホスファチジルコリンが存在するが，こめのように経口摂取の場合には，その毒性は特に問題とならない。

　コメ油の性状および脂肪酸組成は表2-1-4に示すとおりである。表に示すように，コメ油は半乾性油に属する。脂肪酸組成は前述の玄米の脂肪酸組成と類似しており，不飽和脂肪酸が多い。

　不飽和脂肪酸中，リノール酸が全脂肪酸中1/3強を占めていることは，**血中コレス**

---

　*　プロテイン・ボディ：たんぱく質含量の豊富な顆粒体で，穀類中ではたんぱく質はプロテイン・ボディとして存在している。これは植物の発芽時までのたんぱく質貯蔵の役割を果たしているといわれている。

表2-1-3 玄米脂質の脂肪酸組成（%）

		全脂質	中性脂肪	糖脂質	リン脂質
ラ ウ リ ン 酸	$C_{12 \cdot 0}$	—	—	0.9	微量
ミ リ ス チ ン 酸	$C_{14 \cdot 0}$	0.5	0.7	—	0.4
パ ル ミ チ ン 酸	$C_{16 \cdot 0}$	24.4	24.4	25.9	28.3
パルミトレイン酸	$C_{16 \cdot 1}$		—	微量	0.5
ス テ ア リ ン 酸	$C_{18 \cdot 0}$	2.7	1.8	1.8	0.4
オ レ イ ン 酸	$C_{18 \cdot 1}$	36.0	40.9	17.5	18.6
リ ノ ー ル 酸	$C_{18 \cdot 2}$	35.5	31.2	41.3	50.1
リ ノ レ ン 酸	$C_{18 \cdot 3}$	3.7	0.9	4.2	1.8
ア ラ キ ジ ン 酸	$C_{20 \cdot 0}$	—	—	1.2	—

出典）藤野ら：栄養と食糧，5，472（1972）

表2-1-4 コメ油の脂肪酸組成*と不ケン化物**，オリザノール含量**（%）

ミリス チン酸 $C_{14 \cdot 0}$	パルミ チン酸 $C_{16 \cdot 0}$	ステア リン酸 $C_{18 \cdot 0}$	オレイ ン酸 $C_{18 \cdot 1}$	リノー ル酸 $C_{18 \cdot 2}$	リノレ ン酸 $C_{18 \cdot 3}$	不ケン 化物	オリザ ノール
1.0	18.8	1.8	40.9	35.7	2.2	3.25	0.04

*17試料
**19試料平均
出典）秋谷ら：食研報，25，37（1970）

テロール低下作用の観点から好ましいことである。

このほか，表2-1-4に示したように，コメ油には，抗酸化能をもつため医薬用として用いられているγ-**オリザノール** oryzanol が含まれている。

d．**無機質**：玄米，白米，糠各部の無機質含量は表2-1-5に示すとおり，玄米，白米ともに**リン**（P）が圧倒的に多く，次いでカリウム（K），マグネシウム（Mg）の順で，カルシウム（Ca）含量は非常に少ない。リンの形態は**フィチン** phytin 態が玄米で78.2%，白米で37.6%となっている分析例がある[6]。なおフィチン態のカルシウムは利用されにくい。

e．**ビタミン**：玄米，白米，胚芽，糠層のB群ビタミンの分布は表2-1-6に示すとおり，**糠層，胚芽**に偏在している。したがって図2-1-2に示したように，玄米より糠層，胚芽が除かれた白米にはB群ビタミンが少ない。

γ-オリザノール

フィチン

表 2-1-5　玄米，白米，糠の各種無機質含量（mg/100g）

	玄米 a	93% 白米 b	糠 c	c/b		玄米 a	93% 白米 b	糠 c	c/b
K	285	138	1680	12	Fe	1.03	0.48	8.70	18
Mg	121.5	51.5	1075	21	Cu	0.31	0.25	2.70	11
Ca	10.5	6.4	64.2	10	P	296	148	2200	15
Mn	2.48	1.13	20.0	18	Si	14.4	3.2	160	50
Zn	1.75	1.30	6.50	5	Cl	17.1	15.4	30.1	2

出典）久保ら：栄養と食糧，12，95（1959）

表 2-1-6　米穀粒中の B 群ビタミンの分布

穀粒中各 部の割合		B_1		B_2		ピリドキ サール		ナイアシ ン		パントテ ン酸		ビオチン		葉　酸	
		mg%	各部 の割 合	mg%	各部 の割 合	mg%	各部 の割 合	mg%	各部 の割 合	mg%	各部 の割 合	mg%	各部 の割 合	mg%	各部 の割 合
	%		%		%		%		%		%		%		%
玄米	100	0.64	100	0.038	100	0.073	100	7.2	100	1.06	100	5.4	100	8.0	100
白米	87.5	0.05	6.8	0.015	34.5	0.028	33.6	0.2	2.3	0.23	20.0	0.6	9.7	3.8	41.6
胚芽	1.0	11.23	17.5	0.338	8.9	0.358	4.9	12.3	1.7	2.86	2.7	36.7	6.8	70.4	8.8
糠	11.5	3.93	70.6	0.194	58.7	0.375	59.1	60.0	95.8	7.48	81.2	36.3	77.3	34.6	49.7

品種：朝日 4 号（京都府産）　穀粒中の各部のビタミンの割合（分布）は各部中のビタミン含量と各部の
玄米中の割合から算出
出典）岩井ら：栄養と食糧，20，495（1968）

（4）こめ（米）の加工品

　こめは生産量の90％以上が主食として消費されている。加工品には各種の米穀粉，
米粉（ビーフン），α 化米，レトルト米，強化米があり，米穀粉としては粳米から新粉，上新粉，
香煎，糯米から白玉粉（寒晒粉），微塵粉，上南粉，道明寺粉が製造されている。表 2
-1-7 に各種米穀粉の製法と用途を示す。

　米粉は，粳白米を水に浸漬，水挽，糊化して，多孔の押し出し口から押し出し，加
熱乾燥した麺様の食品である。米粉パンは微細にした米粉を利用し，発酵して作る。

　α化米は，白米を糊化後乾燥したものであり，湯または沸とうするだけで飯ができ
る。**レトルト米**は炊いた飯を，ほぐしてフィルム容器に入れ密封，加熱・殺菌したも
ので，沸とう水中で加熱して食用とする一種の α 化米である。**強化米** enriched rice
は，精白米に欠けるビタミン B_1 等を強化した米である。

　米粒に B_1，B_2 を吸収させたのち，表面をカゼイン，ツェインなど水に不溶のたんぱく質の被
膜で覆った**プレミックスライス** premix rice，籾米を水に浸漬し，糠層，胚芽のビタミンを胚乳
部に移行させ蒸して乾燥，米粒表面をのり化してから精白米とした**パーボイルドライス** par-
boiled rice，パーボイルドライスの一種で製法の改良によって色，臭いを除いた**コンバーテッ
ドライス** converted rice，水不溶性のビタミン誘導体ジベンゾイルサイアミン DBT ＊を米粒に
浸み込ませた**強化米**，希酢酸溶液中でビタミンを米粒に浸み込ませて加熱乾燥し，米粒の表面

表2−1−7 各種米穀粉の製法と用途

	原 料	製 法	用 途
新 粉	粳 玄 米	粉砕・篩別	塩煎餅・だんご・糊
上 新 粉	粳白米70 糯白米30	浸漬・粉砕・乾燥・篩別	大福・だんご
香 煎	粳 玄 米	炒・粉砕・篩別	味付食用
白 玉 粉	糯 白 米	水晒し・水挽・篩別	求肥・だんご
微塵粉 落雁粉 寒梅粉	〃	水洗・水切・煎り・粉砕 浸漬・蒸煮・製餅・加熱圧扁・粉砕	上級落雁・菓子・料理用・ 中級菓子・豆菓子
上 南 粉	〃	浸漬・蒸煮・製餅・乾燥・粉砕	微塵粉と同
道 明 寺 粉	〃	浸漬・蒸煮・乾燥・粉砕	桜餅など
求 肥 粉	〃	浸漬・粉砕・篩別・乾燥	求肥・だんご

を糊化した酸・パーボイルドライス acid−parboiled rice などがある。一般に100g 中100〜150mg のビタミン B_1 を含み，精白米200gに１gを加え利用する。

　このほか，加工品のうちで微生物を利用したものには，清酒，焼酎，みりん，食酢，副原料としたものに米みそなどがある。

1.3　こむぎ（小麦）　Wheat

　こむぎは BC5000〜7000年前にすでに現在のイラン，イラク地域で栽培されており，わが国には４〜５世紀頃に渡来したといわれている。

（1）小麦の種類と性状

　こむぎには**普通小麦**（パン小麦）*Triticum aestivum*，**デューラム小麦**（マカロニ小麦）*T.durum*，クラブ小麦 *T.compactum* などがあり，このうち最も広く栽培されているものは普通小麦である。こむぎは栽培される季節により冬小麦 winter wheat（秋播種し翌年夏収穫）と春小麦 spring wheat（春播種し秋収穫）に分けられるが，米国産や日本産こむぎは冬小麦が多い。またこむぎは外皮の色により分けられ，褐色系のものを**赤小麦** red wheat，黄色系統を**白小麦** white wheat という。北米大陸産や，わが国のこむぎは赤小麦に属する。オーストラリア産こむぎは白小麦である。

　さらにこむぎは粒質の性状により，粒を切断したとき断面が半透明なガラス質小麦，このうち粒が硬いものを**硬質小麦** hard wheat と，断面が不透明，粉状の粉状質小麦，このうち粒が軟らかいものを**軟質小麦** soft wheat とよんでいる。軟質小麦で比較

　　＊　ジベンゾイルサイアミン（DBT）：体内でビタミン B_1 に分解利用される。

的硬いものを**中間質小麦** medium wheat という。硬質小麦はたんぱく質含量が多くパン用に向く。中間質小麦はたんぱく質含量が中程度で麺用に向き，軟質小麦はたんぱく質含量が少なく，天ぷらの衣，菓子用に向いている。

わが国で収穫されるこむぎの多くは中間質小麦，軟質小麦で，硬質小麦は少ない。デューラム小麦は硬質小麦に属するがパン用には向かず，マカロニ，スパゲティ用となっている。容積重は690〜770g/L，千粒重25〜45g（通常30〜35g），硬度5〜15kgで，硬度が10kg以上のものが硬質小麦とされる。

（2）小麦粒の構造と製粉，小麦粉の種類

　1）小麦粒の構造：玄小麦の断面を図2−1−4に示す。こむぎはこめと異なり粒溝が粒の縦の背部にそってある。玄小麦における各部の割合は，胚乳部80〜85％，麩部（果皮，種皮，糊粉層）13〜18％，胚芽2〜3％となっている。

こむぎはこめと異なり粒食せず，玄小麦を製粉し**小麦粉**に加工して利用する。小麦粉は玄小麦を破砕し，胚乳部に麩や胚芽が混入しないように篩う。この操作を繰り返し，胚乳部を細粉化する。この操作を**製粉**とよんでいる。

このように，こめの場合は精白，小麦の場合は製粉を行う。こめ，こむぎの第一次加工法の差異は主に次の理由によると考えられる。

　①　こめの胚乳部は硬く，摩擦などの衝撃によっても砕けにくい。こむぎは皮が固く胚乳部が比較的軟らかく，砕けやすい。
　②　こめは粒食と粉食の間で消化率に変わりがないが，こむぎは粉食と粒食の間で消化率に差がみられ，粉食の方が消化率がよい。
　③　こむぎの場合，玄小麦の長軸にそって，粒溝があり，かりにこめと同様に粒状に加工した場合，溝の部分の麩が除去しにくい。
　④　小麦粉に水を加えて練ると，たんぱく質の性質から，グルテンを形成し粘弾性を示すようになり，麺，パンの二次加工に適する。

小麦粉の製粉歩留りは玄小麦から麩，胚芽をおおよそ18％除去するため，理論的には製粉歩留りは約82％となっている。しかし実際には製粉歩留りはこの値より少なく，こむぎの用途により異なるが，72％前後のものが多い。

　2）小麦粉の種類　　小麦粉は玄小麦の胚乳部を破砕し，細粉化したものであるが，一般に小麦粉の粒度は210μmの布篩で粉の大部分が通過できる大きさである。これに対し粒度がこれよりも粗いものは**セモリナ*** semolina とよぶ。

小麦粉はその用途により表2−1−8に示すように**強力粉** hard flour，**準強力粉** semi hard flour，**中力粉** medium flour，**薄力粉** soft flour などに分けられる。また各小麦粉は1等粉，2等粉，3等粉，末粉にその等級が分けられている。

各種小麦粉における差異は主としてたんぱく質含量によるもので，強力粉はたんぱく質含量が高く，準強力粉，中力粉，薄力粉の順にたんぱく質含量が少なくなる。強力粉の場合はたんぱく質含量の多い硬質小麦，中力粉の場合は国内産普通小麦，薄力

---

　*　欧米ではデューラム小麦を挽いて得られるものをセモリナ，それ以外の小麦から得たものをファリナ farina とよぶ。また同じ小麦から得られる粗い部分をセモリナ，やや細かい部分をファリナとよぶこともあり，区別が必ずしも明瞭ではない。

粉はたんぱく質含量の少ない軟質小麦が原料となる。原料は普通2銘柄，2ロット以上を配合している。また小麦粉の等級は灰分含量が指標となっており，1等粉は灰分量が少なく，等級が増えるにしたがい灰分量が多くなり，末粉が最も灰分量が多い。

（3）玄小麦，小麦粉の成分

1）一般成分組成　　玄小麦，各種小麦粉の一般成分組成は表2−1−9に示すとおりである。炭水化物が最も多い。次いでたんぱく質でこめよりやや多い。

2）製粉歩留りと成分の変化　　小麦粉の製粉歩留りと栄養成分の変化を表2−1−10に示す。一般に歩留りが少なくなるにしたがって炭水化物が増加し，有効熱量が増す。一方，たんぱく質量は漸減し，脂質，灰分，ビタミン類は著しく減少する。また図2−1−5に示すように，製粉歩留りの低下に逆比例して，主要栄養素の消化率が高くなっている。

3）化学成分

a．水　分：日本産小麦は収穫期が梅雨期にかかり，乾燥不十分で水分量が高く，平均12.5%前後，輸入小麦は10〜13%である。

b．炭水化物：玄小麦の炭水化物は69.4〜75.2%，小麦粉の炭水化物は68.2〜75.8%である。炭水化物の大部分は**でん粉**で，平均して**アミロース**24%，**アミロペクチン**76%よりなる。小麦粉中の炭水化物はごく少量のデキストリン，マルトース，スクロース，グルコース，フルクトースを含み，これらは小麦粉の製パン能力に関係し，重視されている。炭水化物の消化率は98〜99%で良好である。

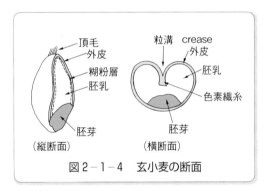

図2−1−4　玄小麦の断面

表2−1−8　小麦粉の等級

		1等粉	2等粉	3等粉	末粉	主な用途
強 力 粉	灰　　分　%	0.37内外	0.50内外	0.80内外	1.5〜2.0	パ　　ン
	たんぱく質　%	12.0　″	12.5　″	15.0　″		
準 強 力 粉	灰　　分　%	0.37　″	0.50　″	0.80　″	1.5〜2.0	中 華 麺
	たんぱく質　%	11.0　″	11.5　″	14.0　″		
中 力 粉	灰　　分　%	0.37　″	0.50　″	0.80　″	1.5〜2.0	麺
	たんぱく質　%	9.0　″	10.0　″	11.0　″		
薄 力 粉	灰　　分　%	0.37　″	0.50　″	0.80　″	1.5〜2.0	菓　　子
	たんぱく質　%	7.0　″	8.0　″	9.0　″		天 ぷ ら

表 2−1−9　小麦玄穀およびこむぎの

食品名		エネルギー kJ	エネルギー kcal	水分	アミノ酸組成によるたんぱく質	たんぱく質	脂質 TG当量	コレステロール	脂質	利用可能炭水化物（単糖当量）	利用可能炭水化物（質量計）	利用可能炭水化物（差引き法による）	水溶性食物繊維	不溶性食物繊維	食物繊維総量	糖アルコール	炭水化物	有機酸	灰分	ナトリウム	カリウム	カルシウム	マグネシウム	リン	鉄	亜鉛
		kJ	kcal	g	g	g	g	mg	g	g	g	g	g	g	g	g	g	g	g	mg	mg	mg	mg	mg	mg	mg
玄穀	国産普通*	1391	329	12.5	9.5	10.8	2.5	(0)	3.1	64.3	58.5	59.8	5.1	8.9	14.0	−	72.1	−	1.6	2	440	26	82	350	3.2	2.6
	輸入　軟質	1457	344	10.0	−	10.1	2.7	(0)	3.3	68.4	62.2	64.6	1.4	9.8	11.2	−	75.2	−	1.4	2	390	36	110	290	2.9	1.7
	輸入　硬質	1406	332	13.0	−	13.0	2.5	(0)	3.0	62.6	57.0	58.5	1.5	9.9	11.4	−	69.4	−	1.6	2	340	26	140	320	3.2	3.1
	平均値	1418	335	11.8	9.5	11.3	2.6	0	3.1	65.1	59.2	61.0	2.7	9.5	12.2	−	72.2	−	1.5	2	390	29	111	320	3.1	2.5
	標準偏差	28	6	1.3	0.0	1.2	0.1	0	0.1	2.4	2.2	2.6	1.7	0.4	1.3	−	2.4	−	0.1	0	41	5	24	24	0.1	0.6
小麦粉	薄力粉　1等	1485	349	14.0	7.7	8.3	1.3	(0)	1.5	80.3	73.1	74.1	1.2	1.3	2.5	−	75.8	−	0.4	Tr	110	20	12	60	0.5	0.3
	薄力粉　2等	1467	345	14.0	8.3	9.3	(1.6)	(0)	1.9	77.7	70.7	72.9	1.1	1.5	2.6	−	74.3	−	0.5	Tr	130	23	30	77	0.9	0.7
	中力粉　1等	1435	337	14.0	8.3	9.0	1.4	(0)	1.6	76.4	69.5	73.2	1.2	1.6	2.8	−	75.1	−	0.4	1	100	17	18	64	0.5	0.5
	中力粉　2等	1466	346	14.0	8.9	9.7	(1.6)	(0)	1.8	73.1	66.5	73.0	0.9	1.2	2.1	−	74.0	−	0.5	1	110	24	26	80	1.1	0.6
	強力粉　1等	1432	337	14.5	11.0	11.8	1.3	(0)	1.5	73.5	66.8	70.1	1.2	1.5	2.7	−	71.7	−	0.4	Tr	89	17	23	64	0.9	0.8
	強力粉　2等	1455	343	14.5	11.9	12.6	(1.5)	(0)	1.7	70.0	63.6	69.5	0.9	1.2	2.1	−	70.6	−	0.4	Tr	86	21	36	86	1.0	1.0
	強力粉　全粒粉	1356	320	14.5	(11.7)	12.8	(2.4)	(0)	2.9	(61.2)	(55.6)	58.6	1.5	9.7	11.2	−	68.2	−	1.6	2	330	26	140	310	3.1	3.0
	平均値	1442	340	14.2	9.7	10.5	1.6	0	1.8	73.2	66.5	70.2	1.1	2.6	3.7	−	72.8	−	0.6	1	136	21	41	106	1.1	1.0
	標準偏差	39	9	0.2	1.7	1.7	0.4	0	0.5	5.8	5.3	5.0	0.2	2.9	3.1	−	2.5	−	0.4	1	80	3	41	84	0.8	0.8

※水溶性食物繊維，不溶性食物繊維，食物繊維総量の分析は，プロスキー変法または AOAC.2011.25法による（＊印の食品が

表 2−1−10　製粉（100メッシュ）歩留りと栄養素量の変化

項目 ＼ 歩留り	軟質小麦					硬質小麦				
	60	70	80	88	100	60	70	80	88	100
水　　　　分(%)	14.32	14.40	14.29	14.06	14.28	14.78	14.80	14.79	14.81	14.75
たんぱく質(%)	7.02	7.02	7.42	7.78	8.26	8.20	8.34	8.70	8.98	9.30
脂　　　　肪(%)	0.88	1.10	1.13	1.53	1.62	0.66	0.75	0.78	0.81	0.83
炭 水 化 物(%)	77.33	79.97	76.26	75.07	72.84	75.79	75.44	74.74	73.54	71.93
灰　　　　分(%)	0.37	0.39	0.60	0.91	1.40	0.41	0.47	0.64	1.00	1.44
繊　　　　維(%)	0.08	0.11	0.30	0.65	1.59	0.16	0.20	0.35	0.86	1.76
ビタミン B$_1$(μg%)	100	110	210	270	360	110	130	210	240	250
ビタミン B$_2$(μg%)	40	80	60	110	150	160	140	160	170	190

出典）上村：食研報，2（1949）を改変

成分組成（平均値と標準偏差）　　　　　　　　　　　　　　　（可食部100g 当たり）

| 無機質 | | | | | | ビタミン | | | | | | | | | | | | | | | | | | | | | | アルコール | 食塩相当量 |
| 銅 | マンガン | ヨウ素 | セレン | クロム | モリブデン | A レチノール | A α-カロテン | A β-カロテン | A β-クリプトキサンチン | A β-カロテン当量 | A レチノール活性当量 | ビタミンD | E α-トコフェロール | E β-トコフェロール | E γ-トコフェロール | E δ-トコフェロール | ビタミンK | ビタミンB1 | ビタミンB2 | ナイアシン | ナイアシン当量 | ビタミンB6 | ビタミンB12 | 葉酸 | パントテン酸 | ビオチン | ビタミンC | | |
mg	mg	μg	μg	μg	μg	μg	μg	μg	μg	μg	μg	μg	mg	mg	mg	mg	μg	mg	mg	mg	mg	mg	μg	μg	mg	μg	mg	g	g
0.38	3.90	1	3	1	29	(0)	-	-	-	(0)	(0)	(0)	1.2	0.6	0	0	(0)	0.41	0.09	6.3	8.9	0.35	(0)	38	1.03	7.5	(0)	-	0
0.32	3.79	0	5	1	19	(0)	-	-	-	(0)	(0)	(0)	1.2	0.6	0	0	(0)	0.49	0.09	5.0	6.7	0.34	(0)	40	1.07	9.6	(0)	-	0
0.43	4.09	0	54	1	47	(0)	-	-	-	(0)	(0)	(0)	1.2	0.6	0	0	(0)	0.35	0.09	5.8	8.0	0.34	(0)	49	1.29	11.0	(0)	-	0
0.38	3.93		21	1	32	0				0	0	0.0	1.2	0.6	0	0	0	0.42	0.09	5.7	7.9	0.34	0	42	1.13	9.4	0		0.0
0.04	0.12	0	24	0	12	0				0	0	0.0	0.0	0.0	0	0	0	0.06	0.00	0.5	0.9	0.00	0.0	5	0.11	1.4	0		0.0
0.08	0.43	Tr	4	2	12	0				0	0	0.0	0.3	0.2	0	0	(0)	0.11	0.03	0.6	2.4	0.03	0	9	0.53	1.2	0		0
0.18	0.77	0	3	2	14	(0)				0	0	0	1.0	0.5	0	0	(0)	0.21	0.04	1.0	2.9	0.09	(0)	14	0.62	2.5	0		0
0.11	0.43	0	7	Tr	9	0				0	0	0	0.3	0.2	0	0	(0)	0.10	0.03	0.6	2.4	0.05	0	8	0.47	1.5	0		0
0.14	0.77	0	7	2	10	(0)				0	0	0	0.8	0.4	0	0	(0)	0.22	0.04	1.2	3.1	0.07	(0)	12	0.66	2.6	0		0
0.15	0.32	0	39	1	26	(0)				0	0	0	0.3	0.2	0	0	(0)	0.09	0.04	0.8	3.1	0.04	0	16	0.77	1.7	0		0
0.19	0.58	0	49	1	30	(0)				0	0	0	0.5	0.2	0	0	(0)	0.13	0.04	1.1	3.6	0.08	0	20	0.93	2.6	0		0
0.42	4.02	0	47	3	44	(0)				0	0	0	1.0	0.5	0	0	(0)	0.34	0.09	5.7	(8.5)	0.33	(0)	48	1.27	11.0	0		0
0.18	1.05	0	22	2	21	0				0	0	0	0.6	0.3	0	0	0	0.17	0.04	1.6	3.7	0.10	0	18	0.75	3.3	0		0.0
0.10	1.22	0	20	1	12	0				0	0	0	0.3	0.1	0	0	0	0.08	0.02	1.7	2.0	0.10	0	13	0.25	3.2	0		0.0

AOAC. 2011.25法）。　　　　　　　　　　　　　出典）日本食品標準成分表2020年版（八訂）より作成.

　糯性小麦はでん粉のアミロースが0.8〜2.5%でアミロペクチンを主とするこむぎである。低温で耐老化性にすぐれ，麺類，レトルト食品，冷凍食品製造に適している。
　ｃ．たんぱく質：こむぎのたんぱく質はエタノール可溶性のプロラミンに属する**グリアジン** gliadin が40%強，アルカリ可溶性のグルテリン属の**グルテニン** glutenin が40%で大部分を占めている。グリアジンは吸水すると粘着力を生じ，少量の食塩が存在すると粘性を増し，グルテニン

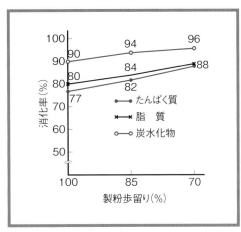

図2-1-5　製粉歩留りと主要成分の消化率

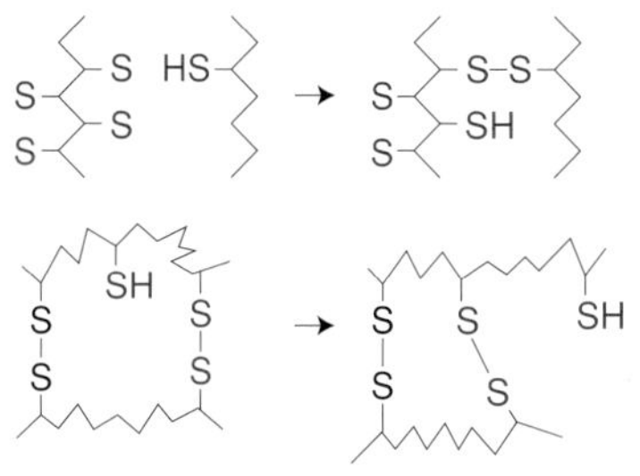

図2−1−6 SS−SH交換反応

は弾力に関係する。小麦粉に水を加えて練るとき，硬い弾性のあるたんぱく質の塊，**グルテン** gluten が形成されるが，これは主として前述のグリアジンの性質によるもので，**グリアジン**と**グルテニン**の**複合体**である。こむぎのたんぱく質として，このほかアルブミンが7〜10%，グロブリンが6〜10%存在している。

小麦たんぱく質のアミノ酸価は低く，強力粉38，中力粉41，薄力粉44，食パン44，麺類41で，いずれも第一制限アミノ酸はリシン（リジン）である。

小麦粉生地[7]：製パン，製麺時，小麦粉に水，その他の材料を加えて混捏するとダンゴ状の小麦粉生地**ドウ**（dough）を形成する。この場合，栄養成分の損失はあまりおこらないが，これは水に溶けないたんぱく質グルテンが脂質と結合し，水を吸収して図2−1−6に示す構造変化をおこし，網目構造を作るためと考えられている。

小麦粉を主原料とする食品，例えば食パン，麺，ビスケットなどの製品の良否を決定する要因は小麦粉生地の粘弾性である。これらの物理的性状は一般の化学分析の結果から類推できない性質である。これらの物性を測定するには各種の測定器があるが，混捏中の粘りの変化を知るには**ファリノグラフ** farinograph，生地の強度，伸び（変形量）と伸びに対する抵抗力（応力）を知るには**エクステンソグラフ** extensograph などを用いる。

図2−1−7に強力粉，薄力粉のファリノグラフの例を示す。この図形は，カーブの最高部がこね上りの最上の状態を示し，以後の部分は，混捏過多のブレーク・ダウンの状態を示している。一般に強力粉ではカーブの頂点に達する時間が長く，下降速度もおそい。薄力粉は逆である。これを化学的に理解するとグルテンの網目構造の形成過程をカーブの上昇が示し，下降は網目が切れていく過程を示している。

図2−1−8にエクステンソグラフの例を示す。この図は同一の生地について伸長試験，ねかし操作を3回反復したもので，①は伸びと弾力が大きくパン生地に向く。②はグルテンの少ない菓子用粉の代表的カーブである。③はグルテンの少ない"こし"が弱く，"あし"がない生地を示している。

d．脂　質：小麦全粒中の**脂質含量**は3%程度で，その50%が麩，胚芽，残り50%が胚乳部に存在する。したがって胚乳部の脂質は1%前後で少ない。

こむぎの脂質[8],[9]：小麦胚乳の脂質は，おおよそ50%がトリグリセリドで，その他はモノおよびジグリセリド，ステロールエステル，ステロールなどの中性脂質である。極性脂肪としては，糖脂質としてジガラクトシルグリセリドが最も高く，脂質の1/4を占めている。このほか，セレブロシド，アシルステリルグルコシド，ステリルグルコシドを含む。リン脂質としてはホスファチジルコリン，ホスファチジルエタノールアミンが多い。

胚芽の脂質は97%が中性脂肪で，3%が糖脂質，リン脂質，プロテオリピドなどの

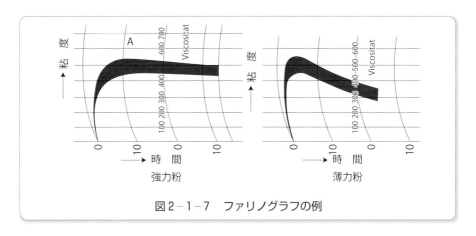

図2-1-7　ファリノグラフの例

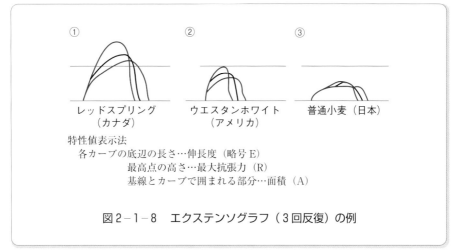

特性値表示法
　　各カーブの底辺の長さ…伸長度（略号 E）
　　最高点の高さ…最大抗張力（R）
　　基線とカーブで囲まれる部分…面積（A）

図2-1-8　エクステンソグラフ（3回反復）の例

極性脂肪である。構成脂肪酸はリノール酸が過半を占め，次いでパルミチン酸，オレイン酸が多い。

　小麦胚芽の脂肪酸組成[10]は，リノール酸57.5%，パルミチン酸17.3%，オレイン酸15.1%，α-リノレン酸7.5%よりなる。鈴木ら[11]によれば，小麦胚芽油はコメ油と同じく，血中コレステロール低下作用を示し，これはリノール酸含量が多いのみではなく，ステロールなどの不ケン化物成分によると報告している。小麦可食部のステロール含量および組成[12]は36.6mg/脂質 g，β-シトステロール100：キャンペステロールは66.1，遊離型 1：エステル型1.74である。

　e．無機質：こむぎの灰分は1.4～1.6%前後で，糊粉層に多く，胚乳の中心部ほど少なくなる。したがって小麦粉品質の判定に用いられる。無機質のおおよそ50%がカリウムで，リンは40%弱，カルシウムは3%である。カルシウムはこめより多く，リンの形態は70%がフィチン態となっている。

　f．ビタミン：ビタミンB₁，B₂，ナイアシンなどビタミン類は，糊粉層，胚を囲む盤状体，胚に多く，胚乳部，特に中心部にはきわめて少ない。しかし製粉時，盤状体，

胚のビタミンが少量小麦粉に移行するので，こめよりビタミン類はやや多くなる。ビタミン E は小麦胚芽中39.0mg/100g 存在し，α-トコフェロールが多く，次いで β-トコフェロールが多い。製粉時，小麦粉中に移行し，小麦粉中に0.4mg/100g（80%歩留り）程度存在するようになる。

　g. 酵　素：小麦中の酵素には，アミラーゼ，プロテアーゼ，エステラーゼ，ホスファターゼ，オキシダーゼなど各種の酵素が存在する。これらの酵素は小麦粒中で皮や胚芽に多く，また 1 等粉には少なく 3 等粉など下等級の粉に多い。こむぎの利用上重要なものはアミラーゼとプロテアーゼである。

　アミラーゼはα，βの 2 種存在するが，α-アミラーゼ活性が高いと小麦粉を糊化するときの粘度を著しく低下するため，麺や菓子加工の場合はα-アミラーゼ活性は低いほどよい。製パン時にはα-アミラーゼ[*1]が必要で，ときとしてα-アミラーゼ製剤を加えることもある。一方，β-アミラーゼ[*2]は製パン時に特に重要で，パン生地の発酵時，酵母に発酵性の糖を供給する役割を果たす。

　プロテアーゼは生地のグルテンに作用し，これを分解するので生地がだれたりゆるんだりする。このためプロテアーゼが多すぎるのは好ましくない。発芽したこむぎはα-アミラーゼ，プロテアーゼ活性が強いので，発芽小麦粒の混入は好ましくない。

（4）こむぎの加工品

　こむぎの加工品の主要なものはパン，麺類，菓子，小麦でん粉，麸，小麦たんぱく質，小麦たんぱく質加水分解物などである。

　パン bread は，小麦粉などでん粉を主な原料として，生地を形成する性質を利用し，小麦粉中に存在する糖を酵母 yeast によって発酵させたものを焙焼 baking して膨化した加工品である。

　パンにはいろいろなものがあるが，焼き方により，鋼製の型で焼く型焼きパン pan or tin bread，鋼製の平皿すなわち天板で焼く天板焼きパン soft roll，型，天板を使わず窯で直接焼く直焼きパン hearth bread，hard roll がある。このほか配合，大きさ，硬さ，行政上の分け方がある。表 2-1-11にその例を示した。

　麺 noodles は，パンと同じく小麦粉の生地形成能を利用して中力粉を原料として麺帯を作り，次いで細い麺線に切り出す手打麺，ロール製麺，ひも状に引き延ばす手延べ麺，麺生地を穴型から圧力（100～200気圧 /cm²）をかけ穴型から圧し出すマカロニ，スパゲティなどがある。

　ひらめん，うどん，ひやむぎ，そうめん（強力粉を用いる）の区別は主に麺線の幅によっている。すなわち，ひらめんは5.00～7.50mm，うどんは1.88～3.75mm，ひやむぎは1.25～1.67mm，そうめんは1.00～1.15mm である。それぞれの麺は干して乾麺

＊1　α-アミラーゼ：液化型酵素で，でん粉をデキストリンにする作用が強い。
＊2　β-アミラーゼ：糖化型の酵素で，製粉工程でロールで物理的に損傷したり，糊化したでん粉に作用しマルトースを生成する。通常の小麦粉中には製パン上必要な β-アミラーゼが含まれている。

表2-1-11 パンの種類

分 類 法	分 類	名 称
焼 き 方	型焼きパン	食パン，ワンローフ
	天板焼きパン	クロワッサン，チーズローフ，コッペパン，バターロール，ハンバーガー・バンズ
	直焼きパン	フランスパン（バゲット），ウインナ・ロール
行 政 上（日 本）	食 パ ン	食パン，ワンローフ，イギリスパン
	菓 子 パ ン	アンパン，ジャムパン
	その他のパン	
	学校給食パン	
硬 さ	ハードタイプ	バゲット，ライブレッド
	ソフトタイプ	食パン，クロワッサン
大 き さ	大 型	バゲット，食パン
	小 型	クロワッサン

とするほか，うどん，ひらめんの場合は熱湯中でのり化した茹麺も作られている。

中華麺は，準強力粉を原料としカン水*で生地を作るのが特徴である。即席麺は製麺後，蒸煮，油で揚げるなどの処理を行い，乾燥したもので，でん粉がα化しているので簡単な調理操作で食用に供することができる。

麩は，強力粉，中力粉を原料として水でこね，篩上で注水しながらでん粉を除き生麩を作る。精進料理に用いられる。これは小麦粉，もち米粉を混合して焼き，焼麩とする。煮物のほか，インスタントみそ汁，スープなどの具として利用される。小麦でん粉を乾燥したものが正麩で，くず餅や糊料として用いられている。

小麦たんぱく質は，分離だいずたんぱくとともにいわゆる"植物たんぱく"として広く利用されている。この場合，小麦たんぱく質は粉末状，ペースト状，粒状，繊維状に加工され，これらが水産練り製品，食肉加工品，ハンバーグ，ミートボール，しゅうまい，ぎょうざなどの調理加工食品，パン，麺などに弾力付与，保水性，包脂性，結着性の付与，品質改良，挽肉代替などを目的として利用されている。

小麦たんぱく質加水分解物は，しょうゆの増量剤などに利用されている。このほか，小麦はだいずとともにしょうゆの原料となる。

1.4 おおむぎ（大麦） Barley
（1）おおむぎの種類と性状

おおむぎ（大麦）*Hordeum vulgare* には，皮（穎）が種実に密着してとれにくい**有皮大麦**（皮麦あるいは単に大麦）hulled barley と，皮が種実に密着せずとれやすい**裸麦** naked barley がある。また穂軸に3つずつ左右交互に計6つの粒列を形成する**六条大麦**

---

* カン水（鹹水）：炭酸カリウム，リン酸ナトリウム（カリウム）を主成分とする。これを利用することにより風味，色，つや，麺線に縮れが生ずる。黄色となるのは小麦でん粉とエステル状に結合しているフェラル酸がアルカリにより変色するためである。

と，3つのうち1つだけが稔実し左右交互に2つの粒列を作る**二条大麦**の2種がある。二条大麦はビール麦として利用される。容積重は皮麦600g/L，裸麦770g/L，千粒重は皮麦25〜30g，裸麦20〜25g である。

（2）大麦粒の構造と精麦

皮麦，裸麦の穀粒と横断面を図2−1−9に示す。大麦粒の各部の割合（%）は，胚乳70〜73，麩11，皮10〜14，裸麦では胚乳79，胚芽3，麩18となっている。

おおむぎは精白（精麦）され食用とされる。歩留りは玄大麦，玄裸麦ともに粒溝があるため，また先にも述べたように，皮麦は種子と皮が密着しているなどの理由により精白時の歩留りは低い。皮麦の場合50〜75%，裸麦で60〜80%といわれている。

（3）おおむぎの食形態

おおむぎを精白したものを丸麦とよぶこともある。そのまま食用とすることもあるが，さらに軽く蒸した後ロールで圧平し，**押し麦** pressed barley，あるいはひき割って**挽割麦** cut barley として利用する。こめに10〜20%混入し炊飯して麦めしとして食用とするのが普通である。

（4）おおむぎの成分

おおむぎの**炭水化物**の主成分は**でん粉**であり，**アミロース25%**，**アミロペクチン**75%からなっている。一方，おおむぎのたんぱく質はプロラミン属のホルデイン hordein 40%，グルテリン属のたんぱく質40%が主なもので，その他アルブミン，グロブリン属のたんぱく質少量を含んでいる。生物価63，アミノ酸価は押し麦では62で，制限アミノ酸はリシン（リジン）となっている。ホルデインはグルテン形成能力がなく，製粉し利用できない理由の一つとなっている。

（5）おおむぎの加工品

加工品には玄麦を煎って粉にした**麦こがし**（香煎）*，吸水した大麦を幼芽が麦粒から出はじめた程度にまで発芽させたのち，乾燥し，芽，根を除いた**麦芽** malt などがある。麦芽はα−アミラーゼ活性が強く，ビール製造に用いられる。このほかおおむぎは微生物を利用した麦みその原料となる。

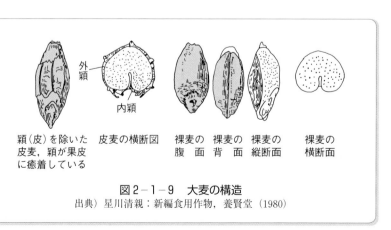

外穎

内穎

穎（皮）を除いた　皮麦の横断図　裸麦の　裸麦の　裸麦の　裸麦の
皮麦，穎が果皮　　　　　　　　腹　面　背　面　縦断面　横断面
に癒着している

図2−1−9　大麦の構造

出典）星川清親：新編食用作物，養賢堂（1980）

1．5　とうもろこし（玉蜀黍）　Corn, Maize, *Zea mays*

（1）とうもろこしの種類と性状

　とうもろこしの種類には図2-1-10に示したように，デント（馬歯）種 dent corn,
フリント（硬粒）種 flint corn，ソフト（軟粒）種 soft corn，スイート（甘味）種 sweet
corn，ワキシー（モチ）種 waxy corn，ポップ（爆裂）種 pop corn などがある。

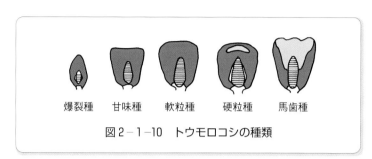

爆裂種　甘味種　軟粒種　硬粒種　馬歯種

図2-1-10　トウモロコシの種類

　デント種，フリント種は飼料，加工用に広く利用されている。甘味種は糖含量が高
く，したがって甘味が強く，未成熟のものは生食，缶詰，冷凍，料理用に用いられて
いる。**爆裂種**は150～230℃に加熱すると内部水分の膨張により胚乳内部が反転露出
し，もとの15～35倍になるため，菓子に利用されている。**ワキシー種**は加工用あるい
はでん粉成分がアミロペクチン100％であるため，もち（餅）に加工され食用とされ
る。粒色は白，黄，赤のほか混色した斑状のものもある。千粒重はデント種200～250
g，フリント種大粒は300～400g，中粒種以下は200～230g，ポップ種は200g 以下であ
る。容積重は脂質含量が多く，胚乳部の一部が粉状質であるためほかの穀類より小さ
い。

（2）粒の構造と各部の割合

　とうもろこし粒の断面を図2-1-
11に示す。胚乳部に存在する角質（ガ
ラス質）グルテンはたんぱく質が多く，
角質・基底・王冠でん粉はでん粉が多
い。基底・王冠でん粉からは純白な粉
が得られる。各部の割合は，尖帽1.2～
1.6％，表皮5.5～6.1％，角質グルテン
8.5～13.3％，角 質 で ん 粉 39.2～
47.1％，王冠・基底でん粉は合わせて
20.1～34.9％，胚9.6～11.9％である。

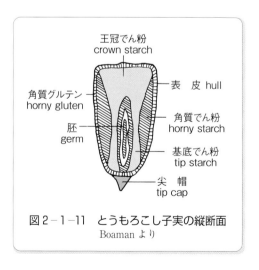

王冠でん粉
crown starch

表　皮 hull

角質グルテン
horny gluten

角質でん粉
horny starch

胚
germ

基底でん粉
tip starch

尖　帽
tip cap

図2-1-11　とうもろこし子実の縦断面
Boaman より

---

　*　麦こがし：炒って砂糖を加えるか，熱湯で練って食する。砂糖を加え固型菓子にした麦落雁とし
　て食する。

（3）とうもろこしの一般成分組成と主要成分

　とうもろこしは**炭水化物**が主成分で，主としてでん粉である。おおよそ**アミロース**25%，**アミロペクチン**75%からなる。ワキシー種はアミロペクチン100%である。スクロースを1～3%含む。たんぱく質はプロラミン属のツェイン zein45%，グルテリン35%，その他からなる。たんぱく質の栄養価は著しく低く，コーングリッツ，コーンフレークを例にとると，アミノ酸価はそれぞれ32，16，制限アミノ酸はリシン（リジン）である（表2-1-12）。とうもろこしは胚の割合が高く，脂質を36%ほど含むため**とうもろこし胚芽油**（とうもろこし油）が採れる。その脂肪酸組成[10]はパルミチン酸11.3%，ステアリン酸2.0%，オレイン酸29.8%，リノール酸54.9%からなっている。

（4）とうもろこしの加工品

　とうもろこしを吸水させ，胚芽を除き，胚乳部をコーングリッツ，コーンミール，コーンフラワーにする。

　1）**コーングリッツ**　　水煮して食用，ビール，製菓，みそ，コーンフレークの原料。

　2）**コーンミール**　　コーンマフィン，コーンブレッドの原料。

　3）**コーンフラワー**　　パンケーキミックス，パン用ミックス，ソーセージに使用。

　コーンスターチは異性化糖原料，その他食品工業原料として用い，胚芽からはとうもろこし油が得られる。グルテンミールは飼料用とする。

表2-1-12　とうもろこしの

食品名	エネルギー kJ	エネルギー kcal	水分	たんぱく質 アミノ酸組成による	たんぱく質	TG当量	コレステロール	脂質	利用可能炭水化物 単糖当量	利用可能炭水化物 質量計	差引き法による利用可能炭水化物	水溶性食物繊維	不溶性食物繊維	食物繊維総量	糖アルコール	炭水化物	有機酸	灰分	ナトリウム	カリウム	カルシウム	マグネシウム	リン	鉄	亜鉛
	kJ	kcal	g	g	g	g	mg	g	g	g	g	g	g	g	g	g	g	g	mg	mg	mg	mg	mg	mg	mg
玄穀　黄色種	1441	341	14.5	(7.4)	8.6	(4.5)	(0)	5.0	71.2	64.8	63.3	0.6	8.4	9.0	-	70.6	-	1.3	3	290	5	75	270	1.9	1.7
玄穀　白色種	1441	341	14.5	(7.4)	8.6	4.5	(0)	5.0	(71.2)	(64.8)	63.3	0.6	8.4	9.0	-	70.6	-	1.3	3	290	5	75	270	1.9	1.7
コーンミール　黄色種	1591	375	14.0	(7.0)	8.3	(3.6)	(0)	4.0	(79.7)	(72.5)	66.1	0.6	7.4	8.0	-	72.4	-	1.3	2	220	5	99	130	1.5	1.4
コーンミール　白色種	1591	375	14.0	(7.0)	8.3	3.6	(0)	4.0	(79.7)	(72.5)	66.1	0.6	7.4	8.0	-	72.4	-	1.3	2	220	5	99	130	1.5	1.4
コーングリッツ　黄色種	1498	352	14.0	7.6	8.2	0.9	(0)	1.0	82.3	74.8	74.7	0.1	2.3	2.4	-	76.4	-	0.4	1	160	2	21	50	0.3	0.4
コーングリッツ　白色種	1498	352	14.0	(7.6)	8.2	0.9	(0)	1.0	(82.3)	(74.8)	74.7	0.1	2.3	2.4	-	76.4	-	0.4	1	160	2	21	50	0.3	0.4
コーンフラワー　黄色種	1478	347	14.0	(5.7)	6.6	(2.5)	(0)	2.8	(79.7)	(72.5)	75.6	0.2	1.5	1.7	-	76.1	-	0.5	1	200	3	31	90	0.6	0.6
コーンフラワー　白色種	1478	347	14.0	(5.7)	6.6	2.5	(0)	2.8	(79.7)	(72.5)	75.6	0.2	1.5	1.7	-	76.1	-	0.5	1	200	3	31	90	0.6	0.6
平均値	1502	354	14.1	6.9	7.9	2.9	0	3.2	78.2	71.2	69.9	0.4	4.9	5.3		73.9		0.9	2	218	4	57	135	1.1	1.0
標準偏差	55	13	0.2	0.7	0.8	1.3		1.5	4.2	3.8	5.3	0.2	3.0	3.3		2.5		0.9	1	47	1	32	83	0.6	0.5

※水溶性食物繊維，不溶性食物繊維，食物繊維総量の分析は，プロスキー変法による。

4）バイオエタノール　とうもろこしでん粉を利用し糖化，アルコール発酵して作る。自動車等の燃料用とする。

1.6　そば（蕎麦）　Buckwheat

そばはタデ科に属する唯一の穀類で，やせ地，寒地でも栽培可能で，播種後50〜70日で収穫できる利点があり，備荒作物として利用されてきた。

（1）そばの種類と性状，種子の構造と製粉

わが国で栽培されているそば *Fagopyrum esculentum* は普通種 common buckwheat で，春播いて夏収穫する**夏そば**と，夏播いて秋収穫する**秋そば**に大別されている。

千粒重は27g前後である。粒形は図2−1−12に示すように菱形で，胚はS字状に胚乳部に包まれている。種皮18.7%，子実は81.3%程度の割合となっている。そばは荒びきして果皮（そば殻）を除き，製粉してそば粉として用いる。製粉歩留りは65〜70%ほどである。ダッタンソバ *F. tartaricum GAERTN.* の粉はやや黒く，苦味がある。

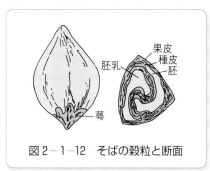

図2−1−12　そばの穀粒と断面

成分組成（平均値と標準偏差）　　　　　　　　　　　　　　　　　　　　　　（可食部100g当たり）

銅	マンガン	ヨウ素	セレン	クロム	モリブデン	レチノール	α-カロテン	β-カロテン	β-クリプトキサンチン	β-カロテン当量	レチノール活性当量	ビタミンD	α-トコフェロール	β-トコフェロール	γ-トコフェロール	δ-トコフェロール	ビタミンK	ビタミンB1	ビタミンB2	ナイアシン	ナイアシン当量	ビタミンB6	ビタミンB12	葉酸	パントテン酸	ビオチン	ビタミンC	アルコール	食塩相当量
mg	mg	μg	μg	μg	μg	μg	μg	μg	μg	μg	μg	μg	mg	mg	mg	mg	μg	mg	mg	mg	mg	mg	μg	μg	mg	μg	mg	g	g
0.18	-	0	6	Tr	20	(0)	11	99	100	150	13	(0)	1.0	0.1	3.9	0.1	(0)	0.30	0.10	2.0	(3.0)	0.39	(0)	28	0.57	8.3	(0)	-	0
0.18	-	0	6	Tr	20						Tr	(0)	1.0	0.1	3.9	0.1	(0)	0.30	0.10	2.0	(3.0)	0.39	(0)	28	0.57	8.3	(0)	-	0
0.16	0.38	-	6	Tr	10	(0)	11	100	100	160	13	(0)	1.1	0.1	4.1	0.2	(0)	0.15	0.08	0.9	(1.6)	0.43	(0)	28	0.57			-	0
0.16	0.38	-	6	Tr	10						Tr	(0)	1.1	0.1	4.1	0.2	(0)	0.15	0.08	0.9	(1.6)	0.43	(0)	28	0.57			-	0
0.07	-	Tr	6	0	10	(0)	15	110	130	180	15	(0)	0.2	Tr	0.5	0	(0)	0.06	0.05	1.4	(1.4)	0.11	(0)	8	0.32	3.1	(0)	-	0
0.07	-	Tr	6	0	10						Tr	(0)	0.2	Tr	0.5	0	(0)	0.06	0.05	0.7	(1.4)	0.11	(0)	8	0.32	3.1	(0)	-	0
0.08	0.13	-		0		(0)	14	69	100	130	11	(0)	0.2	Tr	0.8	0	(0)	0.14	0.06	1.3	(2.1)	0.20	(0)	9	0.37			-	0
0.08	0.13	-		0							Tr	(0)	0.2	Tr	0.8	0	(0)	0.14	0.06	1.3	(2.1)	0.20	(0)	9	0.37			-	0
0.12	0.26	0		0	15	(0)	13	95	108	78	7	0.0	0.6	0.2	3.3	0.1	(0)	0.16	0.07	1.2		0.28		18	0.46	5.7		0.0	0.0
0.05	0.13	0			5	(0)	2	15	13	79	7	0.0	0.4	0.1	1.7	0.1	(0)	0.09	0.02	0.6		0.13		10	0.11	2.6		0.0	0.0

出典）日本食品標準成分表2020年版（八訂）より作成.

（2）そばの一般成分組成と主要成分

表2-1-13にそば粉の一般成分組成を示す。表にみられるようにそばの主成分は炭水化物で，主としてでん粉である。**アミロース**25%，**アミロペクチン**75%からなる。たんぱく質は0.5mol/L NaCl 可溶の**グロブリン**が大部分を占め[11]，次いで0.025mol/L NaOH 可溶の**グルテリン**で，70%エタノール可溶のプロラミンは少ない。アミノ酸価はそばの全層粉では92，そば（麺）65で，全層粉ではイソロイシン，麺ではリシン（リジン）が制限アミノ酸となっている。全層粉はリシンが多く，こめ，こむぎに対し補足効果がある。

このほか，そばには特徴としてビタミンＰ作用をもつ**ルチン**が存在し[12]，そば粉中に6.3～6.8mg/100g ほど存在している。

（3）そばの加工品

そばは**そば粉**として麺に加工して利用する。しかしそば粉は小麦粉と異なりグルテン形成能力がない。したがって麺を作るときは**つなぎ**を必要とする。普通，つなぎには小麦粉を用いる。混入率は10～80%で50%前後のいわゆる同割が普通である。そばきり，菓子としても利用する。このほか果皮を除きそば米とし，かゆにして食することもある。そば焼酎の原料ともなる。

1.7　その他の雑穀類

雑穀類の多くは生産量が少なく，また実際に食用とされる量も少なく重要性は少ない。雑穀の主なものを示す。

表2-1-13　そば粉の

食品名	エネルギー		水分	たんぱく質（アミノ酸組成による）	たんぱく質	T G 当量	コレステロール	脂質	利用可能炭水化物（単糖当量）	利用可能炭水化物（質量計）	差引き法による利用可能炭水化物	食物繊維			糖アルコール	炭水化物	有機酸	灰分	無機質						
												水溶性食物繊維	不溶性食物繊維	食物繊維総量					ナトリウム	カリウム	カルシウム	マグネシウム	リン	鉄	亜鉛
	kJ	kcal	g	g	g	g	mg	g	g	g	g	g	g	g	g	g	g	g	mg	mg	mg	mg	mg	mg	mg
全層粉	1438	339	13.5	10.2	12.0	2.9	(0)	3.1	70.2	63.9	67.3	0.8	3.5	4.3	-	69.6	-	1.8	2	410	17	190	400	2.8	2.4
内層粉	1455	342	14.0	(5.1)	6.0	(1.5)	(0)	1.6	81.2	73.8	76.8	0.5	1.3	1.8	-	77.6	-	0.8	1	190	10	83	130	1.7	0.9
中層粉	1417	334	13.5	(8.7)	10.2	(2.5)	(0)	2.7	71.3	64.9	68.9	1.3	3.1	4.4	-	71.6	-	2.0	2	470	19	220	390	3.0	2.2
表層粉	1425	337	13.0	(12.8)	15.0	(3.3)	(0)	3.6	45.5	41.5	60.5	1.1	6.0	7.1	-	65.1	-	3.3	2	750	32	340	700	4.2	4.6
平均値	1434	338	13.5	9.2	10.8	2.6	0	2.8	67.1	61.0	68.4	0.9	3.5	4.4		71.0		2.0	2	455	20	208	405	2.9	2.5
標準偏差	14	3	0.4	2.8	3.3	0.7	0	0.7	13.2	11.9	5.8	0.3	1.7	1.9		4.5		0.9	0	200	8	92	202	0.9	1.3

※水溶性食物繊維，不溶性食物繊維，食物繊維総量の分析は，プロスキー変法による。

　１）ひ　え（稗）Japanese barnyard millet〔イネ科〕*Panicum crus–galli* L.：精白して飯，その他飼料

　２）あ　わ（粟）Foxtail millet〔イネ科〕*Setaria italica* Beauv.：精白して飯，餅，あわ漬，菓子，アメ原料，その他飼料

　３）き　び（黍）Proso millet〔イネ科〕*Panicum miliaceum* L.：精白して飯，製粉して餅，団子，その他飼料

　４）もろこし（蜀黍）Sorghum〔イネ科〕*Sorghum bicolor* Moench：精白して飯，製粉して餅，団子，コウリャン酒の原料，その他飼料

　５）えんばく（燕麦）Oats〔イネ科〕*Avena sativa* L.：精白・焙煎・挽き割りにしてオートミール，その他飼料

　６）ライむぎ　Rye〔イネ科〕*Secale cereale* L.：製粉して黒パン

　７）はとむぎ　Job's tears〔イネ科〕*Coix locryma–jobi* L.：製粉してパン，菓子に混用，香煎，代用茶

　８）アマランサス　Amaranth〔ヒユ科〕*Amaranthus hypochondriacus*：製粉して小麦粉などに混合利用

1.8　穀類の三次機能

　穀類は消化されやすい炭水化物を多く含む特徴があり，たんぱく質，脂質，炭水化物をバランス良く摂取しやすいすぐれた栄養機能をもっている。しかし，糖尿病との関連から，糖質摂取という視点から問題とされている。

成分組成（平均値と標準偏差）　　　　　　　　　　　　　　　　　　　　　　　　　　　（可食部100g 当たり）

銅 (mg)	マンガン (mg)	ヨウ素 (μg)	セレン (μg)	クロム (μg)	モリブデン (μg)	レチノール (μg)	α-カロテン (μg)	β-カロテン (μg)	β-クリプトキサンチン (μg)	β-カロテン当量 (μg)	レチノール活性当量 (μg)	ビタミンD (μg)	α-トコフェロール (mg)	β-トコフェロール (mg)	γ-トコフェロール (mg)	δ-トコフェロール (mg)	ビタミンK (μg)	ビタミンB1 (mg)	ビタミンB2 (mg)	ナイアシン (mg)	ナイアシン当量 (mg)	ビタミンB6 (mg)	ビタミンB12 (μg)	葉酸 (μg)	パントテン酸 (mg)	ビオチン (μg)	ビタミンC (mg)	アルコール	食塩相当量 (g)
0.54	1.09	1	7	4	47	(0)	-	-	-	(0)	(0)	(0)	0.2	0	6.8	0.3	0	0.46	0.11	4.5	7.7	0.30	(0)	51	1.56	17.0	-		0
0.37	0.49	0	7	2	12	(0)	-	-	(0)	(0)	(0)		0.1	0	2.7	0.2	(0)	0.16	0.07	2.2	(3.8)	0.20	(0)	30	0.72	4.7	-		0
0.58	1.17	0	13	3	43	(0)	-	-	(0)	(0)	(0)		0.2	0	7.2	0.4	0	0.35	0.10	4.1	(6.8)	0.44	(0)	44	1.54	18.0	-		0
0.91	2.42	2	16	6	77	(0)	-	-	(0)	(0)	(0)		0.4	Tr	11.0	0.7	0	0.50	0.14	7.1	(11.0)	0.76	(0)	84	2.60	38.0	-		0
0.60	1.29	1	11	4	45	0				0	0	0.0	0.2	0	6.9	0.4	0	0.37	0.11	4.5	7.3	0.43	0.0	52	1.61	19.4			0.0
0.20	0.70	1	4	1	23	0				0	0	0.0	0.1	0.0	2.9	0.2	0	0.13	0.03	1.7	2.6	0.21	0.0	20	0.67	11.9			0.0

出典）日本食品標準成分表2020年版（八訂）より作成.

　炭水化物供給源とし考えられている各種食品でも食品の選択により食事後の血糖値の上昇が異なり，このことからグリセミックインデックス（GI：Glycemic Index）[13]との考えが導入されてきた。GI はぶどう糖（グルコース）50g を摂取してから 2 時間までの血糖変動曲線の描く面積を100とした場合，ぶどう糖50g 相当量の試験食品摂取による血糖値の上昇を測定し，ぶどう糖の何％を示すかを求めたものである。こめのGI は比較的高く，飯は100，粥99である。しかし寿司飯67，飯と納豆68など組み合わせにより低くなる。ほかには，パン92，うどん58，そば56である。

　1）こめ　　γ−アミノ酪酸の血圧降下作用（発芽玄米），フィチン酸の抗がん作用，γ−オリザノールや米糠ヘミセルロース，米糠油と紅花油の（7：3）混合油の血中コレステロール低下作用，米糠アラビノキシランのナチュラルキラー細胞，マクロファージなど免疫賦活作用。

　2）こむぎ　　ペプチド（Ile–Val–Tyr）のアンジオテンシン変換酵素阻害作用。

　3）とうもろこし　　ツェイン由来ペプチドのアンジオテンシン変換酵素阻害作用。

　そのほか，そばに遊離アミノ酸として含まれるオキシニコチアナミン[14]は血圧降下作用があり，苦そばの耐糖活性[15]やアマランサスの抗酸化活性[16]などが知られている。

文　　　　献

1）総務省統計局ホームページ, 世界の統計2021 第 4 章 農林水産業　4 − 3　農業生産量
　　https://www.stat.go.jp/data/sekai/notes.html
2）農林水産省ホームページ，令和 2 年度　食料需給表
　　https://www.maff.go.jp/j/zyukyu/fbs/
3）大坪研一編：米飯食品事典，サイエンスフォーラム（2001）
4）食糧—その科学と技術，**12**
5）食糧—その科学と技術，**14**
6）安井明美・進藤久美子：BUNSEKI KAGAKU, 49, No. 6, 405（2000）
7）食糧—その科学と技術，**7**，26
8）山内：食品工業誌，**19**，327
9）平山ら：農化，**47**，407
10）文部科学省：日本食品標準成分表2020年版（八訂）・脂肪酸成分表編（2020）
11）鈴木ら：栄養学雑誌，**22**，179
12）岡ら：栄養と食糧，**25**，543
13）Sterens：*Cereal Chem.*，**36**，452
14）青柳康夫：日本食品科学工学会第50回大会講演集，p.31（2003）
15）岩田多子ら：女子栄養大学紀要，22巻25
16）三宅妙子・菅原龍幸：日本食生活学会誌，**13**，204（2002）

2. い も 類 Potatoes

　植物の根または地下茎がでん粉，その他の成分を貯えて肥大し塊根または塊茎となったものである。『日本食品標準成分表2020年版（八訂）』の「いも及びでん粉類」には，生いもとして15種が掲載され，他にこんにゃくいも加工品であるこんにゃく，キャッサバでん粉（タピオカ）などがとり上げられている。いも類（こんにゃくいも，きくいも，ヤーコンを除く）はでん粉に富むので，穀類と同じくエネルギー源となる。ビタミンCを含み，また比較的カリウムを多く含む。副食品として用いられるほか，でん粉その他の加工品の原料としても重要な作物である。

　表2-2-1にいも類のでん粉特性，表2-2-2に栄養成分値を示す。

2.1　いも類の生産と消費

　世界におけるいも類の総生産量は，8億3,213万トンである（2018年）[1]。このうち，じゃがいもが3億6,817万トン，さつまいもが9,195万トンで，総生産量の55%をこの2種で占める。一方，国内の主ないも類の生産量（2020年）[2]は289万3千トンで，じゃがいも220万5千トン，さつまいも688千トンで，最近数年間は横ばいから減少傾向にある。なお，令和元年国民健康・栄養調査における1人1日当たりのいも類（じゃがいも，さつまいもほか）摂取量[3]は50.2gである。

2.2　じゃがいも　Potato, *Solanum tuberosum*

　ナス科に属する一年生植物で，いもは地下茎の先端が肥大したものである。馬鈴薯（ばれいしょ），ジャガタライモ，キンカイモ，ニドイモ，サンドイモ，ゴショウイモ，ハッショウイモ，甲州イモ，信州イモなどのよび名がある。

　じゃがいもは多くの品種があるが，食用，でん粉原料，加工用の3つに大別される。また春に種いもを植えて夏に収穫するものと，初秋に植えて冬に収穫するものがある。わが国では春植えが99.8%を占め，北海道が主産地で，一方，秋植えの主産地は長崎県である。食用として男爵，メークイン，きたあかり等が，でん粉原料としてコナフブキ，紅丸，エニワ等が，加工用には加熱しても着色しにくいトヨシロ，ワセシ

表2-2-1　各種いも類でん粉の特性

	じゃがいも	さつまいも	タピオカ	やまのいも[*1]（ながいも）	さといも[*1]（石川早生）
形状	大粒：卵形 小粒：球形	小多角形，釣鐘形，円形の順	多角形，釣鐘形	卵形	多面形
平均粒径　（μm）	30～40	20	20	18.8	1.4
アミロース含量　（%）	20	21	17	26.1	13.5
糊化開始温度　（℃）	59	66[*2]	67	66	65

*1　杉本温美ら，澱粉科学，33，1986，pp.169-176.
*2　杉本温美ら，澱粉科学，36，1989，pp.265-272.
出典）高橋禮治：澱粉製品の知識，幸書房，p.50（1996）を基に作成.

ロ，スノーデン等がある。また，秋植え用にはデジマ，タチバナ，ニシユタカなどがある。さらに近年は，アントシアニン色素を含むインカレッド，インカパープルなどの品種も出回っている。

（1）じゃがいもの構造および品質

じゃがいもの構造は最外部に表皮（周皮），次に皮層，その内部に維管束環があり，中心は髄部である。髄にでん粉を多量に含有している。各部位の重量比は，表皮2.5%，皮層8.5%，髄89.0%である。じゃがいもは表皮の肌が平滑で美しく，形が整い，目が浅く，肉質がしまっているものがよい。過熟のいもは肌がザラザラしている。また，病気に冒されたものは表面に多数の小隆点ができていて，ともに味が劣る。

（2）じゃがいも（生）の主成分

じゃがいもの主成分は，**炭水化物**で15.9%含まれ，その主体は**でん粉**である。遊離の糖はグルコース，フルクトース，スクロースの3種で，収穫直後はほとんどがでん粉として蓄積されているため糖含量は極めて低い。しかし，低温貯蔵するとでん粉の一部が分解し糖の増加がおきることが知られている。低温での糖の増加程度は品種によって異なり，生食用の品種では還元糖（グルコースおよびフルクトース）の増加がおこりやすい。一方，ポテトチップスなど高温で油ちょうする加工原料用では，低温で糖が増加しにくい品種が用いられる。増加した還元糖が高温で揚げられる間にメイラード反応を起こし褐変し，製品に苦み・焦げ色を生じさせるだけでなく，発がん性が疑われるアクリルアミド生成の要因となるためである。

たんぱく質は1.8%含まれ，可溶性たんぱく質の40%は糖たんぱく質である**パタチン** patatin（ツベリン tuberin ともよばれる）で占められる[4]。アミノ酸組成はロイシンが第一制限アミノ酸で，リシン（リジン），トレオニン（スレオニン），ヒスチジンも少ない（アミノ酸価は73）。ビタミンC含量は28mg/100gと比較的高く，野菜類に比べて調理による損失が小さい。

じゃがいもは，自然毒であるα－ソラニン α-solanine や α－チャコニン α-chaconine などの**グリコアルカロイド** potato glycoalkaloid（PGA）を含んでいる。これらは苦味を与えるだけでなく，発熱，嘔吐，頭痛などの症状を引きおこす。体重1kg当たり1mg摂取すると症状が出る可能性があり，3～6mg摂取すると死ぬ可能性があるといわれる。その含量は部位，品種，栽培条件で異なり，塊茎では皮層部に多く含まれ，特に光に当たって緑色になった部分に多い（100mg/100g）。芽に最も多く含まれ（200～730mg/100g），葉，茎，花，根にも含まれる[5][6]。加熱などの調理によってもあまり低下しないため，食用にする際は，皮を厚くむき，芽および周辺部を十分に取り除くことが大切である。また光が当たらないよう冷暗所に保存する必要がある。

じゃがいもを切断して，生のまま空気中に放置すると切り口が褐色に変色するのは，いも中のチロシンやポリフェノール類が，**チロシナーゼやポリフェノールオキシダーゼ**などの酸化酵素によって酸化するためである。またいもを水煮すると，内部が黒変することがある。これは鉄とフェノール化合物との反応によるものである。

（3）じゃがいもの用途

　じゃがいもの用途は，食用，加工，でん粉原料に大別される。加工品として，ポテトグラニュール，ポテトフレーク，ポテトフラワー，ポテトチップス，フライドポテト，はるさめ，冷凍食品などがある。でん粉は，いわゆる**片栗粉**として流通しているものであり，食用，水産練り製品，はるさめ，糊料，医薬用に用いられる。

　じゃがいもでん粉はその粒子が比較的大きく，平均粒径30〜40μmで，アミロース含量20％程度であって，品質が良く，白色度が高い。ほかのでん粉に比較して糊化温度が低く，半透明の糊になり，流動性が高いなどの特徴がある。

　でん粉を化学的あるいは物理的に修飾し，新たな利用上の特性を付与したものを**化工でん粉**とよび，じゃがいもでん粉が原料として使われる。化工でん粉にはデキストリン，サイクロデキストリン，酸化でん粉，酵素処理でん粉，αでん粉，でん粉誘導体（リン酸でん粉，カルボキシメチルでん粉，架橋でん粉，溶性でん粉等）がある。

２.３　さつまいも　Sweet potato, *Ipomoea batatas*

　ヒルガオ科に属する蔓性の植物で，いもは根が肥大した塊根である。食用やでん粉・アルコールなどの加工原料，飼料用として利用する。

　さつまいもにはカンショ（甘藷），リュウキュウイモ，カライモなどのよび名がある。非常に多くの品種があり，食用，加工原料用，飼料用，兼用種に大別される。食用としてはベニアズマ，高系14号，紅赤，金時，安納芋，アヤムラサキ（紫いも）などが有名である。皮色はいずれも紅色で，形状は紡錘形〜長紡錘形，肉色は黄〜黄白色である。アヤムラサキ（表皮は暗赤紫色，果肉は濃紫色）はアントシアニン含量が多く（生，平均60mg/100g），色調もすぐれ，熱や光にも安定性が高いので，食品の着色用原料として利用が増加している。また近年，電子レンジ調理に対応した，でん粉の糊化温度が通常のさつまいもより20℃も低いクイックスイートなどの品種も出回っている。でん粉原料用としては，コガネセンガン，シロユタカ，タマユタカなどがある。さつまいもの主生産県は鹿児島が１位で，次いで茨城，千葉，宮崎，徳島の順となっている。

（1）さつまいも（皮むき生）の主成分

　さつまいもは水分が64.6％で，じゃがいも，さといもより10％以上少ない。主成分は炭水化物で，**でん粉**が大部分を占め，グルコース，フルクトース，スクロース，マルトースなどを含む。β−アミラーゼを多く含むため，加熱によりでん粉が分解され，マルトースが増えて甘味が増す。食物繊維はじゃがいもより多く2.8％含まれている。

　たんぱく質含量は0.9％と少なく，その主なものはグロブリンに属するイポメインipomein（スポラミン sporamin との記載有り）である[7]。リシンが第一制限アミノ酸で，アミノ酸価は83である。また，無機質は大部分がカリウムである。

　ビタミンでは，ビタミンC含量が25mg/100gと比較的高い。カロテン（プロビタミンA）の含量は，品種によって著しく異なる（表2−2−3）。

　さつまいもを切断すると，その切口から粘性のある白色の乳液が出る。成分は樹脂

表2-2-2　いも類の

食品名	エネルギー		水分	たんぱく質（アミノ酸組成による）	たんぱく質	TG当量（脂質）	コレステロール	脂質	利用可能炭水化物（単糖当量）	利用可能炭水化物（質量計）	利用可能炭水化物（差引き法による）	食物繊維（水溶性食物繊維）	食物繊維（不溶性食物繊維）	食物繊維総量	糖アルコール	炭水化物	有機酸	灰分	無機質（ナトリウム）	無機質（カリウム）	無機質（カルシウム）	無機質（マグネシウム）	無機質（リン）	無機質（鉄）	無機質（亜鉛）
	kJ	kcal		g		mg								g								mg			
平 均 値	402	95	73.5	1.8	2.4	0.2	0	0.4	20.2	18.4	20.1	1.0	2.1	3.1	0.0	22.7	0.5	1.1	6	509	24	24	59	0.6	0.5
標準偏差	120	28	7.8	0.9	1.4	0.1	0	0.4	9.1	8.3	6.8	1.1	1.8	2.7	0.0	7.0	0.3	0.3	8	127	18	8	24	0.2	0.4

食品数：生…16　※水溶性食物繊維，不溶性食物繊維，食物繊維総量の分析は，プロスキー変法および AOAC. 2011. 25法に

配糖体の**ヤラピン** jalapin である。この乳液は "**ヤニ**" ともよばれており，手や器物に付着するとしだいに黒変する。

（2）さつまいもの貯蔵

　さつまいもは低温や病害虫，傷害などのストレスへの感受性が強く，輸送や貯蔵が困難である。収穫の際に傷がつきやすく，その傷口から軟腐病菌や黒斑病菌などが侵入して腐敗をおこしやすい。黒斑病に侵されると黒色に変化し，フラノテルペン類の一種**イポメアマロン** ipomeamarone が作られ

表2-2-3　さつまいもの肉色とカロテン含量

品種	肉色	カロテン含量 (μg/100g)
ベニアズマ	黄色	40
高系14号	淡黄色	60
ベニコマチ	淡黄色	160
紅　赤	黄色	220
兼　六	橙色	810
ヘルシーレッド	橙色	4,270
ベニハヤト	桃色	10,270
*参考：さつまいも 塊根　皮なし　生		28

* 日本食品標準成分表2020年版（八訂）
出典）渡辺ら，園学雑，68, 5, 1044-1046（1999）
を基に作成.

る。この物質は特有の香りと強い苦味を有するだけでなく，家畜への中毒事例も報告[8] されており，食用には適さなくなる。

　また，貯蔵中に組織内のアミラーゼが働いて，でん粉がデキストリンや還元糖に変化するので甘味が増す。貯蔵中のでん粉の分解は，でん粉製造の収率に影響を及ぼす。そこで，さつまいもを長期保存するために**キュアリング** curing 処理が行われている。これは，収穫したさつまいもを30～34℃，湿度90％以上に 3 ～ 6 日間置くことで，傷口にコルク層を形成させ病原菌の侵入を防ぐ方法である。キュアリング処理により通年市場に流通させることが可能になった。なお，さつまいもの貯蔵適温は13～15℃で，10℃以下では低温障害をおこすため，家庭でも冷蔵庫に入れてはいけない。

成分組成（平均値と標準偏差） （可食部100g当たり）

無機質						ビタミン																						アルコール	食塩相当量
銅	マンガン	ヨウ素	セレン	クロム	モリブデン	A レチノール	A α-カロテン	A β-カロテン	A β-クリプトキサンチン	A β-カロテン当量	A レチノール活性当量	ビタミンD	E α-トコフェロール	E β-トコフェロール	E γ-トコフェロール	E δ-トコフェロール	ビタミンK	ビタミンB1	ビタミンB2	ナイアシン	ナイアシン当量	ビタミンB6	ビタミンB12	葉酸	パントテン酸	ビオチン	ビタミンC		
mg	mg	μg	μg	μg	μg	μg	μg	μg	μg	μg	μg	μg	mg	mg	mg	mg	μg	mg	mg	mg	mg	mg	μg	μg	mg	μg	mg	g	g
0.15	0.32	1	0	0	8	0	0	9	1	8	1	0.0	0.8	0.0	0.0	0.0	0	0.10	0.03	0.9	1.5	0.17	0.0	27	0.51	3.1	12		0.0
0.06	0.31	2	0	1	13	0	0	9	1	8	1		0.9	0.0	0.0	0.0	0	0.03	0.01	0.4	0.5	0.06	0.0	12	0.21	1.2	9		0.0

よる。　　　　　　　　　　　　　　　　出典）日本食品標準成分表2020年版（八訂）より作成.

（3）さつまいもの用途

　さつまいもは生産量の59.3%が市場販売・加工食品用，11.1%がでん粉原料，20.2%がアルコール用，0.3%が飼料用になっている[9]。

　さつまいもでん粉は，その粒子が平均粒径20μmである。わらびもち粉としても利用されるが，直接食用として利用される量は少なく大部分がさらに加工して，水あめ，ぶどう糖，異性化糖等の甘味料に利用される。このほか，アルコール，はるさめ，水産練り製品，糊料などの原料としても利用される。

　いも焼酎は，さつまいもと米麹を原料として造られる。鹿児島県が主産地で，ふかしたてのさつまいもの芳香をもち，甘味のある蒸留酒である。

　さつまいもは，じゃがいもに比較すると加工品の種類が少ない。伝統食品として，**蒸し切干し**がある。蒸し切干しは貯蔵して甘味が増加したさつまいもを，蒸してから切って天日乾燥したもので，製品は表面全体に麦芽糖の白い粉で覆われている。また最近，製菓原料としてスイートポテトマッシュが製造されている。

2.4　その他のいも類

（1）さといも　Taro, *Colocasia esculenta*

　サトイモ科に属する多年生植物で，茎の基部が地中で肥大して親いもとなり，その周囲に多くの子いも，さらに孫いもができる（図2-2-1）。イエイモ，イエツイモ，タイモ，ミズイモ，ハタイモなどのよび名がある。

　利用上，親いも用種（親いもだけが肥大し，子いもの着生は少なくて肥大しない），子いも用種（親いもは食用に向かない。子

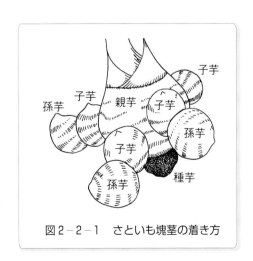

図2-2-1　さといも塊茎の着き方

いもが肥大する），親子兼用種，葉柄用種（茶褐色，紫色などの品種は葉柄を芋茎（ズイキ）とよび食用とする）に分けられる。栽培されている主な品種として，親いも用種はやつがしら，唐のいも，たけのこいも（京いも），セレベス，子いも用種は土垂（どたれ），石川早生，豊後，応播，大野在来，親子兼用種としては，赤芽，えびいもなどがある。

　水田で栽培されるさといもをみずいも（水芋）または，たいも（田芋）とよぶ。九州南部から沖縄にかけて栽培されていて，主に親いもが食用とされる。

　さといもの主成分は炭水化物で13.1％（みずいもは27.6％，やつがしらは20.5％）含まれる。その大部分がでん粉である。でん粉含量の高いものほど，品質的にすぐれている。**さといもでん粉**は平均粒径が1.4μmで[10]，ほかのいも類より小さく，米でん粉（2〜5μm）よりもさらに小さいのが特徴である。

　独特のぬめりは，ガラクタンなどの多糖類にたんぱく質が結合した複合体である。多糖部分は難消化性の食物繊維である。やつがしらはさといもよりたんぱく質に富み3.0％含まれている。たんぱく質のアミノ酸組成はリシン含量が低いが，いも類の中では栄養価が高い（アミノ酸価86）。無機質では**カリウム**が多く含まれる。食物繊維は2.3％（生）で，さつまいも同等多く含まれる。さといものわずかなえぐ味は，シュウ酸カルシウムや3,4−ジグリコシリックベンズアルデヒドを含むためである。**シュウ酸カルシウム**は針状結晶をとり，これが肌を刺激しかゆみの原因となる。

　さといもは乾燥と低温に弱く，保存適温は8〜10℃で，5℃以下では低温障害を起こす。子いもや孫いもは親いもから切りはなさず，掘りあげたまま籾殻などで保温して貯蔵し，食するときに切り離すと，長く保存できる。

（2）やまのいも類　Yams

　ヤマノイモ科，ヤマノイモ属の多年生の蔓性植物で茎と根の中間の担根体が肥大したものである。多くの属・種があり，わが国で利用されているのは，**ながいも** *Dioscorea polystachya*，**じねんじょ**（自然薯）*D. japonica*，**だいじょ**（大薯）*D. alata* である。

　ながいもには，いもの形態から長形種のながいも，扁形種のいちょういも，塊状種のやまといも（つくねいも，伊勢いも）に分けられる。じねんじょは野生種で細く曲がっている。だいじょはためいも（為薯）ともよばれる。栽培はながいもが最も多く，次いでいちょういも，やまといもである。だいじょは奄美地方，沖縄，南九州，四国で栽培されている。じねんじょも少量栽培されている。

　やまのいもの多くの種では，葉肢に1〜2cmの球形のむかごが多数生ずる。むかごは地上塊茎ともよばれ食用に供される。

　やまのいも類の主成分は炭水化物で，主としてでん粉と粘質物である。やまといもに炭水化物が多く含まれている（27.1％）。やまのいも類の粘質物はアセチル化した**マンナン**が主体の多糖で，マンノースのほかにアラビノース，グルコース，ガラクトースが含まれる。この粘質多糖にはたんぱく質が2％，リンが1〜2％含まれており，熱や酸で変性し粘りを失う。熱によって変性する性質は，かるかんや薯蕷（じょうよ）まんじゅうを製造するときに欠かせない性質である[11]。じねんじょは粘性が最も高く，だいじょ，

やまといもも粘度が非常に高い。

　たんぱく質の必須アミノ酸組成（ながいも）はバリンを除き，すべて不足している。第一制限アミノ酸はリシンで，アミノ酸価52である。

　だいじょはビタミンＣが17mg/100g含まれている。やまのいも類は，ポリフェノールオキシダーゼの活性が高い。このため，すりおろすといもに含まれる**ポリフェノール**が酸化されて，短時間でうす黒く変色する。いも類の中で唯一，生で食されるいもで，アミラーゼ活性が高く消化を助ける働きがある。煮たり蒸したりしても食用とされるほか，かるかん，薯蕷まんじゅう，白あん等の和菓子材料や，そばのつなぎ，はんぺん，がんもどき等の練り製品にも利用される。

（3）こんにゃくいも　Konjac, *Amorphophallus konjac*

　サトイモ科に属する多年生植物で，いもは地下茎の肥大したものである。収穫までに2〜3年を要する。主として東北南部，北関東の山間地域で栽培されている。主産地は群馬県，栃木県，茨城県である。こんにゃくいもの品種には，在来種，支那種，備中種があり，育成品種には，はるなくろ，あかぎおおだま等がある。

　こんにゃくいもの主成分は難消化性の**グルコマンナン**で，一般に栽培されているものには約10%含まれている。グルコマンナン含量は在来種が最も高く，次いではるなくろである。グルコマンナンは非常に吸水性が高く，水に溶かすと徐々に膨潤し強い粘性を有する**こんにゃくゾル**となる。こんにゃくゾルに凝固剤として水酸化カルシウムや炭酸ナトリウムなどのアルカリを加え加熱すると，不可逆性のゲルに変化する。これがこんにゃくである。

　こんにゃくは生いもから製造する場合と，いもを輪切り・乾燥した**荒粉**を風選してでん粉等を除去しグルコマンナンの純度を高めた**精粉**から製造する場合とがある。現在はほとんどが後者である。精粉1kgから約35kgの板こんにゃくを製造できる。

　凝固剤を添加することにより，通常のこんにゃくのpHは約11で，ほとんどの食品がpH3〜8にある中で，唯一強い塩基性を示す。そのため微生物による腐敗のおそれがなく保存性は高い。しかし，おいしく食べるには，下茹でして水にさらし，あく抜きしなければならない。こんにゃくは水分が96〜97%で，エネルギーはわずか5〜8kcal/100gと低カロリーであり，グルコマンナンには食物繊維としての働きがある。

（4）キャッサバ　Cassava, *Manihot esculenta*

　トウダイグサ科の木状多年生植物で，いもは茎の基部から出た不定根が肥大したものである。マンジョカ，マニオクなどの別名がある。熱帯地域で栽培される。

　キャッサバには甘味種と苦味種があり，毒性のある青酸配糖体である**リナマリン** linamarin を含む。甘味種と苦味種ではこのリナマリンの分布状態が異なっており，甘味種では皮に多く含まれ，苦味種は皮，内部ともに含まれている。甘味種では皮部20〜92mg/100g，内部13〜14mg/100g，苦味種では皮部12〜56mg/100g，内部2〜37mg/100gというデータがある[12]。甘味種は外皮を除去して生食するほか，パン，菓子の原料になる。苦味種はそのままでは食用にならないが，でん粉含量が高く（15〜30%），大きな塊根

を作るため，でん粉原料として栽培される。**キャッサバでん粉**はタピオカでん粉，タピオカフラワーとよばれる。平均粒径20μm[13]で，さつまいもでん粉に似て，糊化しやすく，吸水膨潤しやすいでん粉である。糊液は透明性が高く，増粘剤など食品用途に使われる。化工でん粉原料としても重要で，主にデキストリンの製造用として，その他繊維の糊料，糖化原料に利用される。タピオカでん粉を湿潤状態で加熱し半糊化し粒状に加工したものが**タピオカパール**で，飲料，スープなどの素材に使用される。バイオマスエタノールの原料としても注目されている。

（5）きくいも　Jerusalem-artichoke, *Helianthus tuberosus*

キク科の多年生植物で，いもは地下茎の先端が肥大したものである。近年，健康食品素材として各地で栽培され始めている。でん粉をほとんど含まず，主成分は**イヌリン**である。イヌリンはグルコース末端にフルクトースが重合した難消化性の多糖で，食物繊維として機能する。イヌリン含量は13〜14％で，ほかにグルコース，フルクトースが少量含まれる。日本食品標準成分表2020年版（八訂）では，きくいもの食物繊維含量は1.9％（生）でイヌリン含量よりかなり低い値だが，これは，公定法ではイヌリンが食物繊維として定量されないことによる。きくいもにはイヌリナーゼが含まれ，貯蔵しておくとイヌリンが分解されフルクトースを生成するので甘味が増す。食用として煮物や炒め物に使われるほか，みそ漬け，粕漬けなどの漬物，乾燥して粉末化，健康食品素材として利用される。

（6）ヤーコン　Yacon, *Smallanthus sonchifolius*

ヤーコンは中南米アンデス高地原産のキク科の多年生植物で，地下の塊根を食用に利用する。水分が86.3％とほかのいも類に比べ高い。きくいも同様でん粉をほとんど含まず，主成分は**イヌリン**である。きくいもよりも低分子（重合度10以下）のイヌリンであるフラクトオリゴ糖を多く含み，ほかにスクロース，フルクトース，グルコースを含む[14]。ポリフェノールを含み，皮をむくと酸化して褐変しやすい。ほのかな甘味を有し，果実のように生で食されるほか，炒める，煮る，揚げるなどの加熱調理もなされる。近年は地域振興の作物として国内でも栽培されている。

2.5　いも類の三次機能

いも類は共通して，食物繊維が豊富であり，無機質ではカリウムを多く含むという特徴をもつ。いも類に含まれる**食物繊維**には，便通改善や有害物質を吸着し体外への排出を促すなどの効果が期待できる。カリウムはナトリウムの排出を促し，高血圧症の予防に役立つ。しかし腎臓病の患者においては，カリウムの大量摂取が症状を悪化させることがあるため，カリウム摂取の制限が必要とされる。

じゃがいもやさつまいもでは**ビタミンC**含量も高く，加熱により壊れにくい特徴がある。またポリフェノールオキシダーゼをもっており，酸化により褐変を生じやすいが，含まれる**ポリフェノール**類には抗酸化作用などの生理機能が期待できる。

1）じゃがいも　　γ－アミノ酪酸（GABA）を含むことや[15]，赤紫肉食品種インカ

レッド，インカパープルなどのアントシアニンの**抗酸化作用**が報告されている[16]。

　2）さつまいも　　いも類の中では最もよく研究され，試験管内（*in vitro*）では，抗酸化作用，抗変異原作用，抗体産生促進作用，メラニン生成抑制作用などが確認されている。紫さつまいもの加工品であるジュースでは，ラットで薬物肝障害軽減効果が，ヒトで肝機能改善効果や血圧上昇抑制効果が確認されている[17] [18]。さらに，**ヤラピン**には緩下作用があり，食物繊維と相まって便秘や大腸がんの予防に有効とされる。

　3）その他　　さといもには，一酸化窒素産生抑制作用や，抗変異原性などが確認されている[19]。やまのいもは，肉，魚などのこげた部分に生じる変異原物質 Trp-P-1 の失活に効果が認められている[20]。こんにゃくに含まれるグルコマンナンや，きくいも，ヤーコンに含まれる**イヌリン**は，いずれも水溶性食物繊維として作用すると考えられ，トリグリセリドやコレステロールの低下作用，血糖値上昇抑制作用などの有効性が示されている。

文　　献

1）総務省統計局ホームページ，世界の統計2021　第4章　農林水産業　4－3　農業生産量
　　https://www.stat.go.jp/data/sekai/notes.html
2）農林水産省ホームページ，令和2年度　食料需給表
　　https://www.maff.go.jp/j/zyukyu/fbs/
3）厚生労働省：令和元年国民健康・栄養調査報告（2020）
4）J. Singh, L. Kaur: Advances in Potato Chemistry and Technology 2nd edition, Academic Press, p.76（2016）
5）下井俊子ら，食衛誌，**48**，（3），pp.77-82（2007）
6）農林水産省：食品中のソラニンやチャコニンに関する情報（2014）
7）中村研三ら，化学と生物，**26**，（6），391-398（1988）
8）石井択径ら，日獣会誌，**65**，355-359（2012）
9）農林水産省ホームページ，令和2年度いも・でん粉に関する資料
　　https://www.maff.go.jp/j/seisan/tokusan/imo/r2shiryou.html
10）杉本温美ら，澱粉科学，**33**，169-176，（1986）
11）田之上隼雄：地域農産物の品質・機能成分総覧，サイエンスフォーラム，pp.394-397（2000）
12）二國二郎監修：澱粉科学ハンドブック，朝倉書店，pp.396-398（1977）
13）高橋禮治：澱粉製品の知識，幸書房，p.30（1996）
14）浅見輝男ら，化学と生物，**27**，（12），813-815（1989）
15）中村和哉ら，日本食品科学工学会誌，**53**，（9），514-517（2006）
16）梅村芳樹：地域特産物の生理機能・活用便覧，サイエンスフォーラム，p.23（2004）
17）Suda I., *et al, JARQ.*，**37**，167-173（2003）
18）Suda I., *et al, Eur. J. Clin. Nutr.*，**62**，60-67（2008）
19）須田郁夫，農業および園芸，**74**，（1），102-107（1999）
20）T. Kada, K. morita and T.Inoue, *Mutat. res.*，**53**，35（1978）

3．豆　類　Pulses

豆類は豆科 *Leguminosae* に属する作物の種子で，だいず，あずき，ささげ，いんげんまめ，えんどう，そらまめなどがある。豆類は栽培，貯蔵，輸送が容易なので世界中で広く利用されている。食用部は，穀類が胚乳であるのに比べて，豆類は子葉である。豆類は成分上の特徴から，脂質が多く炭水化物の少ないだいずなどと，脂質が少なく炭水化物の多いあずき，ささげ，いんげんまめ，えんどう，そらまめに大別される。なかでもだいずはたんぱく質や脂質含量がともに高く，これら成分の特徴を利用した加工品も数多い。表2-3-1に豆類の一般成分組成（平均値と標準偏差）を示した。

3.1　豆類の生産と消費

豆類のうちでも最も重要なだいずの世界総生産量（2018年）[1]は３億4,871万トンで，北中米・南米で約87％を占める。豆類の日本の生産量（2020年）は約29万トンで，国内消費の7.5％で，多くを輸入に頼っている（341万１千トン，2020年）[2]。だいず21万９千トン，あずき５万２千トン，いんげんまめ4.9千トン（いずれも2020年）の収穫がある。豆類の１人１日当たりの摂取量は60.6g，うちだいずとその加工品は59.2g（いずれも2019年）[3]である。

3.2　だいず（大豆）　Soybean, *Glycine max.* MERRILL

中国で4000年前から栽培の歴史があるだいずは，本来冷涼を好む作物で，中国や日本など限られた地域で

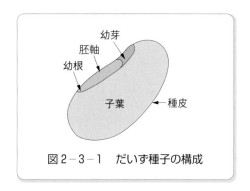

図 2-3-1　だいず種子の構成

表 2-3-1　豆類の成分組成

食品名		エネルギー		水分	たんぱく質(アミノ酸組成による)	たんぱく質	TG当量	コレステロール	脂質	利用可能炭水化物(単糖当量)	利用可能炭水化物(質量計)	利用可能炭水化物(差引き法による)	食物繊維(水溶性食物繊維)	食物繊維(不溶性食物繊維)	食物繊維(食物繊維総量)	糖アルコール	炭水化物	有機酸	灰分	無機質(ナトリウム)	無機質(カリウム)	無機質(カルシウム)	無機質(マグネシウム)	無機質(リン)	無機質(鉄)	無機質(亜鉛)
		kJ	kcal	g			mg			g											mg						
だいず	平均値	1584	380	11.7	31.5	33.4	18.3	0	20.3	7.2	6.8	14.4	3.3	15.2	18.5		29.8	1.6	4.7	2	1800	188	220	538	7.8	3.8
	標準偏差	101	24	1.5	0.7	0.4	1.4	0	1.4	1.0	1.0	3.8	2.4	0.5	2.3		0.8	0.0	0.1	1	58	39	17	63	1.1	0.4
その他の豆類	平均値	1308	310	13.1	18.2	22.1	1.5	0	2.8	41.4	37.7	45.6	1.9	16.7	18.6		58.6	1.2	3.3	2	1311	97	143	348	5.8	3.5
	標準偏差	115	27	1.6	1.8	2.2	0.9	0	2.3	3.2	2.9	4.5	1.9	3.9	4.4		3.4	0.0	0.7	4	292	57	41	66	2.2	1.0

食品数：だいず 全粒　乾…6，その他の豆類 全粒　乾…13　　　　※水溶性食物繊維，不溶性食物繊維，食物繊維総量の分析は，

栽培されていたが，その後品種改良が進み，1950年頃から米国で大規模に栽培されている。わが国ではだいずは，豆腐，納豆，きな粉などの原料とされる。また，輸入だいずは製油，醸造，飼料などに用いられる。なお，近年，遺伝子組換えだいずも輸入されているが，使用には一定の基準を設けている。

（1）だいずの種類と性状

日本のだいずは約400品種あり，地方ごとに栽培品種が異なる。特徴ある品種としては，極大粒：鶴の子（北海道），ミヤギシロメ（宮城），オオツル（京都），小粒および極小粒：納豆小粒（茨城），スズヒメ，スズマル（北海道），コスズ（岩手，宮城，秋田），黒だいず：丹波黒（兵庫，京都），ガンクイ（岩手）ほか，青豆（信濃青豆，信濃緑など），ひたし豆，くらかけなどがある。また次のような分類もある。

種皮色からは黄色（白または黄），緑色，褐色，黒色，斑色に5分されているが，臍の色で白，黄，赤，黒などにさらに細分される。子実の形からは楕円形，球形，扁平に大別され，莢の形からは扁平莢種，豊円莢種に，また生態的特性からは夏だいず型，中間型，秋だいず型に3分される。

利用方法からは一般加工用，雑穀用，煮豆用，菓子用，枝豆用，油脂用，緑肥・飼料用に6分される。

だいずの種子は種皮，子葉，胚軸からなり，それぞれの重量比は約8：90：2である。子葉はたんぱく質，脂質に富み，種皮は不消化性の硬い繊維組織からできている（図2－3－1）。

（2）だいずの化学成分と栄養

成分（国産黄大豆・乾）はたんぱく質33.8%，脂質19.7%，炭水化物29.5%である。

たんぱく質は子葉中に細胞顆粒 protein body として存在する。だいずの主要なたん

（平均値と標準偏差）　　　　　　　　　　　　　　　　　　　　　　　（可食部100g 当たり）

銅	マンガン	ヨウ素	セレン	クロム	モリブデン	レチノール	α-カロテン	β-カロテン	β-クリプトキサンチン	β-カロテン当量	レチノール活性当量	ビタミンD	α-トコフェロール	β-トコフェロール	γ-トコフェロール	δ-トコフェロール	ビタミンK	ビタミンB1	ビタミンB2	ナイアシン	ナイアシン当量	ビタミンB6	ビタミンB12	葉酸	パントテン酸	ビオチン	ビタミンC	アルコール	食塩相当量
mg		μg											mg				μg	mg					μg	μg	mg	μg	mg	g	
1.01	2.29	0	8	2	395	0	0	12	1	12	1	0.0	2.7	0.9	15.5	7.6	32	0.78	0.27	2.2	10.5	0.51	0.0	262	1.33	29.7	1		0.0
0.06	0.16	1	9	1	200	0	0	1		7	0		0.4	0.4	3.0	1.5	6	0.06	0.03	0.2	0.5	0.05		43	0.32	3.9	1		0.0
0.73	1.70	0	9	2	259	0	0	33	2	32	3	0.0	0.4	0.1	5.2	2.6	17	0.56	0.16	2.2	5.8	0.41	0.0	182	1.21	13.1	1		0.0
0.22	0.59	0	14	1	119	0	1	43	2	42	4	0.0	0.1	0.1	1.6	4.1	13	0.11	0.03	0.3	0.8	0.12	0.0	131	0.46	4.7	1		0.0

プロスキー変法および AOAC.2011.25法による。　　　　　　　出典）日本食品標準成分表2020年版（八訂）より作成.

ぱく質はグロブリンで，**グリシニン** glycinin が63％，**ファゼオリン** phaseolin が17％を占めている。アルブミン（レグメリン，ソイレグメリン）も少量存在する。水抽出したたんぱく質（全窒素の9割に相当する）を超遠心沈降により分けると，2S，7S，11S，15Sの4種になる。このうち7S（**ヴィシリン** vicilin）と**11S**（**レグミン** legumin）の含有比はそれぞれ34.0％と41.9％で合計は70％以上になる。7S はさらにβ－コングリシニン30.9％，γ－コングリシニン3.1％に分けられる。全粒のアミノ酸組成は穀物に比較してリシン（リジン）が多く，含硫アミノ酸が少ない。だいずには制限アミノ酸がなく，アミノ酸価は100になっている[4]。

　　脂質は半乾性油で，リノール酸（53.5％），オレイン酸（23.5％），パルミチン酸（10.6％）が主要な構成脂肪酸である。リン脂質は1.5％で大部分はレシチンである。**レシチンは乳化剤**として食品加工などに広く使用されている。

　　主成分は炭水化物で29.5％であるが，このうち21.5％は食物繊維として含み，でん

表2－3－2　基準窒素1g 当たりの必須アミノ酸組成　　　　　(mg/gN)

	Ile	Leu	Lys	SAA*	AAA*	Thr	Trp	Val	His	第一制限アミノ酸	アミノ酸価
だいず											
全粒，黄大豆 乾（国産）	290	490	400	190	560	280	84	310	170		100
きな粉（全粒大豆）	300	480	300	170	540	270	83	310	180		100
木綿豆腐	290	490	390	160	580	270	85	290	160		100
油揚げ	300	510	390	150	600	260	87	320	170		100
凍り豆腐	310	510	400	150	610	270	85	320	170		100
糸引納豆	290	450	390	200	550	230	85	290	170		100
おから	260	460	380	190	500	280	77	300	180		100
豆乳	270	460	390	180	560	260	85	290	170		100
湯葉（干し）	300	500	400	170	600	270	81	310	170		100
大豆たんぱく	290	500	400	160	580	260	84	300	170		100
あずき											
全粒，乾	280	500	480	180	550	250	72	340	210		100
さらしあん	330	550	450	190	600	260	69	370	210		100
いんげんまめ											
全粒，乾	290	490	410	160	530	270	70	340	190		100
えんどう											
全粒，青えんどう，乾	250	430	450	160	480	260	58	300	160		100
そらまめ											
全粒，乾	240	440	390	120	440	240	54	280	180	SAA	79

＊SAA：含硫アミノ酸，AAA：芳香族アミノ酸
出典）日本食品標準成分表2020年版（八訂）アミノ酸成分表編　より作成.

粉としてはほとんど含まない。残りの炭水化物は，スクロース（しょ糖）（5.9%），スタキオース，ラフィノース，ペクチン質などからなる。

灰分は約5%含み特にカリウムやリンが多い。そのほか，鉄や亜鉛も含む。リンの約75%はフィチン酸として存在し，カルシウムや亜鉛などの吸収を阻害する。近年，**フィチン酸** phytic acid は重金属の除去や活性酸素消去作用などがあると報告され再評価されている。また抗酸化作用のあるセレンも含まれている[5]。ポリフェノール化合物の一種である**イソフラボン** isoflavone（ダイゼイン，ゲニステインなど）は，乾物重量として0.2〜0.3%含まれている。

イソフラボン

（3）だいずの用途

丸だいずのまま煮豆などとして用いられる。枝豆用品種のだいずは未熟期に莢とともにゆでて種子を食用にする。**枝豆**はビタミンCが27mg/100g（ゆで15mg）と多い。生だいずにはビタミンCがほとんどないが，だいずを温水に浸漬して倍量まで吸水させ，27〜30℃に保ち，1日に2回温水を注ぎながら均等に発芽させると，2日で発芽し，6日で8cm程度の**もやし** bean sprouts[6]になる。もやしのビタミンCは5mg/100gであるが，ゆでると減少するから（1mg/100g）熱湯を軽く通す程度がよい。だいずを炒り，皮を除き粉にひくと**きな粉**になる。

生だいずにはトリプシン阻害因子（**トリプシン・インヒビター**）があって消化性を阻害しているが，加熱処理すると，この因子は著しく破壊されるから消化性が向上する。

だいずを水に浸漬後，水とともにすり潰し，少量の油を加えて発泡を防ぎつつ煮沸し布でこす。生じた粕は，**おから**（卯の花，雪花菜）とよばれる。乳白色のろ液は**豆乳**である。水抽出された水溶性たんぱく質（全体の86%）は**マグネシウム**や**カルシウムの塩**，あるいは**グルコノ−δ−ラクトン**の添加により凝固する。豆乳に凝固剤を加えてゲル状に凝固させたものが**豆腐**である。豆乳ゲルのテクスチャーは使用する凝固剤の種類によって微妙に変動する。絹ごし豆腐も木綿豆腐もゲルの硬さと付着性の間に相関性が認められている[7]。豆乳に少量のきな粉を加えて静かに煮沸し，表面に浮く皮膜をすくいとって乾かしたものが**湯葉**で，京都，日光などの特産品である。湯葉には表面と裏面があり，膜面には不規則に分散した油滴（0.5μm以下）がみられる。

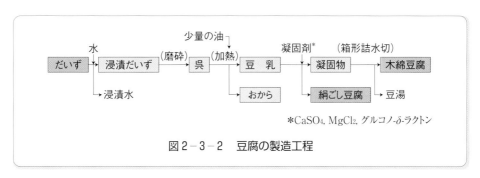

図2−3−2　豆腐の製造工程

豆腐を凍結し水分を除いてから，凍結乾燥したものが**高野豆腐**（凍り豆腐）[8]である。固めの豆腐を薄く切り，水を除いたものを120℃の油で揚げ，大きく膨れて浮き上がったものを200℃の油で揚げて外側を固くしたものが**油揚げ**で，厚めの木綿豆腐を高温の油で揚げたものが**生揚げ**である。豆腐を袋に入れて水を切り，粘りの出るまで練り，とろろいも，にんじん，こんぶ，ごまなどを加えてこね，油であげたものが**がんもどき**である。

だいずおよびだいず製品の消化吸収率を表2-3-3に示した。

また，わが国の代表的な微生物利用食品として，みそ，しょうゆ（第4章3，調味料参照），**納豆**などがある。納豆には糸引納豆と寺納豆の2系列がある。糸引納豆は，原料としてだいずのみを使用し，納豆菌 *Bacillus natto* を発酵細菌とし，短時間発酵により粘質物を生成させた発酵食品である。一方，寺納豆は豆麹を作り，食塩水を加えて長時間熟成させたもので，外観は黒褐色を呈し，濃厚なうま味と香りをもった発酵食品である。

油を搾った後の脱脂だいずを一定の条件下で加圧，混捏（こんねつ）して組織状だいずたんぱく質にする。分離だいずたんぱく質（SPI：soy protein isolate）を押出し成型 extrusion して組織状の**植物たんぱく質**とした製品は，肉様の食感をもつので，近年様々な食品に加工され市販されている。水産練り製品，冷凍食品，レトルト食品，ハム，ソーセージなどに混ぜて使用される。SPIを微アルカリ性水溶液にしてから，ノズルより酸性水溶媒中に吹き出して固定させて製造する繊維状たんぱく質もある。

だいずのたんぱく質を構成している7Sと11Sは分子量もSH基の数も，サブユニッ

	消化吸収率
大豆（煮豆）	92 （%）
豆　　　腐	97
油　揚　げ	91
生　揚　げ	97
凍り豆腐	93
湯　　　葉	100
納　　　豆	90
き　な　粉	78
平　　　均	92

表2-3-3　だいずおよびだいず製品たんぱく質の消化吸収率

出典）藤巻正生ら：米・大豆と魚，光生館（1984）

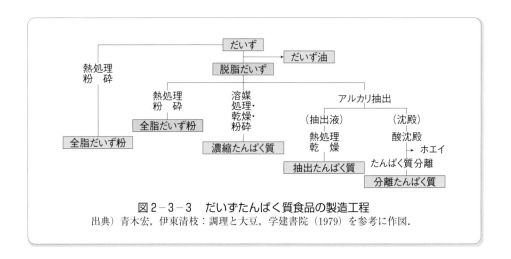

図2-3-3　だいずたんぱく質食品の製造工程
出典）青木宏，伊東清枝：調理と大豆，学建書院（1979）を参考に作図.

ト構造も異なるから，それぞれを抽出して各食品に加工すると，特徴の異なる食品が得られる[9]。だいずのたんぱく質がもつ独特の性質を利用する食品は種類も多く，広く普及している。

コラム　大豆イソフラボン

　ゲニステイン，ダイゼインなどのイソフラボンはエストロゲン（女性ホルモン）様の活性をもつので，乳がんや子宮頸がんなどのリスクに影響するとも考えられている。

　2006年，内閣府食品安全委員会は，食事以外に特定保健用食品（トクホ）として大豆イソフラボンを摂取する場合，大豆イソフラボンアグリコン[*1]の安全な1日摂取目安量の上限が70〜75mgであるので，1日の上限をアグリコン型で30mg（配糖体[*2]では約48mg：多くのサプリメントは配糖体の形）とすることを決定した。ただし，妊婦および胎児，乳幼児，小児については，日常的な食生活に上乗せして摂取することは科学的に十分なデータがないことなどから，推奨できないとしている。

　通常の食品からの摂取の場合は上限値が短期的に超えても，直ちに健康被害に結びつくものではないと考えられている。

　*1　アグリコン：糖部分が分離した形　　*2　配糖体：イソフラボン—糖

3.3　あずき（小豆）　Azuki bean, *Phaseolus angularis* WIGHT

　原産地はインドで中国でも古くから栽培された。日本には3〜8世紀に中国から伝わったといわれ，栽培の歴史は古い。あずきは赤粒木（あかつぶき）の略称であるが，赤小豆（あかしょうず）の略とも考えられている。あずきを煮てからこしたものが**こしあん**（生あん）で，こしあんをよく水洗しあく抜きして沈殿させたものが**さらしあん**である。

　あずきの主産地は北海道で，主な品種は大納言，中納言，小納言，白あずき，金時などである。

　1）成分と性状　　あずき（乾物）は炭水化物59.6％，たんぱく質20.8％，脂質2.0％で，だいずの主成分がたんぱく質であるのに対して，あずきはでん粉含量が多い。でん粉粒子は直径18〜60µmと大きく，周囲をたんぱく質（主にグロブリン）が包む構造になっている。あずきは吸水しにくいので，だいずのように水に浸漬してふやけることがない。したがって，水か湯につけてから煮はじめる方がはやく柔らかくなる。こしあんの場合もでん粉は熱凝固したたんぱく質に取り囲まれていて，でん粉粒は安定し，糊状にならずさらりとしている。

　あずきの消化吸収率は悪い。特殊成分としては**サポニン類**が0.3％存在しているから，あずきはゆでると起泡性を示す。また，ゆでこぼすとサポニンの苦味を除くことができる。

　2）用　途　　あずきはあん，赤飯，菓子原料として広く使用される。甘納豆はあずきを砂糖液で十分に煮てから白砂糖をまぶして作る。

3．4　その他の豆類

（1）ささげ（虹豆，大角豆）　Cow peas, *Vigna sinensis* SAVI

ささげは炭水化物とたんぱく質が主成分でそれぞれ55.0%，23.9%を含む。炭水化物の主体はでん粉であり，たんぱく質の多くはグロブリンである。このほかはほとんどいんげんまめに準ずるが，形態はあずきに似ている。成熟した種実はあずきと同様に赤飯，あん，菓子材料として使用される。

（2）りょくとう（緑豆，八重生，文豆）　Mung beans, *Vigna radiata* WILCZ

東洋の原産で，あずきの変種に分類されることもある。あずきときわめて近い一年生草本の子実である。日本ではほとんど栽培されず，ほぼ全量を中国，タイ，ミャンマーから輸入している。種実の形態はあずきとよく似ているが，種皮の色は緑色のものが多く，ほかに黄色，黒褐色をしたものもある。主成分は炭水化物のでん粉であるが，ほかにキシロース，アラビノース，ガラクトース，ウロン酸からなるヘミセルロースを約3%含んでいる。これらは粘性を呈するので，この性質を利用してコシの強いはるさめを作るのに用いているが，日本のはるさめはほとんどじゃがいもやさつまいもでん粉から作られている。

（3）いんげんまめ（菜豆，うずら豆，大福豆）　Kidney beans, *Phaseolus vulgaris* L.

メキシコが原産地[10]で，食肉の摂取が少ないインディオのたんぱく質源であった（でん粉源はとうもろこしである）。漢名は蔬菜豆の意味で菜豆である。明治以降に多数の実用品種が欧米から導入された。品種には大手芒，中手芒，金時などがある。いんげんまめは地方により名称が異なる。北海道で菜豆，関西で三度豆，東北，長野でささげという。関西のいんげんは藤豆をさす場合が多い。

いんげんまめの色は白が23%，黒が20%，クリーム色が18%，そのほかに赤，茶，紫，ピンクがあり，さらに各色の斑入りがある。

① 乾燥後に莢をはずすもので，煮豆，甘納豆，白あんなどに用いる品種：大福，白花，うずら，とら豆，大手芒，金時など

② 莢がついた未熟の状態で食用にし，煮物，揚げ物，炒め物にする品種：尺五寸，衣笠，ドジョウなど

いんげんまめ（乾）は炭水化物56.4%，たんぱく質22.1%，脂質2.5%で，成分はあずきに似ている。炭水化物の主体はでん粉（30〜40%）である。たんぱく質の70%はグロブリンでファゼオリンとよばれる。そのほかアルブミン（10%）とグルテリン（10%）がある。さやいんげん（生）のアミノ酸価は73で，第一制限アミノ酸はロイシンと含硫アミノ酸である[4]。

白いんげんは白あん原料に用いられる。煮豆用の品種は金時，うずら豆で，甘納豆には大福豆，長うずら豆，金時，花豆，きんとん用には大福豆が使用される。また未熟のいんげんはさやいんげんとして料理に使われる。

（4）えんどう（豌豆）　Peas, *Pisum sativum* L.

地中海沿岸から中央アジア原産の一年生草本で，17世紀にイギリスで野菜用品種の

育種が行われ，現在の品種が誕生した。えんどうはオーストリアの僧，G. J. メンデルが遺伝の実験を行ったこと（1865）でも有名である。豌豆は園豆 garden pea の意味で，野生の野豆 field pea に対する名称である。野豆は莢が固く紅花系，園豆は莢が柔らかく白花系である。

　莢のままで種実が未熟のうちに収穫するものに**さやえんどう**や**スナップえんどう**があり，種実が十分に熟して，莢が固くなってから収穫するものが**グリンピース**（実えんどう）である。

　えんどう（乾）は炭水化物60.4%，たんぱく質21.7%，脂質2.3%で炭水化物の主体はでん粉（37%）である。たんぱく質はグロブリンのレグニン，ビシリンが主で，レグメリンもある。脂質にはレシチンが多く含まれている。ビタミンCはさやえんどう（生60mg/100g，ゆで44mg/100g），グリンピース（生19mg/100g，ゆで16mg/100g）に多い。さやえんどう（生）のアミノ酸価は59で，第一制限アミノ酸はロイシンである[4]。

　種実用の青えんどうは炒り豆，煮豆，フライドビーンズ，製あん用に用い，茶褐色（赤えんどう）のものはみつ豆，茹豆（ゆでまめ）などに使われる。グリンピース用としては特にむきみ用品種が栽培されている。うぐいす豆は青えんどうを砂糖で煮たものである。なお，さやえんどう，グリンピース等は「えんどう類」として日本食品標準成分表2020年版（八訂）では，野菜類に分類されている。

（5）そらまめ（蚕豆，夏豆）　　Broad beans, *Vicia faba* L.

　原産地は西南アジアまたは北アフリカといわれ，日本へは中国経由で16〜17世紀（安土桃山〜江戸初期）に伝来した。小粒種 field bean と大粒種 great field bean（オタフクマメ）がある。莢が上を向いて空の方向をさすので，空豆の名がある。地方により名称が異なり，ゆきわりまめ，ふゆまめ，五月豆などの名がある。

　炭水化物（55.9%）の7割はでん粉である。たんぱく質は26.0%で6割がグロブリン（レグメリンとビシリン），3割がグルテリン，1割弱がプロラミンである。そらまめ（生，未熟豆）のアミノ酸価は68で，第一制限アミノ酸は含硫アミノ酸である[4]。

　未熟の豆は蔬菜とし，完熟豆は炒り豆，製菓，製あん原料などにされる。

3.5　豆類の三次機能

1）だいず

　a．血清コレステロール低下作用：だいずたんぱく質は低密度（LDL）コレステロールの低下とともに，総コレステロールおよび中性脂肪も低下するが，高密度（HDL）コレステロールは減少しない。

　b．抗酸化作用：だいずの抗酸化性の原因物質としては，トコフェロール，ペプチド，脂質化合物，メラノイジン色素，サポニンイソフラボン化合物などがある。なかでも**イソフラボン化合物**は，抗酸化作用以外にも体内に生ずる活性酸素などラジカルの消去作用（SOD 様活性），抗発がんプロモーター活性，弱い女性ホルモン様作用により，骨粗しょう症や更年期障害の防止効果などが報告されている[11]。

　c．ビフィズス菌増殖作用：ラフィノースやスタキオースなどの**オリゴ糖**は整腸作用を有するビフィズス菌の増殖を促進する作用がある。

　d．糖尿病予防効果：**トリプシン・インヒビター**は膵臓肥大の原因物質として，有害視されてきたが，ランゲルハンス島のβ細胞を増殖させて，インスリンを増加させるため糖尿病の治療や予防に役立つ可能性が示唆されている。なお，トリプシン・インヒビターは熱に弱く，加工中にその活性は失活する。

　だいずおよびだいず食品は，上記以外にも多くの作用（免疫賦活，抗腫瘍，血栓溶解など）がある。

　2）**あずき**　　豆の泡立ちの成分は**サポニン**である。あずきやだいずに多く含まれる。このサポニンは広く植物界に分布するグリコシド（配糖体）の一つで，苦味，収斂味といった不快味の原因や溶血作用をもつ有害物質であるといわれてきた。しかし近年は，腸刺激作用があるため，存在する食物繊維とともに便通効果を呈するほか，脂肪を除去する働きや，血中コレステロールの低下，過酸化脂質の生成を抑制するなどの効果が認められている。

文　　献

1）総務省統計局ホームページ, 世界の統計2021 第4章 農林水産業　4-3　農業生産量
　　https://www.stat.go.jp/data/sekai/notes.html
2）農林水産省ホームページ，令和2年度食料需給表
　　https://www.maff.go.jp/j/zyukyu/fbs/
3）厚生労働省：令和元年国民健康・栄養調査報告（2020）
4）文部科学省：日本食品標準成分表2020年版（八訂）アミノ酸成分表編（2020）
5）吉田宗弘ら：セレンの有効性，農化，**55**，689-693（1981）
6）森雅央：もやし，調理科学，**14**，2-10（1981）
7）三浦芳助，米安実：豆腐ゲルのテクスチャーとその評価, 日食工誌, **28**, 36-40（1981）
8）橋詰和宗：大豆蛋白質の凍結変性，日食工誌，**26**，450-459（1979）；田村正紀：凍豆腐と調理，調理科学，**18**，142-146（1985）
9）山内文男：大豆タンパク質の構造と食品物性，日食工誌，**26**，266-277（1979）
10）西貞夫：野菜あれこれ（6），調理科学，**14**，171-179（1981）
11）家森幸男ら：大豆イソフラボン，幸書房（2001）

4. 種 実 類 Nuts and Seeds

　植物の種子または仁（胚乳，胚）をいい，**種子類**と**堅果類**に分けられ，食用にするものをいう。アーモンド，カシューナッツ，ぎんなん，くり，くるみ，ココナッツ，ごま，ひまわりの種，まつの実などがあり，一般的には水分は少なく，エネルギーの高いものや無機質に富み，ミネラル源になるものなど種類によりそれぞれに特徴がある。表2-4-1に種実類の一般成分組成を示した。

4.1　種実類の性状

（1）アーモンド（扁桃）　Almonds, *Prunuts amygdalus* BATSCH

　サクラ科の落葉高木で，原産地は小アジア地方である。果実の核内の仁をつまみなどの食用や製菓原料とする。地中海沿岸，カリフォルニアなどで栽培される。

　スイートアーモンド（甘扁桃）は食用となり，ビターアーモンド（苦扁桃）の油はリキュールに使用される。脂質51.8%，たんぱく質19.6%，エネルギーは609kcal/100gと高い。ビタミン B_2 が多い（1.06mg/100g）。リシン（リジン）が第一制限アミノ酸で，アミノ酸価は47と低い[1]。脂肪酸組成はオレイン酸66.9%，リノール酸24.4%が主なものである。

（2）カシューナッツ　Cashew nuts, *Anacardium occidentale* L.

　ウルシ科の常緑高木で5～10m ある。原産地はブラジルである。3cm くらいの核の中に仁があり柔軟多汁であり，炒って洋酒のつまみとし，またチョコレートなどの製菓用に使用される。脂質47.6%，たんぱく質19.8%，エネルギーは591kcal/100g（フライ，味付け）と高い。リシン（リジン）が第一制限アミノ酸でアミノ酸価は78である[1]。脂質の脂肪酸組成はオレイン酸59.8%，リノール酸17.5%，パルミチン酸10.5%，ステアリン酸9.7%である。

（3）ぎんなん（銀杏）　Ginkgo nuts, *Ginkgo biloba* L.

　イチョウの実。イチョウは裸子植物で1科1属1種で，種実は球形で外種皮が黄熟する。堅い内種皮に包まれた柔らかい仁（胚乳）を煮たり焼いたりして食用とする。でん粉が主で，たんぱく質，脂質は少ないが，レシチン，エルゴステロールなどを含む。ビタミン C が多い（ゆで23mg/100g）。エネルギーは169kcal/100g（ゆで）である。

（4）くり（栗）[2]～[5]　Chestnuts, *Castanea crenata* SIEB et ZUCC

　ブナ科クリ属の落葉樹で，日本ぐり，中国ぐり，西洋ぐり，アメリカぐりがある。毬状に発達したイガ（果托）の中に1～3個の堅果（栗の実）がある。1粒10～20g 程度である。日本ぐり（生）の炭水化物は36.9%で，主成分はでん粉である。エネルギーは147kcal/100g である。果実と比較してスクロース含量が多く（4.3%），またフルクトースとグルコースも少量含んでいるため甘い。ビタミン C（33mg/100g）が多い。第一制限アミノ酸は含硫アミノ酸で，アミノ酸価は75である。煮たり，ゆでたりして食用に供するが，加工品としては和洋菓子材料，きんとん，マロングラッセなどがある。

　a．**日本ぐり**：原産地は日本と中国。日本と朝鮮半島に広く分布している。現在日本で栽培されている日本ぐりは野生の芝栗 *Castanea crenata* の改良品である。くりには100種近い品種があるが，丹波，伊吹，筑波，石槌の各品種が登録されている。植えてから結実し，収穫するまでに3〜4年かかり，生産者の収益性も低い。主な生産地は茨城，熊本，愛媛などである。その他，国内生産量を超えるくりが輸入されている。

　b．**中国ぐり**　Chinese chestnuts, *Castanea mollissima* BLUME は小粒果であって，通称**あまぐり**，あるいは天津ぐり（テンシン）として輸入されている。甘く，渋皮がむけやすい。中国では板栗という。「焼ぐり」として市販されているくりである。

　c．**西洋ぐり，アメリカぐり**：いずれも広く流通していない。

（5）くるみ（胡桃）　Walnuts, *Juglans* spp.

　くるみはクルミ科の落葉高木で，日本に自生しているのがオニグルミ *Juglandaceae sieboldiana* MAXIM. とヒメグルミ *J.cordiformis* MAXIM.で，その他は外来種である。栽培種はペルシャグルミで，変種のテウチグルミ（菓子ぐるみ，*J.regia* var *orientis*）が多く栽培されている。テウチグルミは風味が多少乏しいが，収穫しやすいのと，核皮が割れやすいので利用される。殻付果の生産は米国が多く，フランス，イタリアが次に多い。日本では長野県に多く，国内生産量の7割を生産している。

　くるみは1粒10〜20g（実は5g）で種子（炒り）の主成分は脂質（68.8%）である。エネルギーは100g当たり713kcalと高い。実より採取した油は融点が低く，不飽和脂肪酸が多い良質の**乾性油**である。たんぱく質は14.6%で約60%はグルテリンである。ビタミンB_6が比較的多い（生）。しかし第一制限アミノ酸はリシン（リジン）で，アミノ酸価は42と低い。除殻した仁はクルミバターや製菓原料とされ，また塩味をつけておつまみなどにされる。

表2-4-1　種実類の成分

食品名		エネルギー		水分	たんぱく質（アミノ酸組成による）	たんぱく質	TG当量	コレステロール	脂質	利用可能炭水化物（単糖当量）	利用可能炭水化物（質量計）	差引き法による利用可能炭水化物	水溶性食物繊維	不溶性食物繊維	食物繊維総量	糖アルコール	炭水化物	有機酸	灰分	ナトリウム	カリウム	カルシウム	マグネシウム	リン	鉄	亜鉛（鉛）
		kJ	kcal		g			mg	g											mg						
乾	平均値	1978	477	13.7	19.2	20.1	35.1	0	36.0	11.3	10.4	15.9	1.2	11.1	12.2		26.4	0.3	3.8	3	664	437	249	568	8.0	3.6
	標準偏差	670	163	22.7	5.6	6.3	19.6	0	19.7	15.0	13.6	14.0	0.5	5.9	6.2		14.4	0.0	1.7	1	273	564	106	256	7.4	1.6
生	平均値	1078	258	45.4	5.3	5.8	11.6	0	12.0	23.4	21.4	32.1	0.7	3.4	4.1		35.3	0.4	1.5	4	525	29	99	206	1.7	1.7
	標準偏差	791	193	20.9	4.3	4.6	24.6	0	25.1	11.7	10.6	13.9	0.4	1.7	2.0		13.9	0.0	0.7	4	140	19	87	214	1.8	2.4

食品数：乾…9，生…6　※水溶性食物繊維，不溶性食物繊維，食物繊維総量の分析は，プロスキー変法および AOAC. 2011.

（6）ココナッツ　Coconut

ヤシ科で樹高は15〜25mと高い。ココヤシ *Cocos nucifera* L.の葉は帽子材料等に用いられ，繊維（コイル）はロープや敷物等に利用される。果実から1cm程度の厚い果皮を除いて得た白色の果肉は，油脂分とたんぱく質が多い。果肉中央の牛乳状の液は**ココナッツミルク**といい，飲料になる。果肉を乾燥したものがコプラでヤシ油が採れる。**コプラ**はマーガリン，石けん，工業用油脂の原料であり，細切りしたものはココナッツとして菓子やパン製造時に使用される。

ココナッツ（パウダー）は脂質（65.8%）とたんぱく質（6.1%）が多く，エネルギーも100g当たり676kcalと高い。またカルシウム（15mg/100g）に対して，リン（140mg/100g）が多い。一方，カリウム（820mg/100g）が多く，ナトリウム（10mg/100g）が少ない。ビタミンB_1が少ない（0.03mg/100g）。

（7）ごま（胡麻）[1][5]　Sesame seeds, *Sesamum indicuns* L.

ゴマ科の一年生草本で，茎の高さ1m程度。播種してから約90日で果実を収穫する。果実は長楕円で長さ2〜3cm，内部は数室に分かれ，多数の種子がある。原産地はアフリカ。野生種は36種あるが栽培種は1種で，インド，中国などで栽培されている。日本では国産が少なく，自家用に消費される程度である。製油用として，年間数万トンが輸入されている。

種皮の表皮の色で白ごま，黒ごま，黄ごまとする。種子は良質の油分を40〜55%含んでおり，強い抗酸化性がある[6]。**ごま油は半乾性油**でリノール酸，オレイン酸などの不飽和脂肪酸が多く含まれている。食用油として使用され，また調味料，菓子原料とされる。ごまは水分が少なく（4.7g/100g），脂質（53.8g/100g），たんぱく質（19.8g/100g）ともに多いため，エネルギーも100g当たり604kcalと高い。カルシウム（1,200mg/100g），リン（540mg/100g），鉄（9.6mg/100g）が多く含まれ，ビタミンB_1も多い（0.95

組成（平均値と標準偏差） （可食部100g当たり）

| 無機質 | | | | | | ビタミン | | | | | | | | | | | | | | | | | | | | | | アルコール | 食塩相当量 |
銅	マンガン	ヨウ素	セレン	クロム	モリブデン	A レチノール	A α-カロテン	A β-カロテン	A β-クリプトキサンチン	A β-カロテン当量	A レチノール活性当量	ビタミンD	E α-トコフェロール	E β-トコフェロール	E γ-トコフェロール	E δ-トコフェロール	ビタミンK	B_1	B_2	ナイアシン	ナイアシン当量	B_6	B_{12}	葉酸	パントテン酸	ビオチン	ビタミンC		
mg	mg	μg	μg	μg	μg	μg	μg	μg	μg	μg	μg	μg	mg	mg	mg	mg	μg	mg	mg	mg	mg	mg	μg	μg	mg	μg	mg		g
1.12	4.15	2	10	4	71	0	0	11	1	11	1	0.0	6.4	0.2	10.6	0.3	7	0.61	0.27	6.9	11.1	0.42	0.0	118	1.40	47.6	3		0.0
0.53	3.11	3	6	3	34	0	0	8	1	7	1	0.0	9.2	0.1	8.9	0.3	16	0.43	0.29	6.5	6.9	0.17	0.0	62	0.88	29.7	8		0.0
0.42	2.83	1	1	0	2	0		9	9	57	5	0.0	2.8	0.1	5.6	0.1	4	0.35	0.08	1.8	3.1	0.20	0.0	124	0.76	7.5	31		0.0
0.47	3.32	1	1	0			12	11		105	9	0.0	3.8	0.2	3.1	0.1	5	0.14	0.03	0.9	1.5	0.08	0.0	140	0.31	2.7	37		0.0

25法による。

出典）日本食品標準成分表2020年版（八訂）より作成.

mg/100g）。アミノ酸はトリプトファンが多く，リシン（リジン）が少ない（第一制限ア
ミノ酸）。アミノ酸価は50と低い。無機元素の亜鉛，銅，ストロンチウム，チタン，バ
リウムなどがいずれも多く含まれている。

（8）ピスタチオ　Pistachio nuts, *Pistacia* var L.

地中海一帯，トルコ，イラン，アフガニスタン，北米で栽培されている。10m くら
いの落葉高木に 2 ～ 3 cm の果実が実る。外皮を除き，仁を食用にする（ピンクに着色
することが多い）。果肉は非常に薄い。製菓，製パン，アイスクリーム原料とする。炒り
味付け品はビタミン B$_1$ が多い（0.43mg/100g）。種子は脂質が多く56.1％で，エネル
ギーは617kcal/100g，たんぱく質は17.4％含まれている。リシン（リジン）が第一制限
アミノ酸で，アミノ酸価は81である。

（9）ひまわりの種　Sunflower seeds, *Helianthus annuus* L.

キク科の一年生草本で花は観賞用，種子は油脂原料としてだいずに次ぎ，世界第2
位の生産量を示している（3位はらっかせい）。

ひまわり油は乾性油で食用となり，サラダドレッシング，マーガリンの原料となる。
また，石けん，ペンキにも用いられる。種子（フライ，味付け）は脂質が56.3％あり，
エネルギーは587kcal/100g，たんぱく質は20.1％である。第一制限アミノ酸がリシン
（リジン）でアミノ酸価は58と低い。ビタミン B$_1$ が特に多く（1.72mg/100g），また鉄分
も多い（3.6mg/100g）。

（10）ヘーゼルナッツ（セイヨウハシバミ）　Hazel nuts, *Corylus*

ハシバミ属 *Corylus* の堅果の総称。カバノキ科で，直径 1 ～ 2 cm の球形の果実をつ
ける。ヨーロッパ，地中海周辺および北米で栽培されている。仁は砂糖菓子やクッ
キーに用いる。種子（フライ，味付け）は脂質が多く（69.3％），エネルギーは701kcal/
100g である。リシン（リジン）が第一制限アミノ酸で，アミノ酸価は39と低い。脂質の
脂肪酸は，オレイン酸（82.2％），リノール酸（7.9％）が主なものである。

（11）ペ　カ　ン　Pecan nuts, *Carya illinoinensis* Koch

クルミ科カリア属植物の一種で，クルミに近縁の落葉性高木で，原産地は北米であ
る。現在でも米国からメキシコ北部にかけての重要な果樹である。日本では山梨，長
野などの各地で栽培されている。脂質は70％以上に達する。エネルギーは716kcal/100
g と高い。ペカンの脂肪酸はオレイン酸（53.9％），リノール酸（33.5％）で9割以上を
占める。生食用および製菓原料として用いられる。果実重量は 7 ～ 8 g で，仁の割合
が60％を超す品種も作り出されて，油脂原料などに使用されている。

（12）マカダミアナッツ　Macadamia nuts, Queensland nuts, *Macadamia ternifolia* F. Muell

オーストラリア原産の高木（樹高15m）の種子で，ハワイで生産される。加熱し，油
と塩で味付けして食用とされる。種子（炒り，味付け）は脂肪分が多い（76.6％）わりに
は淡白な味で，生食とするほか製菓材料に用いる。たんぱく質は少なく（8.3％），エネ
ルギーは751kcal/100g と高い。リシン（リジン）が第一制限アミノ酸で，アミノ酸価61で

ある。

（13）まつの実（松の実）　Pine nuts, *Pinus Koraiensis* SIEB et ZUCC

　朝鮮五葉松の種子で脂肪分が多い（68.2%）。エネルギーも100g 当たり 645kcal ある。たんぱく質は15.8%で，第一制限アミノ酸はリシン（リジン），アミノ酸価は55と低い。無機成分としては，鉄が多く（5.6mg/100g）含まれている。炒って皮をむいたものを食用とする。

（14）えごま（荏胡麻）　Perilla seeds, *Perilla frutescens* BROTTON

　一年生草本で草丈は80cm 内外で種子は果実の中に 4 個入り，球形で直径約1.2mm，黒と白の 2 種がある。東南アジアが原産。インド，中国，日本では古くから栽培されている。種子の主な用途は製油用である。種子は水分約 6 %，脂質40〜45%で，これから採れるえごま油は乾性油で，ヨウ素価は200前後で植物油中最も高い。えごまの脂肪酸はリノレン酸，α−リノール酸，オレイン酸が主なものである。

（15）らっかせい（落花生）　Peanuts, Groundnuts, *Arachis hypogaea* L.

　原産地は南米ボリビア，アルゼンチン東北部といわれる。日本には中国から伝来したので南京豆，唐豆，唐人豆，番豆などの名があった。一年生草本で，夏から秋にかけて蝶形で黄色の花が葉腋に開く。受粉すると子房の茎の部分が長く伸びて地中に入り結実するので地豆という。豆は子葉の間に胚があり，子葉は種皮，紙状層，繊維層に包まれている。だいずに似て脂質とたんぱく質に富む。千粒重は大粒種で800g 以上，中粒種で600〜700g，小粒種で400g 程度である。大粒種は食用に適している。小粒種は搾油原料にする。搾油粕は大部分が飼料となる。

　乾物の炭水化物は18.8%（スクロース5.7%，でん粉4.3%），たんぱく質は25.4%で，その65%はグロブリン（アラキン arachin とコンアラキン conarachin）が占める。リシン（リジン）が第一制限アミノ酸でアミノ酸価は58である。らっかせい油は不乾性油で，不飽和脂肪酸のオレイン酸，リノール酸が多い。レシチンも多く含まれる。ビタミン類は A は微量，C は含まれず，B 群が豆としては多い。豆の渋皮にはビタミン B₁が多

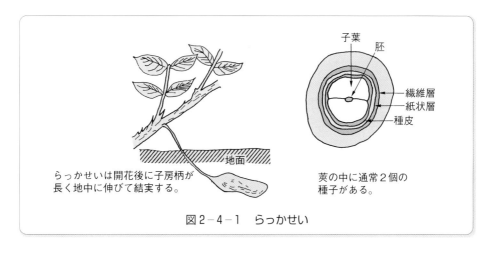

らっかせいは開花後に子房柄が長く地中に伸びて結実する。

莢の中に通常2個の種子がある。

図2−4−1　らっかせい

いが，乾燥により子葉に移行する。渋皮にはカテコールタンニンが含まれている。

　食用のほか各種製品の原料とされる。煎って渋皮を除き，磨砕して練り上げピーナッツバターとする。らっかせいは世界的に重要な油料原料であり，世界生産量の50〜60%が搾油される。サラダ油，マーガリン，石けんなどの原料となり，搾油粕はみそ，しょうゆの原料や飼料となる。

（16）その他の種実

　a．しいの実（スダジイ，イタジイ）　*Shiia sieboldii* MAKINO　　生食または炒って食用にする。炭水化物57.6%でビタミンCが110mg/100gと多い。

　b．すいかの種　　ウリ科の一年生草本。中国，東洋諸国から中東にかけては種を食用にする。脂質（46.4%），たんぱく質（29.6%）が多い。エネルギーは528kcal/100gである。

　c．とちの実（栃の実）*Aesculus turbinata* BLUME　　倒錐形，茶褐色で光沢のある果実（3〜4cm）。2〜3日水浸し，渋とあく抜きしてから餅状にして食する。エネルギーは148kcal/100gである。

　d．はすの実 *Nelumbo nucifera* GAERTN　　ヒツジグサ科。秋に円錐形果托の孔中に種子ができる。炭水化物が多く（64.3%），カルシウムも多い（110mg/100g）。エネルギーは100g当たり327kcal。炒る，または煮て食する。羊かんや和菓子原料にする。

　e．ひしの実（菱の実）Water chestnuts, *Trapa natans* L. var *bispinosa* MAKINO　　泥の中に果実が実る。ゆでて皮をむき食べる。炭水化物が多く（40.6%），ビタミン B_1 も多い（0.42mg/100g）。エネルギーは100g当たり183kcal。

　f．ブラジルナッツ Brazil nuts, *Bertholletia excelsa* H.B.K.　　サガリバナ科。ブラジルやボリビアのアマゾン河流域に野生する常緑高木で，果実は直径8〜15cm，重さ1〜2kg，中に三角形の種子（ナッツ）が約20個入っている。脂質が多く（69.1%），エネルギーは100g当たり703kcal。たんぱく質14.9%で，カルシウムが多く（200mg/100g），ビタミン B_1 も多い（0.88mg/100g）。

4．2　種実類の三次機能

　種実類は一般的な栄養素としてビタミン，ミネラルを豊富に含み，その他機能性成分を含むものが多い。代表的なものを以下に記す。

　1）ぎんなん　　ぎんなんに含まれる**フラボノイド**は末梢血管や冠血管の拡張作用，鎮痙作用，活性酸素消去作用など，**ギンコライド**は血小板凝集，血栓症の阻害および改善，中枢作用，炎症の抑制などに関与している。また，脂質中の**レシチン**は脳神経，肝臓などの機能や働きに関与している。その他ホルモン分泌促進による母乳の分泌をよくする効果やアレルギー症状の改善効果なども期待されている。

　2）く　り　　くりに含まれる**フェラル酸**は，互いに結合して細胞骨格を強固にし，抗酸化作用を示す。動物実験では肝臓ミクロソームの脂質酸化と，リノール酸やLDL－コレステロールの酸化に対して抗酸化作用を示すことが認められている。

3）**くるみ**　くるみはα−リノレン酸，リノール酸，γ−トコフェロールを含み，相乗して体細胞内でのコレステロール抑制作用や抗酸化作用に役立つ。

4）**ご ま**　ごま中のリグナンフェノール類とその配糖体は抗酸化性を示す[6]。代表的なものとして**セサミノール**が知られている。これはγ−トコフェロールの作用を増強して，α−トコフェロールと同等のビタミンE効果を示す。また**セサミン**はアセトアルデヒドの急性毒性に対して軽減作用を示すほか，肝臓の機能を高める効果や血圧低下作用などもある。

文　　献

1）文部科学省：日本食品標準成分表2020年版（八訂）アミノ酸成分表編（2020）
2）満田久輝（監）：食品科学大辞典，講談社（1981）
3）菅原龍幸，井上四郎（編）：新訂原色食品図鑑〔第2版〕，建帛社（2008）
4）菅原龍幸ら：食品化学，建帛社（1986）
5）小林貞作：ゴマの来た道，岩波新書（1986）
6）福田靖子ら：ゴマの抗酸化性について，日食工誌，**28**，461–464（1981）

5.　野 菜 類　Vegetables

　　野菜（Vegetables）は食用とする草本性植物の総称である。野菜類の定義については，はっきりしたものはないが，一般的に①田畑で栽培されるもの（従来は，栽培されたものを蔬菜（そさい），野生のものを野菜と区別していたが，現在はこれらのものも含める場合が多い），②副食物であること，③草本性であることなどの特性をもつものをいう。

　　野菜の生産は，昔は生産に適した季節があり，それが「旬」という言葉で言い表されてきたが，栽培技術の向上によって，多くの種類の野菜が年間を通じて生産できるようになった。しかも，野菜類は鮮度の観点から，地域性が濃く，輸入野菜もほとんどみられることはなかったが，保蔵技術や輸送手段の向上によって，全国的に多種多様な野菜が流通されるようになった。加えて，輸入野菜も増加し，野菜の種類の多様化・グローバル化が進んでいる。

　　一般に野菜類は，植物体であることから，呼吸や水分の蒸発に伴う萎凋，あるいは変色や腐敗しやすく保存性に乏しい生鮮食品である。

　　成分的にみると，野菜はビタミンや無機質が豊富であり，一次機能の観点から重要である。また，様々な植物由来の低分子化合物の中には，香辛成分や色素があることから，二次機能としても重要である。加えて，野菜に含まれている食物繊維やポリフェノールといった非栄養成分が，生体調節機能を有し，様々な健康効果を示すことが明らかになってきたことから，三次機能にも注目が集まってきている。

　　野菜類の摂取量の状況は，1日当たりの平均値は280.5g（2019年）[1]であり，動物性食品の摂取量増加に伴い，減少してきている。

5.1　野菜類の種類

　　野菜は，日本食品標準成分表2020年版（八訂）では食用にされている部位によって，**葉茎菜類，根菜類，果菜類，花菜類，その他の野菜**に分類され収載されている（表2−5−1）。

　　a．葉茎菜類　Blade and stem vegetables：葉や茎を食用とする野菜のことをいい，キャベツ，レタス，ほうれんそう，たまねぎ，たけのこやアスパラガスなどがある。

　　b．根 菜 類　Taproot and rhizome vegetables：根を食用とする野菜であり，だいこん，にんじん，ごぼうなどがある。

　　c．果 菜 類　Fruits vegetables：果実を食用とする野菜のことをいい，かぼちゃ，トマト，なすなどがある。

　　d．花 菜 類　Flower vegetables：花のつぼみや花弁を食用とするものをいい，カリフラワーやブロッコリーなどがあげられる。

　　e．その他の野菜：未熟果を食用とする野菜であり，えだまめやもやし，ぜんまいなどがそれにあたる。

表2-5-1　野菜の分類（食用とするもの）

葉茎菜類　Blade and stem vegetables			
〈　葉　〉	〈　葉柄　〉	〈　茎葉　〉	〈　りん茎葉　〉
・あさつき　　　・にら	・ずいき	・あしたば	・のびる
・かぶ　　　　　・根深ねぎ	・セロリ	・おかひじき	・リーキ
・キャベツ（かんらん）・はくさい（結球葉）	・つわぶき	・クレソン	
・こまつな　　　・パセリ	・ふき	・じゅんさい	
・チンゲンサイ　・みつば	・ルバーブ	・つるむらさき	
・レタス　　他		・ようさい　　他	
〈　りん茎　〉	〈　球茎　〉	〈　茎　〉	〈　塊茎　〉　　　　〈　根茎　〉
・たまねぎ	・コールラビ	・アスパラガス	・くわい　　　　・しょうが
・にんにく		・うど	・ホースラディッシュ
・ゆりね		・たけのこ	・れんこん
・らっきょう			・わさび

根菜類　Taproot and rhizome vegetables　〈　根　〉			
・かぶ（葉も食用）・だいこん（葉も食用）	・はつかだいこん	・やまごぼう	
・ごぼう　　　　・にんじん	・ビーツ		

果菜類　Fruits vegetables　〈　果実　〉			
・オクラ　　　　・ししとう	・なす	・しそ（葉も食用）	
・かぼちゃ　　　・とうがらし（葉も食用）	・にがうり		
・きゅうり　　　・トマト	・ピーマン　他		

花菜類　Flower vegetables　〈　花らい　〉			
・アーティチョーク・なばな	・ブロッコリー	・きく	
・カリフラワー　・ふきのとう	・みょうが		

その他の野菜		
〈　未熟果　〉	〈　もやし　〉	〈　山菜　〉
・いんげんまめ　・グリンピース	・大豆もやし	・ぜんまい　　・こごみ
さやいんげん　・そらまめ	・緑豆もやし	・たらの芽
・えだまめ　　　・とうもろこし	・ブラックマッペもやし	・つくし
・さやえんどう	・アルファルファもやし	・よもぎ
絹さやえんどう　他		・わらび

5.2　野菜類の性状と化学成分

（1）種類別成分組成

　野菜類の種類別一般成分値を表2-5-2に示した。

　1）水　　分　　野菜は，一般に水分が90％程度であるが，葉茎菜類，中でもりん茎葉，りん茎，塊茎，地下茎，根茎や，その他の野菜類の未熟果は，水分含量が少なく80％前後である。その分だけたんぱく質や脂質含量が多い。また，野菜類の水分は，鮮度などの保存性や食味に大きな影響を与える。

2）たんぱく質　　野菜に含まれているたんぱく質は，一般的に 2 ％前後である。具体的には，葉茎菜類で平均2.2％程度，根菜類で平均1.2％程度，果菜類で平均2.1％程度，花菜類で平均2.6％である。野菜類のたんぱく態窒素は，全窒素の約50％程度であり，葉茎菜類で平均55％程度，根菜類で平均41％程度，果菜類で平均43％程度である。残りの全窒素は，**非たんぱく態窒素**であり，そのうち**遊離アミノ酸**が30％以上であり，その他にも**ヌクレオチド類**，その他の成分からなっている。遊離アミノ酸は，グルタミン酸やアスパラギン酸が多く含まれており，それらが野菜類のうま味と関係している。

3）脂　　質　　野菜類の脂質含量は0.2〜1.2％程度で非常に少ない。野菜類の脂質は，不飽和脂肪酸が全体の70％弱を占める。その大部分は多価不飽和脂肪酸であり，リノレン酸が38％，リノール酸が27％である。個々の野菜をみると，きょうな，ふき，たけのこ，うど，くわいのように，リノレン酸よりもリノール酸の方が多いものもある。野菜類のステロールは，β−シトステロールが多く，全ステロールは，38mg/100gである[2]。

4）炭水化物　　野菜類の炭水化物は，種類によって大きく異なり，平均 3 〜 5 ％のものから10〜20％のものまで様々である。れんこんやかぼちゃのようにでん粉を多

表 2 - 5 - 2　　野菜類の成分

食品名		エネルギー kJ	kcal	水分	たんぱく質（アミノ酸組成による）	たんぱく質	脂質 TG当量	コレステロール	脂質	利用可能炭水化物（単糖当量）	利用可能炭水化物（質量計）	利用可能炭水化物（差引き法による）	水溶性食物繊維	不溶性食物繊維	食物繊維総量	糖アルコール	炭水化物	有機酸	灰分	ナトリウム	カリウム	カルシウム	マグネシウム	リン	鉄	亜鉛
		kJ	kcal	g	g	g	g	mg	g	g	g	g	g	g	g	g	g	g	g	mg	mg	mg	mg	mg	mg	mg
野菜類全体	平均値	132	32	89.7	1.6	2.2	0.4	0	0.4	3.2	3.1	3.8	0.8	2.4	3.3	0.5	6.6	0.3	1.0	11	372	64	25	51	1.0	0.4
	標準偏差	139	33	7.6	1.5	2.0	2.2	0	1.9	3.3	3.1	4.3	1.8	1.5	2.5	0.5	5.3	0.2	0.5	15	186	70	18	35	1.0	0.3
果菜類	平均値	172	41	88.7	1.7	2.1	1.1	0	1.2	5.2	5.0	5.2	0.5	2.1	2.6		7.3	0.3	0.7	1	281	20	23	49	0.5	0.4
	標準偏差	228	55	9.7	2.4	2.7	4.6	0	4.4	4.4	4.1	4.3	0.3	2.0	2.2	0.0	4.6	0.2	0.4	1	122	22	21	48	0.5	0.3
莢果類	平均値	200	48	86.2	3.4	4.2	1.1	0	0.9	6.0	5.6	4.8	0	3.7	4.1		7.8	0.3		0	296	42	34	77	1.1	0.7
	標準偏差	142	34	7.3	3.0	3.2	2.1	0	2.0	3.6	3.3	3.0	0	1.5	1.6		3.4	0.3		0	123	17	12	42	0.7	0.4
根菜類	平均値	131	31	90.0	0.7	1.2	1.1	0	0.2	4.5	4.3	5.5	0.7	1.8	2.5		7.8		0.4	16	356	29	17	38	0.4	0.3
	標準偏差	86	20	5.6	0.3	0.4	0.0	0	0.1	3.4	3.1	3.8	0.6	0.8	1.2		4.5		0.3	9	118	29	13	20	0.2	0.3
葉茎菜類	平均値	117	28	90.2	1.5	2.2	0.4	0	0.3	1.8	1.8	3.1	0.9	2.5	3.4	1.0	6.1	0.3	1.1	17	402	83	26	52	1.2	0.5
	標準偏差	116	28	7.4	0.9	1.8	0.2	0	0.6	1.7	1.7	4.5	2.1	1.4	2.8	0.0	5.8	0.2	0.5	18	204	79	18	31	1.2	0.5
花菜類	平均値	131	31	89.0	2.0	2.6	0.1	0	0.2	2.2	2.1	3.4	1.3	3.1	4.4		7.2	0.3		5	370	51	27	59	1.0	0.5
	標準偏差	40	9	3.3	1.1	1.4	0.1	0	0.2	0.9	0.9	1.7	1.4	1.1	2.0		2.7	0.0	0.4		164	41	13	31	0.7	0.2

食品数：野菜類全体…182，果菜類…29，莢果類… 8，根菜類…19，葉茎菜類…117，花菜類… 9　　※水溶性食物繊維，不溶性食物繊維，食

く含むものがある。また、たまねぎやねぎなどには、フルクトースを構成単糖類とする少糖類を含んでいる。野菜類の肉質に関連する細胞壁構成成分としてペクチンが、各種野菜類には0.2～1.0％程度含有している[2]。

　炭水化物の中で、ヒトの消化酵素によって加水分解されず吸収できないものを**食物繊維**（dietary fiber）という。野菜では、細胞壁や細胞間の構成物質であるセルロース、ヘミセルロース、ペクチンが主要な食物繊維であるが、野菜の種類によっては、ごぼうに含まれるイヌリン、こんにゃくいもに含まれるグルコマンナン、にんにくやらっきょうに含まれるスコロドースなどの特殊な成分も食物繊維として位置づけられている。

　5）無機質（ミネラル）　　野菜類には、0.5～1.5％の灰分が含まれているが、全野菜類平均では、その中で**カリウム**が特に多く含まれており（372mg/100g）、次いで**カルシウム**（64mg/100g）、**リン**（51mg/100g）、**鉄**（1.0mg/100g）などが多い。

　野菜類は、よい**カリウムの給源**となっている。令和元年国民健康・栄養調査によると、全国平均1人当たりの1日に摂取するカリウム量は2,299mgであり、そのうち504.2mgが野菜類からである[1]。カリウムは、体内のナトリウムを体外に排出させる

組成（平均値と標準偏差）　　　　　　　　　　　　　　　　　　　　　　　　（可食部100g当たり）

銅	マンガン	ヨウ素	セレン	クロム	モリブデン	レチノール	α-カロテン	β-カロテン	β-クリプトキサンチン	β-カロテン当量	レチノール活性当量	ビタミンD	α-トコフェロール	β-トコフェロール	γ-トコフェロール	δ-トコフェロール	ビタミンK	ビタミンB₁	ビタミンB₂	ナイアシン	ナイアシン当量	ビタミンB₆	ビタミンB₁₂	葉酸	パントテン酸	ビオチン	ビタミンC	アルコール	食塩相当量
mg	mg	μg	μg	μg	μg	μg	μg	μg	μg	μg	μg	μg	mg	mg	mg	mg	μg	mg	mg	mg	mg	mg	μg	μg	mg	μg	mg		g
0.09	0.53	2	1	1	18	0	87	1581	27	1618	135	0.0	1.3	0.0	0.3	0.0	107	0.08	0.11	0.8	1.3	0.14	0.0	92	0.37	3.8	34		0.0
0.10	1.00	2	1	2	43	0	473	2036	172	2144	178	0.0	1.5	0.1	0.7	0.2	137	0.06	0.11	0.9	1.1	0.15	0.0	64	0.26	5.3	36		0.1
0.11	0.22	1	0	1	16	0	22	773	122	814	68	0.0	1.8	0.0	0.5	0.0	23	0.08	0.07	1.2	1.6	0.18	0.0	57	0.41	5.1	46		0.0
0.13	0.27	2	1	0	35	0	40	1411	415	1566	130	0.0	2.2	0.1	0.8	0.0	36	0.10	0.07	1.8	2.2	0.20	0.0	34	0.26	9.6	56		0.0
0.14	0.46	3	1	1	91	0	42	483	3	514	42	0.0	1.8	0.0	1.8	0.4	56	0.16	0.11	1.1	1.9	0.10	0.0	109	0.41	6.6	26		0.0
0.11	0.16	0	1	1	87	0	45	260	3	284	22	0.0	2.0	0.0	2.0	0.8	41	0.11	0.03	0.7	1.2	0.03	0.0	88	0.15	2.7	16		0.0
0.06	1.04	2	2		2	0	684	1812	0	2159	180	0.0	0.1	0.0	0.1	0.0	46	0.04	0.04	0.6			0.0		0.27	2.0	14		0.0
0.04	2.13	3	3		2	0	1290	2728	0	3320	277	0.0	0.0	0.0	0.0	0.0	12	0.02	0.03	0.3	0.4	0.06	0.0	31	0.18	1.9	18		0.0
0.09	0.54	2	1		16	0	15	1892	10	1886	157	0.0	1.4	0.0	0.0	0.0	150	0.07	0.13	0.7	1.1	0.14	0.0	104	0.36	3.0	34		0.0
0.09	0.85	2	1	2	40	0	79	2066	17	2066	171	0.0	1.4	0.0	0.4	0.0	150	0.05	0.12	0.6	0.8	0.15	0.0	62	0.25	2.5	30		0.1
0.10	0.37	1	1		7	0	1	602	5	602	50	0.0	1.8	0.0	0.0	0.0	84	0.10	0.11	0.5	0.9	0.19	0.0	137	0.61	8.7	51		0.0
0.09	0.29	1	1		3	0	3	688	7	688	56	0.0	1.8	0.0	0.4	0.0	85	0.04	0.07	0.6	0.9	0.09	0.0	89	0.43	4.7	50		0.0

物繊維総量の分析は、プロスキー変法および AOAC.2011.25法による。　　　　出典）日本食品標準成分表2020年版（八訂）より作成.

作用をもっているので，血圧を下げたりする効果があると考えられている。

　カルシウムは，令和元年国民健康・栄養調査によると，全国平均1人1日当たり504.9mg摂取しており，そのうち82.6mgは野菜類からである[1]。水溶性のカルシウムがよく吸収されるが，野菜の種類によって全カルシウム中の水溶性カルシウムの比率は異なる。また，野菜類の一部には，**シュウ酸**を含むものがあり，シュウ酸とカルシウムが結合すると，シュウ酸カルシウムとなり，カルシウムの吸収が低下する[2]。そのために，シュウ酸を多く含む野菜に関しては，下ゆですることによって，シュウ酸を溶出させて取り除く**あく抜き**とよばれる調理をすることが多い。シュウ酸を含む野菜には，ほうれんそう，ふだんそう，たけのこなどがある。

　6）ビタミン類　野菜類のビタミン類で，豊富に含まれているものはビタミンAとビタミンCである。

　a.ビタミンA：野菜類は，ビタミンAの重要な給源となっている。令和元年国民健康・栄養調査によると，全国平均1人1日当たりのビタミンA摂取量は，レチノール当量で534.1μgRAEであり，ビタミンAが多く含まれている食品は，植物性食品よりも動物性食品の方が多くみられる[1]。それに対して，全食品中に占める野菜からのビタミンAの摂取量比率は49.7%である。野菜類のビタミンAのうち87%は，にんじんやほうれんそうなどの緑黄色野菜から摂取している。ビタミンAは，緑黄色野菜に**カロテン**の形で多く含まれている。β-カロテンは，緑黄色野菜で2,687±2,074.7μg/100g，その他の野菜で78±128.1μg/100gである。最近，カロテンの中でもβ-カロテンが，がんの予防効果など様々な健康効果が期待されている。

　ビタミンA効力（レチノール活性当量）を有する野菜を表2-5-3にまとめた。

　b.ビタミンC：野菜類は，ビタミンCの重要な給源となっている。令和元年国民健康・栄養調査によると，全国平均1人1日当たりのビタミンC摂取量は，93.5mgであり，そのビタミンCの42.2%を野菜類から得ている[1]。野菜類からのビタミンC摂取量の49.1%を緑黄色野菜から摂取している。特に，ピーマンからが多く，トマト，ほうれんそうが続く。その他の野菜では，きゅうり，たまねぎ，だいこん，はくさいなどからビタミンCを摂取している。

表2-5-3　主な野菜のレチノール活性当量（μgRAE/100g）

1000〜	とうがらし果実・乾（1500）
500〜900	しそ（880），モロヘイヤ（840），にんじん（720），パセリ（620），よめな（560），バジル（520），ミニキャロット（500），よもぎ葉・ゆで（500）
400〜	ほうれんそう葉・ゆで（450），あしたば（440），しゅんぎく葉・ゆで（440），とうがらし葉・果実（430），なずな（430），きんとき（410），めたで（410），とうみょう・ゆで（400）
300〜	だいこん葉・ゆで（370），にら葉・ゆで（370），ようさい（360），西洋かぼちゃ（330），サンチュ（320），ふだんそう（310），ルッコラ（300）

出典）日本食品標準成分表2020年版（八訂）より作成.

表2-5-4　野菜類の露地栽培とハウス栽培のビタミンC含量

(mg/100g)

		全C	還元型C	酸化型C
トマト	7月露　地	21	19	2
	1月ハウス	15	13	2
キュウリ	7月露　地	22	16	6
	1月ハウス	9	5	4
レタス	7月露　地	8	5	3
	2月ハウス	4	2	2
キャベツ	3月露　地	43	36	7
	2月ハウス	55	47	8
ピーマン	7月露　地	69	65	4
	1月ハウス	84	81	3

出典）科学技術庁資源調査会勧告，第30号，46（1974）

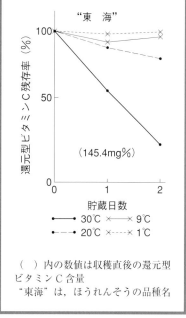

（　）内の数値は収穫直後の還元型
ビタミンC含量
"東海"は，ほうれんそうの品種名

図2-5-1　ほうれんそうの貯蔵
温度別の還元型ビタミ
ンC含量の変化
出典）石井勝：昭和53年度千葉県農試
流通利用試験成績書

　　ビタミンCは，同一種類の野菜では淡緑色のものに比べ濃緑色のものの方が含有量が多いのが一般的である。また，露地栽培とハウス栽培とでは，ビタミンC含量に差があることが報告されている。その一例を表2-5-4に示す。

　　また，ビタミンCは酸性下では比較的安定であるが，分解されやすい物質である。したがって，貯蔵中や加工・調理中にビタミンCが失われることが多い。ビタミンCの安定性には，貯蔵中の保存温度が重要であり，低温なほどビタミンCは保持される（図2-5-1）。

　　しかし，トマトのビタミンCは，温度や貯蔵期間，収穫後も変化がみられない場合もある[3]。また，低温耐性の弱い野菜類（さやいんげん，きゅうり，なす，ピーマン，かぼちゃ，トマトなど）では，低温障害を起こし，低温貯蔵でかえってビタミンC含有量を減らすこともある。ビタミンCは，熱にも弱く，水溶性のために水洗やブランチングなどによっても溶出するので，野菜類のビタミンCは保持しにくい。ゆでるとビタミンCの減少が著しい。調理によって野菜類のビタミンC含量に及ぼす影響についてまとめたものを表2-5-5に示し，多く含む野菜を表2-5-6に示した。

（2）嗜好的特性

　　野菜類の品質を評価する因子として重要なものとして，色，香り，味，肉質がある。

　　1）色　　素　　野菜に含まれる天然色素としては，脂溶性の**クロロフィル，カロテノイド**，水溶性の**アントシアニン，フラボノイド**がある。

　　a．**クロロフィル**　Chlorophyll：クロロフィルは，植物の葉に含まれる緑色色素であり，野菜類にはクロロフィルaとbがある。クロロフィルbは，クロロフィルaやカ

表2-5-5　野菜類のビタミンC含量の調理後における変化

食品名	生	調理後（ゆで）	重量変化率	残存率	食品名	生	調理後（ゆで）	重量変化率	残存率
	(mg/100g)		(%)			(mg/100g)		(%)	
あさつき・葉	26	27	96	104	たまねぎ	7	5	89	71
あしたば・茎葉	41	23	100	56	チンゲンサイ・葉	24	15	71	63
アスパラガス・若茎	15	16	96	107	とうがん	39	27	91	69
えだまめ	27	15	96	56	ながさきはくさい・葉	88	23	78	26
トウミョウ・芽ばえ	43	14	65	33	なす	4	1	100	25
おおさかしろな・葉	28	24	81	86	なばな・和種・花らい・茎	130	44	98	34
かぶ・葉	82	47	93	57	にんじん・根（皮なし）	6	4	87	67
かぼちゃ（日本）	16	16	94	100	金時にんじん・根（皮なし）	8	8	88	100
かぼちゃ（西洋）	43	32	98	74	根深ねぎ・葉，軟白	14	10	100	71
カリフラワー・花序	81	53	99	65	はくさい	19	10	72	53
キャベツ	41	17	89	41	ブロッコリー・花序	140	55	111	39
キンサイ・茎葉	15	7	84	47	ほうれんそう（通年）葉	35	19	70	54
くわい・塊茎-ゆで	2	0	97	0	みずな（きょうな）・葉	55	19	83	35
コールラビ・球茎	45	37	86	82	糸みつば・葉	13	4	72	31
ごぼう・根	3	1	91	33	めキャベツ	160	110	100	69
こまつな・葉	39	21	88	54	だいずもやし	5	1	85	20
さんとうさい・葉	35	22	75	63	りょくとうもやし	8	2	84	25
じゅうろくささげ・若ざや	25	16	96	64	モロヘイヤ・茎葉	65	11	150	17
しゅんぎく・葉	19	5	79	26	ゆりね・りん茎	9	8	96	89
せり・茎葉	20	10	92	50	ようさい・茎葉	19	6	91	32
そらまめ・未熟豆	23	18	100	78	よもぎ・葉	35	2	89	6
だいこん・葉	53	21	79	40	れんこん・根茎	48	18	91	38
だいこん・根（皮なし）	11	9	86	82	わけぎ・葉	37	21	91	57
たけのこ・若茎	10	8	90	80					

出典）日本食品標準成分表2020年版（八訂）より作成.

表2-5-6　主な野菜のビタミンC　(mg/100g)

200〜150	ピーマン・トマピー	赤ピーマン	めキャベツ	黄ピーマン		
149〜100	ブロッコリー	なばな	パセリ	なずな		
99〜80	とうがらし（葉・実）	ながさきはくさい	みずかけな	かぶ（葉）	カリフラワー	ケール
79〜70	トウミョウ	にがうり	青ピーマン	わさび	すぐきな	
	ホースラディシュ					
69〜60	たかな	レッドキャベツ	めたで（芽ばえ）	ルッコラ	モロヘイヤ	からしな
	ブロッコリー（芽生え）	さやえんどう	のびる			
59〜50	ぎょうじゃにんにく	ししとうがらし	みずな（きょうな）	だいこん（葉）	ひのな	
49〜40	ひろしまな	れんこん	グリーンボール	かいわれだいこん	たいさい・つまみな	コールラビ
	たいさい	茎にんにく	パクチョイ	こねぎ	トウミョウ（芽ばえ）	スナップえんどう
	かぼちゃ（西洋）	よめな	あしたば	キャベツ	つるむらさき	のざわな
39〜30	こまつな	とうがん	みぶな	わけぎ	さんとうさい	ほうれんそう（通年）
	よもぎ	つくし	トマト・ミニトマト	葉ねぎ	タアサイ	

※食品は含有量の多い順に順列
出典）日本食品標準成分表2020年版（八訂）より作成.

ロテン，キサントフィルとともにととも　に葉緑体中に含まれている。クロロフィルは脂溶性であり，野菜を水洗しても溶出することはないが，長時間の加熱または酸性処理で黄褐色の**フェオフィチン**（pheophytin：クロロフィルのマグネシウム原子が水素に置換されたもの）となり，退色，褐変する。さらに反応が進むと，**フェオフォルビド**（pheophorbide）に変化する。一方，弱アルカリ性には安定であり，マグネシウム原子の水素置換は起こらず，緑色は保持される。また，クロロフィルは，アルカリ処理すると**クロロフィリン**（chlorophyllin）

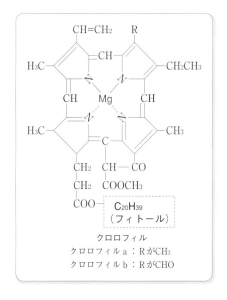

クロロフィル
クロロフィル a：R が CH₃
クロロフィル b：R が CHO

に変換し，鮮緑色を呈する。クロロフィルのうち，中心金属がマグネシウム原子から銅元素に変換されると，脂溶性の銅クロロフィルや水溶性の銅クロロフィリンナトリウムとなる。クロロフィルは，低温または乾燥状態では安定なので，冷凍品や冷凍乾燥品などでは緑色が比較的保持される。

　b．**カロテノイド**　Carotenoid：**カロテノイド**は，黄色ないしは赤色を呈する脂溶性色素であり，この中に**β-カロテン**（carotene），*α*-カロテン，**クリプトキサンチン**（cryptoxanthin）などが野菜類に含まれている。これらのカロテノイドは，クロロフィルの補助色素として光合成時に光エネルギーの捕集に必須である。特にほうれんそうのような緑黄色野菜では，カロテノイドはクロロフィルと共存しているために，カロテノイドの色がクロロフィルの緑色に隠れてしまっている。葉がしなびてくると黄色っぽくなっていくのは，クロロフィルが分解してカロテノイドの色が出てくるからである。また，トマトが成熟過程で緑色から赤色に変化するのも，同様の現象である。カロテノイドは，熱には比較的安定的であるので，長時間の加熱調理が必要な料理では，色どりに一役買っている。また，酸・アルカリに比較的安定であるが，酸素と光には不安定で退色しやすい。

　c．**アントシアニン**　Anthocyanin：**アントシアニン**は，赤や紫，青色といった色調に関与する水溶性色素である。野菜類に含まれているアントシアニンとしては，なすの**ナスニン**，赤カブの**シアニン**，シソの**シソニン**，**ヒアシン**があげられる。水溶性のため，アントシアニンを含む野菜を煮物や汁物にすると，これらの色素が溶出する。また，アントシアニンは溶液の pH によって色調が変化する。例えば，酸性では赤色を呈し安定的であるのに対して，中性では紫色，アルカリ性では青紫色を呈する。また，アントシアニンは，鉄やスズ，アルミニウムなどの金属イオンとキレートを形成して，色を安定化させる。なすを漬物にする際や，黒豆を煮るときに錆びた鉄くぎを

入れるのは，そのためである。

　d. フラボノイド　Flavonoid：**フラボノイド**は，植物のほとんどに分布しており，液胞内で可溶性の状態で存在しているのみならず，アグリコンの形で植物表面や細胞壁，細胞質やオイルボディーに存在する場合など，様々な存在形式が知られている。野菜類の主なフラボノイドには，パセリの葉に含まれる**アピイン**，トマトに含まれる**ルチン**，たまねぎの外皮に存在する**ケルセチン**がある。微酸性では無色であるが，アルカリ性で黄色になり，鉄イオンと反応して褐色または緑色となる。

　e. 褐　　変：ポリフェノールが含まれている野菜は，その組織中のポリフェノールオキシダーゼと空気中の酸素の働きによって，**酵素的褐変**を引き起こす。ごぼうも褐変しやすいが，ごぼうに含まれるイソクロロゲン酸などのポリフェノール類のためである。はすもポリフェノール成分を含むので，褐変しやすいが，酢漬けで pH を低下させたり，酵素を不活化させたりすると着色しない。

　2）香　　り　　野菜類には，アルコールやアルデヒド，エステル類などの香気成分が含まれている。また，野菜類には揮発性含硫化合物が配糖体として含まれているものがあるが，これらが加熱処理や酸・アルカリ処理，酵素反応によって糖が解離すると，特有の香りを与えるとともに，辛味を与えることもある。

　例えば，ねぎ類には，硫化物が含まれており，これらが香りの正体である。たまねぎの香りは，**チオプロパナル-S-オキシド**，**チオスルフィネート**，**チオスルフォネート**などの含硫化合物による[4]。たまねぎを煮ると，これらの含流化合物が還元されて**メルカプタン**となり，これが肉や魚のアミンと反応すると消臭効果を発揮する。また，にんにくの特有の香りは，硫化アリル，特に**アリイン**が加水分解された**アリシン**による。ねぎもにんにく同様アリシンを含んでいる。

　その他，野菜に含まれる精油成分から香りを発するものがある。例えば，しょうがの香りは**シネオール**，**シトラネオール**，**ジンギベロール**であり，パセリの香りは**アピオール**，**ピネン**であり，しその香りは**ペリルアルデヒド**による。

　3）味　　野菜の味は，微量の糖類，有機酸をはじめ，そのほかのうま味，辛味，苦味成分が総合されたものである。甘味の主成分は糖質であるが，多くは含まれていない。遊離アミノ酸が呈味に関与しているが，特に**グルタミン**，**アスパラギン**，**グルタミン酸**，**アスパラギン酸**がその大部分を占める。ほかにも，セリン，グリシン，アラニン，ロイシンも呈味と関係している。

　辛味としては，からし（黒からし，和からしなど）やわさびには**シニグリン**（配糖体）が含まれていて，からしやわさびがすりおろされ，組織が破壊されると，**ミロシナーゼ**の作用により，**アリルカラシ油**（アリルイソチオシアネート）が生じ，辛味を呈する。また，西洋からしのうち白からしには，**シナルビン**（配糖体）が

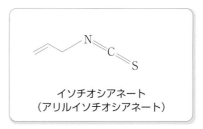

イソチオシアネート
（アリルイソチオシアネート）

含まれており，これもミロシナーゼの作用によって，p-ヒドロキシベンジルイソチオシアネートを生じ，これが辛味を呈する。だいこんにも4-メチルチオ-3-ブテニルイソチオシアネートとよばれる辛味成分を含んでいる。その他，たかな，ねぎ，あさつきなどの辛味成分も硫化物による。

野菜類の苦味成分としては，きゅうりに含まれている**ククルビタシン**，ホワイトアスパラガスに含まれているステロイドサポニン，くわいにはベタイン，うどにはポリフェノール類がある。

野菜類には，**あく**があるものもある。あくは，無機塩，有機塩，有機塩基，有機酸，配糖体，ポリフェノール化合物，アルカロイド，テルペン，タンニン，樹脂など種々の成分が関与している。例えば，ほうれんそうはシュウ酸塩，たけのこはホモゲンチジン酸である。ごぼうやなすなどはポリフェノールや無機塩類があくに関与しているとされるが詳細は不明である。

4）肉　　質　野菜の特徴の一つは，その歯ざわり，歯切れ，すなわち**テクスチャー**である。それは，野菜の細胞壁，細胞間物質であるセルロースやペクチンによる。**ペクチン**は，生育当初はセルロースやヘミセルロースと結合した水に不溶性のプロトペクチンの形で存在しているが，成熟に伴いペクチンエステラーゼによって，ペクチンのメチルエステル部分が加水分解され，肉質が軟化していく。ペクチンは，マグネシウムやカルシウムとイオン結合すると，硬度を高めることが知られている。

（3）流通特性

野菜は，生育中も収穫後も呼吸作用や蒸散作用があるので，それらが野菜の流通に大きく影響する。野菜は，酸素を吸収して二酸化炭素を放出するとともに，エネルギーを生成している。これを**呼吸作用**という。この呼吸作用が野菜の鮮度と大きく関係している。野菜は，保存温度が低いほど呼吸作用は抑制され，鮮度は良く保持される。ただ，野菜の種類（きゅうり，なす，ピーマン，かぼちゃ，トマトなど）によっては，長期間低温保存すると生理障害を起こすので，これらは7〜10℃以上で保存する必要がある。呼吸作用は，葉菜類で最も大きいので，鮮度低下もはげしい。根菜類が最も小さい。

蒸散作用は，野菜から水分が放出されることをいうが，この作用によって野菜の水分が減少するとともに，野菜の鮮度が著しく低下する。水分の蒸散は，体積や重量に比べて表面積が大きい葉菜類で著しく早い。蒸散すると目減りし，重量が減少するとともに，鮮度が減少し萎れていく。また，未熟なものほど蒸散がさかんで，萎れやすい。特に果菜類では，この傾向が大きい。きゅうりやなす，えだまめのような未熟なものを食するものでは，このようなものは蒸散作用による鮮度低下が著しい。

5.3　野菜類の三次機能

野菜類は，ビタミンや無機質を中心とした一次機能と，香りや色調そして味覚といった二次機能が重要とされてきた。しかし近年，食生活の欧米化や運動不足に起因

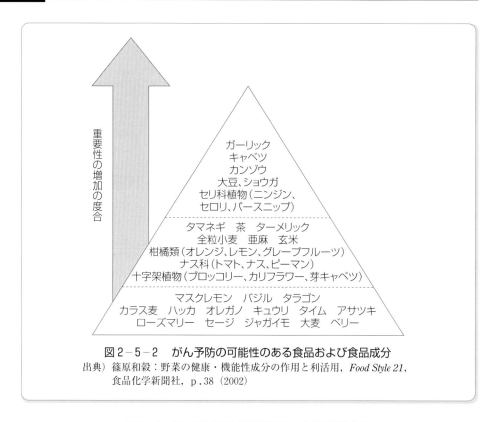

図 2 - 5 - 2　がん予防の可能性のある食品および食品成分

出典）篠原和穀：野菜の健康・機能性成分の作用と利活用，*Food Style 21*，
食品化学新聞社，p.38（2002）

表 2 - 5 - 7　がん予防効果が期待される野菜成分

抗変異原活性	ポリフェノール類（クロロゲン酸，没食子酸，コーヒー酸，エラグ酸，カフェイン酸，フェラル酸等），ビタミン類（ビタミン C，ビタミン A，β-カロテン等），含硫アミノ酸（システイン，シスチン），ペルオキシダーゼ，繊維，リグニン様化合物，クロロフィル，クマリン，ケルセチン等
"フェーズ II" 酵素誘導作用	スルフォラファン，ベンジルイソチオシアネート，フェネチルイソチオシアネート等
発がんプロモーション過程抑制作用	オレアノール酸，モッコラクトン，ジンジャオール，ニンニク，タマネギ精油，グリチルリチン，カロテン，カルコン，アクテオサイド，イソリクイチゲニン等
がん細胞分化・壊死作用	アピゲニン，ゲニステイン，ケルセチン，ダイゼイン，ルテオリン，フラボン，イソチオシアネート類，ホウレンソウ多糖類，ナス非透析性抽出液，イソリクイチゲニン等

出典）篠原和穀：野菜の健康・機能性成分の作用と利活用，*Food Style21*，食品化学新聞社，p.38（2002）

するメタボリックシンドロームの予防や改善，高齢化に伴う健康寿命の延伸のため，野菜類の生体調節機能に注目が集まっている。野菜類に含まれるポリフェノールなどの非栄養成分が，がん，酸化ストレス，肥満の予防，そして高血圧やコレステロール

代謝の改善，整腸機能などを有することが実験的，疫学的にも明らかにされつつある。

特に，野菜類などの植物性食品に含まれる**ファイトケミカル**（phytochemicals）が話題となっている。ファイトケミカルとは，植物の作る物質のことであり，多くは植物自身を守る仕組みを担っている重要な成分である。これらの物質は，われわれの食生活においても栄養素とはいえないまでも，健康維持のために重要な物質であるという認識が高まりつつある。ファイトケミカルに関する研究は，ポリフェノールを中心に，わが国が先陣を切り精力的に進められてきた。このような研究の流れは，米国へと波及し，さらに進化を遂げていった。そして米国がん予防研究から「デザイナーズフーズ」計画が進められてきた[5]。その中で取り上げられた，がん予防の効果が期待される食品を図2-5-2に示し，食品成分については表2-5-7に示した。

5.4　主な野菜の性状と利用

（1）葉茎菜類

1）キャベツ　Cabbage, *Brassica oleracea Capitata Group*　キャベツは，アブラナ科アブラナ属の植物である。別名をかんらん（甘藍），玉菜ともいう。キャベツは，年間を通して市場に出回っている。野生種であるケールから進化したものと考えられている。当初は，薬用として栽培され，古代ギリシア，古代ローマ時代には，胃腸薬として用いられていた。

成分としては，ビタミンC（41mg/100g）が多い。他にもメチルスルホニウムメチオニン（ビタミンUともよばれる）を含み，これが胃腸障害に効果があるとされている。キャベツの独特の味は，糖分（フルクトースやグルコース）や遊離のアミノ酸によるものである。また，イソチオシアネート類も含まれており，キャベツの風味に一役買っている。

2）レタス　Lettuce, *Lactuca sativa* L.　レタスは，キク科アキノノゲシ科の植物であり，キャベツのように結球するタマチシャのことをさす。レタスの語源は，ラテン語の *Lactuca*（ラクトゥカ）が，フランスに伝わり laitue，そして英国に入り英語で lettuce となった。*Lac* は乳を意味する接頭語であり，これは，レタスを切ると乳白色の液体が出るためだとされている。現在のようにサラダなどの必需品として生食されるようになったのは，1970年代以降である。

レタスは，95.9%が水分であり，**ラクチュコピクリン**（Lactucopicrin）とよばれる苦味成分が含まれており，中枢神経に作用し鎮静効果と鎮痛効果を有するとされている。

3）はくさい　Heading Chinese cabbage, *Brassica rapa Pekinensis*

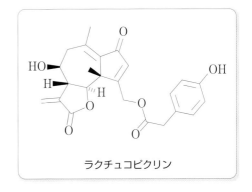

ラクチュコピクリン

Group：はくさいは，アブラナ科アブラナ属の植物である。はくさいは，柔らかく味にクセがないので，多くの料理に利用されている。

　年間を通して出回るが，秋冬（10〜3月）の出荷量が圧倒的に多い。結球葉を食用とする。しっかりと結球していて，大きさの割に重いものがよいとされる。成分的には，キャベツとほとんど同じであるが，カリウムがキャベツより多い（220mg/100g）。特徴的な成分として，**ジチオールチオニン**というイソチオシアネート類が含まれている。

　4）**チンゲンサイ**（青梗菜）　Green bok choy, *Brassica rapa Chinensis Group*　アブラナ科アブラナ属の植物である。中国野菜であり，タイサイ，パクチョイの一種である。日本に導入されたのは，日中国交回復（1972年）以降である。

　成分的には，β−カロテン（2,000μg/100g），ビタミンC（24mg/100g），カルシウム（100mg/100g）が多く含まれている。チンゲンサイは，柔らかくて，味にあくがなく，煮くずれしにくい。しかし，保存性に乏しい。

　5）**こまつな**　Spinach mustard "*Komatsuna*", *Brassica rapa Perviridis Group*　アブラナ科アブラナ属の野菜である。周年出回っている野菜である。カルシウム（170mg/100g），鉄（2.8mg/100g）などの無機質とビタミンAが豊富に含まれている。

　6）**ね　ぎ**　Welsh onions, *Allium macrostemon*　ねぎは，古典的な植物分類体系ではユリ科ネギ属の植物である。ねぎの原産地は，中国の西部，中央アジア北部からアルタイ，バイカル地方であると推測されている。日本では，古くから薬用や食用とされてきた。ねぎは，**根深ねぎ**と**葉ねぎ**に大別され，根深ねぎは，一般的に白ねぎとよばれ，関東以北で栽培されることが多い。一方，葉ねぎは，青ねぎとよばれ，関西で栽培されることが多い。

　成分的には，葉ねぎには，ビタミンCの含有量が比較的多い（32mg/100g）。また，ねぎの独特の香りは，アリシンや硫化アリルによるものである。

　7）**たまねぎ**　Onion, *Allium cepa*　たまねぎは，ユリ科ネギ属の多年草であり，りん茎（球根）を食用とする。たまねぎの原産地は中央アジアである。品種としては，東欧系の辛たまねぎと，南欧系の甘たまねぎに大別される。日本で流通しているものの多くは，**辛たまねぎ**である。日本で食用に利用されるようになったのは，明治以降のことである。

　成分として特徴的なのは，糖分が多く，スクロースが主な糖分であり，グルコース，フルクトース，マルトースなども含まれている。また，アルギニンやグルタミンといったアミノ酸も多い。ほかにも，S−オキシドやジスルフィドなどの含硫化合物も多く含まれ，これらが刺激臭や香辛味の原因となっている。生のたまねぎを切断すると催涙作用を促すのは，**S−オキシド**が気化して目や鼻の粘膜を刺激するからである。たまねぎに含まれるポリフェノールとしては，フラボノイド系の**ケルセチン**がよく知られている。ケルセチンは，血圧降下作用を有することが知られている。

　8）**にんにく**　Garlic, *Allium sativum*　にんにくは，ユリ科ネギ属の多年草であり，りん茎が食用として利用される。日本には，中国より8世紀ごろ伝わったものと

考えられている。

　成分として特徴的なのは，にんにくの独特の香りのもとである**アリシン**があげられる。アリシンは，含硫化合物であり，**アリイン**という含硫アミノ酸にアリイナーゼとよばれる酵素が作用して形成される。アリシンは，抗酸化作用や抗菌活性のほかに，ビタミンB$_1$と結合して，**アリチアミン**となり吸収性の高いビタミンB$_1$となる。

　9）ほうれんそう　Spinach , *Spinacia oleracea*　ほうれんそうは，アカザ科ホウレンソウ属の野菜である。周年出回っている野菜であるが，旬は秋から冬である。大別すると，葉がのこぎりの歯のように切れ込みが深く，根の部分が赤い東洋種と，葉に切れ込みがなく，根の部分が薄いピンク色をしている西洋種がある。ほうれんそうの成分の特徴は，β-カロテン（4,200μg/100g），ビタミンC（35mg/100g），鉄（2.0mg/100g）が多く含まれていることであり，栄養的に優れた緑黄色野菜である。一方，**シュウ酸**が多く含まれており，ほうれんそう中のカルシウムと結合しているために，カルシウムが吸収されにくい。

　10）アスパラガス　Asparagus , *Asparagus officinalis*　アスパラガスは，キジカクシ科クサスギカズラ属の宿根性植物であり，地下茎から毎年若芽が出る。グリーンアスパラガスとホワイトアスパラガスに分けることができるが，この2つは，品種が違うのではなく栽培法の違いである。発芽後に日光を当てて緑色にしたのがグリーンアスパラガスであり，土砂をかけて軟白させたものがホワイトアスパラガスである。

　特徴的な成分としては，アミノ酸の一つである**アスパラギン**（アスパラギンはアスパラガスからみつかったアミノ酸である）が多く含まれている。その他にもアスパラギン酸，バリン，アルギニンなどのアミノ酸も多い。アスパラガスを食した後の尿がくさいのはアスパラギン酸の代謝産物の影響である。また，グリーンアスパラガスは，β-カロテンを370μg/100gと多く含んでいるが，ホワイトアスパラガスは7μg/100g（水煮缶詰）と少ない。

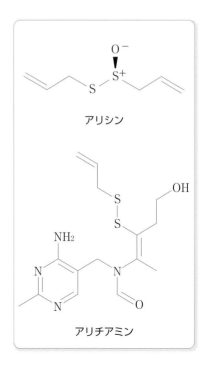

アリシン

アリチアミン

　11）セロリ　Celery　*Apium graveolens* var. *dulce*　セロリは，セリ科オランダミツバ属の野菜である。葉柄が食用となっている。周年出回っている野菜である。

　セロリの独特の香りは，ジヒドロフタロイド類の3-ブチルフタリドであり，高血圧の改善や神経保護作用があるとされる。

　12）たけのこ　Moso bamboo, *Phyllostachys heterocycla*　たけのこは，タケの若茎のことをいう。一般的には，孟宗竹（モウ

ソウチク）とよばれるタケの若茎を食用としている。たけのこを食用としているのは，日本と中国くらいである。

　収穫時期は，地方によって様々で，鹿児島などで11月ごろから，九州や四国では12月中旬より，京都あたりでは2月中旬からはじまる。孟宗竹の旬は，3月から4月である。たけのこは，新鮮野菜としては**たんぱく質**が多く，グルタミン酸やベタインなどのうま味成分も含まれている。**亜鉛**が多く含まれているのも特徴である。また，たけのこは，掘りたてのものは生でも食べられるが，時間が経過するとあくやえぐみが強くなってくる。これらの原因物質は，**ホモゲンチジン酸とシュウ酸**である。ホモゲンチジン酸は，たけのこに多く含まれているチロシンが酸化してできたものである。あく抜きした際の煮汁が，冷えると白濁するのは，チロシンが析出したからである。

（2）根菜類

1）だいこん　Japanese Radish, Daikon, *Raphanus sativus Daikon Group*

　だいこんは，アブラナ科ダイコン属の野菜である。主に根を食用とするが，葉も食べる。だいこんは，大別すると**白首種**と**青首種**があり，各地に多くの品種が存在する。しかし現在，市場に出回っているものの多くは，青首総太型の一代雑種（青首だいこん）である。各地で栽培されている伝統型品種として，桜島だいこん，守口だいこん，辛味だいこんなどがある

　成分として特徴的なのは，まず**ジアスターゼ（アミラーゼ）**が含まれていることであろう。古くから「餅を食べるとき，だいこんおろしをつけて食べると胃がもたれない」といわれるのも，だいこんのジアスターゼが消化を助ける作用をするからである。また，だいこんには**イソチオシアネート類**も豊富に含まれている。だいこん特有のにおいと辛味に関係している。イソチオシアネート類の中で，4－メチルチオ－3－十－ブテニルイソチオシアネートが主成分で，殺菌作用を有している。ほかにもビタミンCが豊富に含まれている。はつかだいこん系の赤色色素は，アントシアニンである。

2）にんじん　Carrot, *Daucus carota*　　にんじんは，セリ科ニンジン属の野菜である。にんじんの品種は，**日本にんじんと西洋にんじん**に大別される。日本にんじんは，中国を経て17世紀ごろに導入された東洋系品種から生まれたものである。細長く肉質がしまっており，赤色の強い金時にんじんが代表格であり，京野菜として知られている。一方，西洋にんじんは，オランダやフランスで品種改良が進み，江戸時代末期日本に伝えられた。その後，西洋にんじんが，主に出回るようになった。西洋にんじんは，色が鮮やかで，肌がなめらか，首の周りが黒ずんだり，青みがかってはいない。芯が大きくないものがよいとされる。かつては，にんじんは香りが強かったために，子どもが嫌いな野菜の代表格であったが，改良が進み，現在のような香りの弱い五寸にんじんが生まれた。

　にんじんの成分の特徴は，**カロテン**（α－カロテン3,300μg/100g，β－カロテン6,900μg/100g）を非常に多く含み，主要なビタミンAの給源となっていることである。また，にんじんには**アスコルビン酸脱水素酵素**を含んでいるため，にんじんとだいこんを一

緒にすりおろす「もみじおろし」などにすると，ビタミンＣの分解を早める。

　3）ごぼう　Edible burdock, *Arctium lappa*　ごぼうは，キク科ゴボウ属の二年生草本であり，食用として用いているのは，日本と朝鮮半島ぐらいである。日本で最も栽培されているごぼうの品種は，滝野川ごぼうである。ごぼうには，多糖類である**イヌリン**を含むのが特徴的で，食物繊維としての効果（整腸効果，抗がん作用など）を有している。また，クロロゲン酸を多く含んでおり，褐変しやすいものの，抗酸化作用や糖尿病予防効果などが期待されている。

　4）**れんこん**　East Indian lotus, *Nelumbo nucifera*　れんこんは，はすの地下茎が肥大化したものである。れんこんの成分で特徴的なのは，でん粉を主とする**炭水化物**を15.5％も含んでいることである。また，ビタミンＣも48g/100gと比較的多く，またポリフェノール類も多く含まれているので，様々な**生体調節機能**が期待されている。

（3）果 菜 類

　1）**かぼちゃ**　Punpkin, *Cucurbita*　ウリ科カボチャ属の植物の総称であり，その果実を食用とする。**日本かぼちゃ**（*Cucurbita moschata* DUCH）と**西洋かぼちゃ**（*Cucurbita maxima* DUCH）に大別される。日本かぼちゃは，縦の溝が深く，上から見ると菊の花に似ていて，菊座南瓜，黒皮南瓜，鹿ケ谷南瓜（京野菜）などがあり，肉質が粘質で，煮くずれしにくく煮物に適している。一方，西洋かぼちゃは，皮がしまって硬く，ずっしりと重いものがよいとされる。西洋かぼちゃの中で甘いものは栗かぼちゃ（黒皮栗），甘味の弱いものをペポかぼちゃ（金糸瓜）という。

　成分をみると，水分が日本かぼちゃで86.7％，西洋かぼちゃで76.2％であるので，西洋かぼちゃの方が，濃厚で粉質である。次いで多いのが，炭水化物（日本かぼちゃ10.9％，西洋かぼちゃ20.6％）であり，でん粉とスクロースからなっている。ほかには，β－カロテン（日本かぼちゃ700μg/100g, 西洋かぼちゃ3,900μg/100g）であり，ビタミンＡの給源として重要な**緑黄色野菜**である。加えて，ビタミンＣ（日本かぼちゃ16mg/100g，西洋かぼちゃ43mg/100g）も多く含有している。

　2）**トマト**　Tomato, *Lycopersicon esculentum*　トマトは，ナス科ナス属の植物，またその果実のことをいう。果実部分を食用として用いる。

　トマトの成分で特徴的なものは**カロテン，リコピン**である。リコピンは，トマトの赤い色のもとであり，それ自体ビタミンＡに変換されることはないが，強い**抗酸化作用**があるとされている。その他の色素成分は，キサントフィルやβ－カロテンがある。また，トマトの甘さは，グルコースやフルクトースといった糖分が含まれているからであり，トマトの酸味はクエン酸，リンゴ酸によるものである。ほかにもトマトは，**遊離グルタミン酸**を比較的豊富に含んでいるので，欧米料理における肉や魚の調味料としてもトマトが使用されている。近年，注目されている成分の一つに，リノール酸の一種である**13-オキソ-9,11-オクタデカジエン酸**がある。この成分は，PPARαという転写因子を活性化させる作用があり，それによって肝臓や血清中の中性脂肪量を減少させることが報告されている[6]。

β－カロテン

リコピン

13－オキソ－9,11－オクタデカジエン酸

3）な　　す　Eggplant, *Solanum melongena*　ナス科ナス属の植物，またはその果実のことをいう。なすは，形によって長形，卵型，球形の 3 種類に大別される。日本では，長形が関西および西日本，卵型が関東以北，球形が北陸地方で多く栽培されている。現在では，長形なすが全国で普及している。

　なす特有の紫色は，アントシアニン系の色素である**ナスニン**によるものである。なす特有の渋味成分は，**クロロゲン酸**であり，なすの味に大きく影響するものといわれている。なすを切り放置すると切り口が褐色に変化することが知られているが，これはクロロゲン酸が酸化されて，褐色物質が産生されるからである。なすの機能性として，抗変異原性，抗酸化作用が知られている。

4）きゅうり　Cucumber, *Cucumis sativus*　きゅうりは，ウリ科キュウリ属の 1 年生の蔓性植物である。未熟な実の部分を食用としている。年間通じて出回っているが，夏から秋（7 月から10月）が多い。

　きゅうりには，目立った栄養成分は含まれていないが，歯切れの良い食感とみずみずしさから，暑い季節や地方の水分補給用食品として重宝されている。きゅうりには，トリテルペン化合物である**ククルビタシン**という苦味成分が含まれているが，現在出回っているきゅうりにはほとんど含まれていない。

5）ピーマン Sweet Pepper, *Capsicum annuum* ナス科の一年草またはその果実のことをいう。ピーマンはとうがらしの一種であり，辛味がなく果実の大きいものを指す。中南米が原産地であり，ヨーロッパに伝えられ香辛料として栽培されていた。

緑色未熟果のピーマン（青ピーマン）には，β−カロテンはそれほど多くは含まれていない（400μg/100g）ものの，ビタミンCはきわめて多く含まれている（76mg/100g）。一方，完熟果実（赤ピーマン）のβ−カロテン（940μg/100g）やビタミンC（170mg/100g）は，未熟果に比べて，飛躍的に増加する。また，完熟果実としてのピーマンの赤色色素の大部分は，カロテノイドの一種である**カプサンチン**である。ゆでて食べるほか，油とよく合うので，油炒めや肉料理に用いられている。

（4）花 菜 類

1）カリフラワー Cauliflower, *Brassica oleracea Botrytis Group* アブラナ科アブラナ属の一年生植物。茎の先にできる花蕾を食用とし，はなやさいともいう。キャベツ同様ケールが突然変異してできたものといわれている。成分としては，ビタミンCが多い（81 mg/100 g）。あくが強いので，下ゆでしてから調理されることが多い。

2）ブロッコリー Broccoli, *Brassica oleracea Italica Group* アブラナ科アブラナ属の植物である。ブロッコリーは，カリフラワーの変種であり，花蕾を食用としている。一般的には，めはなやさいとよばれている。日本人になじみ深いブロッコリーは，緑色の花蕾をもつイタリアンブロッコリーである。

ブロッコリーには，β−カロテン（900μg/100g），ビタミンC（140mg/100g）が多く含まれている。イソチオシアネート類の一つである**スルフォラファン**が含まれており，そのがん予防効果などが注目されている。発芽したての**ブロッコリー（ブロッコリースプラウト）**には，そのスルフォラファンが通常のブロッコリーに比べ多く含まれていることから，近年，人気が集まっている。

文　献

1）厚生労働省：令和元年国民健康・栄養調査報告（2020）
2）菅原龍幸ほか：改訂食品化学，建帛社，p.196-200（1986）
3）大久保増太郎編著：野菜の鮮度保持，養賢堂，p.31（1982）
4）藤巻正生：食糧—その科学と技術，23，1（1983）
5）大澤俊彦：がん予防と食品，日本食生活学会誌，20（1），11−16（2009）
6）Kim YI., *et al.*: Potent PPAR α activator derived from tomato juice, 13-oxo-9, 11-octadecadienoic acid, decreases plasma and hepatic triglyceride in obese diabetic mice., PLoS One,; 7（2）:e31317（2012）

6. 果 実 類 Fruits

　果実類は糖質，有機酸を含み，そのため甘味，酸味のバランスが良く，また芳香性に富む生鮮嗜好食品である。生食されることが多いが，一部は缶詰，果実飲料，ジャムなどに加工され利用される。栄養的には野菜類に次いでビタミンCが多く，その供給源となっている。カリウムが多く無機質組成上アルカリ性を示す。

6.1　果実類の生産と消費

　果実類の国内生産量（2020年）は268万5千トンであり，このうち，みかんは76万6千トン，りんごは76万3千トン，その他の果実は115万6千トンである。輸入量は449万トン，国内仕向量は711万トンであり，自給率は38％になる[1]。国民1人1日当たりの摂取量[2]は96.4gであり，目標値の200gをかなり下回っている。

6.2　果実類の分類

　果実類は，食用とする立場から**仁果類，準仁果類，核果類，漿果類，堅果類**に分けられている。表2−6−1に果実の種類を示す。

　1）仁果類 Pomaceous fruits　　子房と萼と花托の一部が発達して果肉部となったもので，中心に果心があり，その中に種子がある。子房以外のものも含まれるので，仮果とよばれる。りんご，なし，びわ，かりんなど。

　2）準仁果類　　子房が発達して果肉になったもので，真果という。種子が中心に集まっているところが仁果と似ているので準仁果とよばれる。柑橘類，かきなど。

　3）核果類 Drupaceous fruits　　子房が発達して果肉になったもので，真果である。外の皮が外果皮，中果皮が果肉となり，内果皮が硬い核となり，その中に種子がある。もも，すもも，あんず，うめ，さくらんぼなど。

　4）漿果類 Berry fruits　　一果が一子房からなり，柔軟多汁肉質で，果実は小さく，種子も小さい。ぶどう，ブルーベリー，いちじく，ざくろなど。

　5）堅果類 Nuts　　外皮が非常に堅い。肥大した子葉を食用とする。くり，ぎんなんなど。

　いちご，メロン，すいかなどは植物学的には本来野菜類に属するが，含有成分や食べ方が果実類に似ているため，果実類と同じように取り扱っている。

6.3　果実類の化学成分

　生果実（96種）の一般成分組成の平均値と標準偏差値を表2−6−2に示す。

　1）炭水化物　　果実の炭水化物は，**糖質とペクチン質，ヘミセルロース**が主である。炭水化物は11％前後を占めているが，熟した果実にはでん粉がほとんど含まれず（バナナを除く），グルコース，フルクトースおよびスクロースが主成分となっている。糖質は産地，品種，完熟度により異なる。表2−6−3に主要な果実中の糖類組成を示す。フルクトースにはα型とβ型があり，β型のほうが甘味度が高い。かつ，温度が

表2-6-1　主な果実の種類（英名中イタリック体は学名）

分類	名　　称	科　名	英　　名	備　　考
仁果類	り　ん　ご	バラ科	Apple	多品種・多生産。重要果実
	な　　　し	〃	Pear	日本なし，西洋なし，中国なし
	び　　　わ	〃	Loquat	
準仁果類	か　　　き	カキノキ科	Kaki; Japanease persimmon	甘柿，渋柿があり，ともに品種が多い
	うんしゅうみかん	ミカン科	Satsuma mandarin	重要果実。生産量が多い
	ひゅうがなつ	〃	*Citrus tamurana*	別名ニューサマーオレンジ
	い　よ　か　ん	〃	*Citrus iyo*	
	なつだいだい	〃	*Citrus natsudaidai*	俗称なつみかん
	オ　レ　ン　ジ	〃	Orange	各種の系統，ネーブルオレンジ，バレンシアオレンジなど
	グレープフルーツ	〃	Grapefruit	赤肉種，白肉種がある
	レ　モ　ン	〃	Lemon	
	き　ん　か　ん	〃	Kumquat	皮ごと生食，砂糖漬にする
	す　だ　ち	〃	*Citrus sudachi*	徳島特産の酢ミカン
	ゆ　　　ず	〃	*Citrus junos*	香気がある
核果類	も　　　も	バラ科	Peach	多品種。ネクタリンも含む
	す　も　も	〃	Japanese plum	
	あ　ん　ず	〃	Apricot	
	う　　　め	〃	Mume	生食しない，梅干にする
	さ　く　ら　ん　ぼ	〃	Sweet cherry	別名オウトウ
	な　　　つ　め	クロウメモドキ科	Jujube	
	オ　リ　ー　ブ	モクセイ科	Olive	果実はピクルス，果実に脂肪多く，オリーブ油の原料
漿果類	ぶ　ど　う	ブドウ科	Grape	品種が多い。生産量が多い
	ス　グ　リ	ユキノシタ科	Gooseberries	
	ぐ　　　み	グミ科	Oleaster	
	い　ち　じ　く	クワ科	Fig	
	ざ　く　ろ	ザクロ科	Pomegranate	
	ブ　ル　ー　ベ　リ　ー	ツツジ科	Hightbush Blueberry	
	ク　ラ　ン　ベ　リ　ー	〃	Cranberry	
堅果類	く　　　り	ブナ科	Japanese chestnut	種実類を参照（p.51）
	ク　ル　ミ	クルミ科	Walnut	〃
熱帯果類	バ　ナ　ナ	バショウ科	Banana	生食用，調理用バナナがある
	パ　イ　ナ　ッ　プ　ル	パイナップル科	Pineapple	
	パ　パ　イ　ヤ	パパイヤ科	Papaya	沖縄では野菜としてパパヤ
	マ　ン　ゴ　ー	ウルシ科	Mango	ペリカンマンゴー，アップルマンゴー
	キウイフルーツ	マタタビ科	Kiwifruits	
	マンゴスチン	オトギリソウ科	Mangosteen	果実の女王
	ド　リ　ア　ン	パンヤ科	Durian	特有な臭気がある。果実の王様

表2-6-2　果実類の成分

食品名	エネルギー		水分	たんぱく質（アミノ酸組成による）	たんぱく質	TG当量	脂質	コレステロール	利用可能炭水化物（単糖当量）	利用可能炭水化物（質量計）	差引き法による利用可能炭水化物	食物繊維（水溶性食物繊維）	食物繊維（不溶性食物繊維）	食物繊維総量	糖アルコール	炭水化物	有機酸	灰分	無機質（ナトリウム）	カリウム	カルシウム	マグネシウム	リン	鉄	亜鉛
	kJ	kcal	g			mg					g										mg				
平均値	214	51	86.1	0.5	0.8	0.4	0	0.4	9.4	9.2	10.4	0.5	1.2	1.8	0.7	12.3	1.4	0.4	2	195	15	12	17	0.2	0.1
標準偏差	87	21	4.4	0.3	0.4	2.0	0	1.8	4.0	3.9	3.8	0.5	1.4	1.8	1.0	3.8	1.6	0.2	2	83	18	7	8	0.2	0.1

食品数：生…96　※水溶性食物繊維，不溶性食物繊維，食物繊維総量の分析は，プロスキー変法およびAOAC.2011.25法による。

表2-6-3　成熟果実中の糖の割合（％）

	フルクトース	グルコース	スクロース		フルクトース	グルコース	スクロース
り ん ご	6.2	2.6	1.9	す も も	4.2	0.0	0.0
な し	4.5	1.9	1.2	あ ん ず	2.0	4.0	3.0
甘がき（肉）	5.4	6.2	0.8	ぶ ど う	6.9	8.1	0.0
温州みかん	1.1	1.5	6.0	い ち じ く	8.0	8.0	1.0
夏みかん	1.1	1.7	3.2	パイナップル	3.0	3.0	7.0
レ モ ン	1.0	1.0	2.0	バ ナ ナ	2.0	6.0	10.0
びわ（肉）	3.6	3.5	1.3	く り	4.0	4.0	12.0
もも（黄）	0.9	0.8	5.1	い ち ご	1.6	1.4	0.1
おうとう	4.6	3.8	0.0	す い か	3.4	0.7	3.1
う め	—	—	10.0				

出典）川端晶子ら：栄養学雑誌，**32**，9（1974）

表2-6-4　果実類に含まれる食物繊維（g/100g）

	セルロース	ヘミセルロース	リグニン	ペクチン	食物繊維（合計）
うんしゅうみかん（F）	0.04	0.22	0.03	1.88	2.17
オレンジ（F）	0.23	0.03	0.24	1.50	2.00
おうとう（F・P）	0.25	0.92	0.07	0.47	1.71
西洋なし（F）	0.67	1.32	0.45	0.49	2.93
もも（F・P）	0.20	1.46	0.62	0.39	2.67
すもも（F・P）	0.23	0.99	0.30	0.44	1.96
りんご（F・P）	0.48	0.94	0.01	0.56	1.99
バナナ（F）	0.37	1.12	0.26	0.55	2.30
マンゴー（F）	0.32	0.65	0.03	0.88	1.88

F：果肉，P：果皮。
出典）川端晶子：家政誌，**36**：561-576（1985）

組成（平均値と標準偏差）　　　　　　　　　　　　　　　　　　　　　　　（可食部100g 当たり）

銅	マンガン	ヨウ素	セレン	クロム	モリブデン	レチノール	α-カロテン	β-カロテン	β-クリプトキサンチン	β-カロテン当量	レチノール活性当量	ビタミンD	α-トコフェロール	β-トコフェロール	γ-トコフェロール	δ-トコフェロール	ビタミンK	ビタミンB1	ビタミンB2	ナイアシン	ナイアシン当量	ビタミンB6	ビタミンB12	葉酸	パントテン酸	ビオチン	ビタミンC	アルコール	食塩相当量
								無機質											ビタミン										アルコール / 食塩相当量
mg		μg									μg		mg				μg			mg				μg	mg	μg	mg	g	
0.06	0.11	0	0	0	1	0	8	168	217	261	22	0.0	0.7	0.0	0.1	0.0	3	0.05	0.04	0.4	0.5	0.07	0.0	27	0.28	1.0	60		0.0
0.05	0.17	0	0	0	2	0	39	431	457	477	40	0.0	0.9	0.0	0.4	0.2	5	0.04	0.03	0.3	0.4	0.06	0.0	24	0.19	1.2	189		0.0

出典）日本食品標準成分表2020年版（八訂）より作成.

表 2-6-5　果実類の有機酸組成（％）

	リンゴ酸	酒石酸	クエン酸		リンゴ酸	酒石酸	クエン酸
レ モ ン	0.245	——	5.102	メ ロ ン Ⅰ	0.012	——	0.282
バレンシアオレンジ	0.110	——	0.702	Ⅱ	0.340	——	0.386
グレープフルーツ	0.044	——	0.997	ぶ ど う Ⅰ	0.258	0.221	0.025
なつだいだいⅠ	0.124	——	1.653	Ⅱ	0.333	0.466	0.036
Ⅱ	0.250	——	0.876	Ⅲ	0.324	0.571	0.037
サツママンダリン	0.072	——	0.539	り ん ご Ⅰ	0.290	——	0.001
す だ ち	0.256	——	3.138	Ⅱ	0.617	——	0.078
ゆ こ う	0.243	——	3.125	も も	0.137	——	0.117
ゆ ず	0.111	——	3.291	お う と う	0.982	——	0.023
バ ナ ナ	0.410	——	0.113	い ち ご	0.131	——	0.952
ネクタリン	0.447	——	0.481	す い か	0.248	——	0.038

出典）山下ら：*Japan Analist*, **22**, 1334（1973）

下がると β 型が増加するので，フルクトースの多い果物は冷やして食べたほうが甘く感じる。

　未熟の果実，特に果皮には不溶性のプロトペクチンが多いが，熟するにしたがい，可溶性のペクチンが増加してくる。ペクチン含量は果物のジャムおよびゼリーを作る上に大きな影響がある。表2-6-4に果実中のペクチンほか食物繊維含量を示す。

　2）有機酸　　果実類に含まれる有機酸は**クエン酸，リンゴ酸，酒石酸**が主なものであり，含まれる有機酸の組み合わせにより，果物の味に特徴がある。表2-6-5に主要な果実中の有機酸組成を示すが，有機酸も糖質と同様に産地，品種，完熟度により異なる。果実の有機酸含量は糖分の影響を受け，糖含量／酸含量は**糖酸比**（甘酸比）といわれ，果実の味を左右する要因となる。主要果実3種類の糖酸比を表2-6-6に示す。

　3）無機質とビタミン　　果実類の無機質はカリウムが多く，次いでリン，カルシウ

表 2 - 6 - 6　果実類の糖酸比

		糖酸比
り ん ご	イ ン ド	80
	スターキング	60
	ゴールデンデリシャス	30
	紅　　玉	18
	国　　光	14
ぶ ど う	デラウエア	24〜31
	キャンベル	11〜30
	ナイアガラ	24
	コンコード	16〜22
柑 橘 類	温州みかん	11〜12
	バレンシアオレンジ	5〜15
	グレープフルーツ	5〜6
	レ モ ン	0.4

酸：クエン酸換算，糖，糖度計示度
出典）食糧―その科学と技術，15，59
（1972）

表 2 - 6 - 7　果実類の無機質組成

(mg/100g)

	カリウム	カルシウム	マグネシウム	亜鉛	モリブデン
りんご	120	3	3	Tr	0
日本なし	140	2	5	0.1	Tr
か き	170	9	6	0.1	1
も も	180	4	7	0.1	1
みかん	150	21	11	0.1	Tr
ぶどう	130	6	6	0.1	Tr
グレープフルーツ	140	15	9	0.1	1
グァバ	240	8	8	0.1	－
バナナ	360	6	32	0.2	7
メロン	340	8	13	0.2	4
いちご	170	17	13	0.2	9
すいか	120	4	11	0.1	1

出典）日本食品標準成分表2020年版（八訂）

表 2 - 6 - 8　果実類の主な色素

種類		化合物	色	果物
アントシアニン	ペラルゴニジン類	カリステフィン	赤色	いちご
	シアニジン類	ケラシアニン	赤色〜暗赤色	さくらんぼ，すもも
		シアニン	赤色	くわの実，いちじく
フラボノイド	フラボノール類	ルチン	無色	トマト
	フラバノン類	ヘスペリジン	無色	柑橘類の果皮
		ナリンギン	無色	なつみかん，グレープフルーツ
カロテノイド	カロテン類	α－カロテン	橙色	くり
		β－カロテン	橙色	みかん
		γ－カロテン	橙色	あんず
		リコピン	橙色	トマト，かき，すいか
	キサントフィル類	クリプトキサンチン	橙色	みかん，パパイヤ，かき
		ゼアキサンチン	橙色	オレンジ

ム，マグネシウムで，野菜類と似ている。果実類の無機質組成を表2−6−7に示す。

果実類のビタミン含量は黄色の果実類に**プロビタミンA**が多く含まれ，**ビタミンC**は柑橘類，かき，いちごに多く含まれる。ビタミン類は一般に果肉より果皮に多い。

4）嗜好成分　果実類はそれぞれ特有な香りをもっている。芳香成分としては主にエステル類，アルコール類，アルデヒド類，精油，揮発性酸類がある。

果実特有の光沢はアントシアニン，カロテノイド，フラボノイド，クロロフィルなどの天然色素である。りんご，ぶどう，いちごの赤色の主体は**アントシアニン**であり，アントシアニンは糖とアントシアニジンが結合した配糖体である。したがって，加熱により赤色は損失し，酸性で赤色，アルカリ性で紫色または青色になるので，加工の時に問題となる。**フラボノイド**は柑橘類に含まれ，酸性では無色，アルカリ性で黄色を呈する。**カロテノイド**には黄色を呈するキサントフィルと橙色のカロテンになるが，果実中のカロテンはプロビタミンAにはならないリコペンが多い。果実中の主な色素を表2−6−8に示す。

6.4　果実類の貯蔵・加工

（1）果実類の生理作用

果実類は野菜と同様に，収穫後も生理作用が継続している。

呼吸作用　水分や栄養分の供給がなくても，貯蔵中に呼吸量（CO_2呼出量）が一時的に高まる現象を**クライマクテリックライズ** climacteric rise とよび，果実類の種類により，現れ方が異なる。未熟果を収穫し，一定条件下で成熟させることを**追熟** ripening という。果実類は一般的に追熟可能のものと，追熟しないものがあるが，追熟するものはクライマクテリックライズがある。追熟する果実にはりんご，もも，洋なし，バナナ，アボカド，マンゴー，ポポウ，パパイヤ，トマト，メロンがある。追熟しない果実にはみかん，オレンジ，レモン，ぶどう，パイナップル，いちじく，グレープフルーツ，さくらんぼがある。図2−6−1に果実の追熟と呼吸の変化を示す。

追熟には温度，酸素，二酸化炭素ガス濃度が影響し，また植物ホルモンであるエチレン濃度も高くなると追熟がはやまる。

蒸散作用　外皮から水分の蒸散がおこり，香りの損失や萎縮がおこる。

（2）果実類の貯蔵

果実類の貯蔵にはドライフルーツ，糖果（砂糖漬）がある。生鮮果実の貯蔵方法には酸素濃度を減少させ，二酸化酸素濃度を高くすると呼吸量が減少し，追熟が抑制される**CA貯蔵** controlled

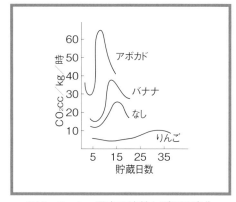

図2−6−1　果実の追熟と呼吸の変化
出典）食糧−その科学と技術，9，37（1996）

表2-6-9　果実類のCA貯蔵の条件と適性

	ガス組成（%）		温度（℃）	適性*
	O₂	CO₂		
り　ん　ご	3	2〜8	0〜33	◎
洋　な　し	2〜3	0.5〜2	-1.1〜-0.5	◎
バ　ナ　ナ	5〜10	5〜10	12〜14	◎
か　　　き	2〜3	5〜10	0	◎
ア　ボ　カ　ド	10	10	—	○
い　ち　ご	2〜10	10	0	○
う　　　め	2〜3	10	0	○
も　　　も	2	4〜5	0	●
ぶ　ど　う	0.5〜1	1〜2	-0.5	●
クランベリー	1〜10	0〜10	0	●
レ　モ　ン	5〜10	5〜10	12〜14	△
オ　レ　ン　ジ	3〜5	2〜4	4〜0	△

*◎非常に適している，○適している，●やや適している。
出典）岡啓次郎：貯蔵学，朝倉書店，p.106（1978）

表2-6-10　果実の貯蔵適温，湿度，有効期間および凍結温度

	温度（℃）	湿度（%）	貯蔵期間	凍結温度（℃）
おうとう	-0.6〜0.0	85〜90	10〜14日	
いちじく	-0.6〜0.0	85〜90	10日	-2.7
ぶどう（欧州種）	-1.1〜0.6	85〜90	3〜6か月	-4.5
ぶどう（米国種）	-0.6〜0.0	85〜90	21〜28日	-2.5
レモン	12.8〜14.4（産地）	85〜90	1〜4か月	-2.2
	10.0〜12.8（市場）	85〜90	1〜4か月	-2.5
オレンジ	1.7〜2.8	85〜90		-2.2
なし（バートレット）	-1.1〜0.6	90〜95		-1.9
か　き	〜1.1	85〜90	2か月	-2.0
パイナップル（未熟）	10.9〜15.5	85〜90	14〜21日	-1.6
いちご	-0.6〜0.0	85〜90	7〜10日	-1.2
すいか	2.2〜4.5	85〜90	14〜21日	-1.7
メロン	4.5〜7.2	85〜90	4〜8日	-1.7

出典）食品低温流通推進協議会編：食品の低温管理，農林統計協会，p.144（1975）

atomosphere storage と，冷蔵あるいは冷凍の2種類の**低温貯蔵**がある。表2-6-9にCA貯蔵の条件と適性を，表2-6-10には低温貯蔵の管理例を示す。

（3）果実類の加工品

　果実類の加工品には，果実缶詰・びん詰，ジャム，マーマレード，果実飲料などがある。加工品の製造における加熱処理においてビタミン類，特にビタミンCの損失が考えられるが，損失の程度は著しいものではなく，多くのビタミンが残存している。

　　缶詰・びん詰は果実を砂糖シロップで漬けて，缶あるいはびんに詰め，脱気，密封，殺菌したもので，貯蔵性が高い。

　　ジャムは果肉を，マーマレードは果皮を用いたもので，砂糖を加え，果実中のペクチンが，酸とスクロースの作用でゼリー化したものである。

6.5　主な果実の特徴

（1）い　ち　ご　Strawberry, *Fragaria chiloensis* DUCH var *ananassa* B.

　　オランダイチゴ，草イチゴともいう。露地栽培のほか，半促成，促成，抑制など施設栽培でほとんど周年出回っている。品種更新がはげしく，これまでは主な品種は宝交，ダナー，春の香，麗紅などがあったが，最近は女峰，とよの香，とちおとめ，さがほのか，などへ移りつつある。甘味が強く，酸味が少なく，つやがよく，紅色が鮮やかで，ヘタの緑色が新鮮で張りのあるものがよい。

　　糖度は7.5%前後で，フルクトースとグルコースが主である。ビタミンC（62mg/100g）が多い。酸は0.7〜1.2%でリンゴ酸とクエン酸，色素はアントシアニンで，カリステフィン callistephin とフラガリン fragarin である。生食とともに特にその鮮やかな色彩からフルーツケーキ，フルーツクリームのほか，ジャム，ジュースに用いられる。常温で1〜2日，5℃で3〜4日，1℃で7日程度日持ち可能である。

（2）み　か　ん　Satsuma mandarin, *Citrus unshiu* MARC

　　みかんといえば温州みかんをさすが，ときには柑橘 citrus 類全体をいうこともある。大別して普通温州と早生温州に分けられる。早生温州は10〜11月，普通温州は11〜12月に成熟，出荷される。そのほか最近はハウス栽培のものが6〜9月に出回るようになった。早生温州は温暖な九州地方でその生産量が多い。

　　柑橘類の分類と主な品種を表2−6−11に示す。

　　柑橘類果実の構造は図2−6−2のように，外側からフラベド flavedo（外果皮），アルベド albedo（中果皮）で果皮を形成し，なかに可食部のいくつかのじょうのう（内果皮，果粒）からなる。じょうのうは多くのさのうをじょうのう膜で包んでいる。中心部を果芯といい，柑橘によっては種子を含むものもある。早生温州は皮が薄く（全体の15〜20%），普通温州は厚い（20〜25%）。温州みかんは皮がむきやすく，果肉が柔らかく，食べやすい。

　　糖度は8〜10%，酸は1%前後で，クエン酸が主である。早生温州は糖，酸とも少ないので，味は淡白である。果肉のビタミンC（早生35mg/100g，普通32mg/100g）は多く，β−カロテン（早生89μg/100g，普通180μg/100g）はそれほど多くないが，これらの果肉にくらべて果皮にかなり多い。カロテノイドはクリプトキサンチンが多い。フラボノイドのヘスペリジンも多く，みかん缶詰のシロップ液などの白濁の要因となることもある。果皮の油胞中にはトコフェロールを多く含み，柑橘の中では特異的に多い。芳香はオレンジにくらべて劣る。3〜7℃で，85%湿度条件のもとにフィルム包装するとかなりの期間貯蔵が可能である。生産量の80%が生食で，他は加工して果実飲料，

表2-6-11　柑橘の分類と主な品種

	類	品　種	備　考
ミカン属 （カンキツ属）	ミカン類	マンダリンオレンジ，温州みかん，ぽんかん，紀州みかん，カラ，桜島小みかん　他	皮がやわらかく簡単にむける。
	オレンジ類	バレンシアオレンジ，ネーブルオレンジ，ブラッドオレンジ，ベルガモット，キノット　他	皮がきれいなオレンジ色で，香りも高く，果汁たっぷり。
	グレープフルーツ類	マーシュ，スタールビー，メロゴールド，オランジェロ，他	ブンタン類とオレンジ類の自然交配。果肉が淡黄色，ピンク系。皮も果肉も赤系のものもある。
	香酸柑橘類	ゆず，だいだい，かぼす，すだち，レモン，シクヮーサー，ライム，シトロン，ブッシュカン，三宝柑　他	酸味と芳香が強く，飲料や料理など多用。
	雑柑類	夏みかん，はっさく，日向夏，スウィーティー，湘南ゴールド　他	由来が不明なグループで，ブンタン系の血を引く品種が多い。
	タンゴール類	いよかん，清見，たんかん，津之輝，津の香，安芸の輝き，不知火（しらぬい），せとか，はれひめ，あまか　他	ミカン類とオレンジ類を掛け合わせた品種。
	タンゼロ類	セミノール，サマーフレッシュ，アグリフルーツ，タンジェロ　他	ミカン類とグレープフルーツ類あるいはブンタン類を掛け合わせの総称。
	ブンタン類	土佐ぶんたん，晩白ゆず　他	別名：ざぼん 直径20cm，重さ2kgを超えるものもある。果汁が少なく，風味は淡白。
カラタチ属	カラタチ類	からたち，ひりょう，うんりゅう　他	果実は種が多く，酸味と苦味が強い。果実酒用。
キンカン属	キンカン類	金柑（きんかん）他	皮が甘く，果肉は酸味が強いので，まるごとと食べる柑橘類。

缶詰に利用される。

（3）かき（柿）　Kaki, Japanese persimmon, *Diospyros kaki* THUNB

　北海道を除き全国的に栽培されているが，種類や品種が多い。**甘柿**と**渋柿**に大別されるが，暖地では甘く，寒地では渋くなりやすい。甘柿には富有，次郎，駿河，御所など，渋柿には平核無（ひらたねなし），横野，西条，会津身不知などがある。富有柿は肉質がち密で，甘味と果汁が多い。次郎柿の出回り時期は富有よりやや早く，甘味の強い点では甘柿中一番である。平核無は八珍，庄内柿，おけさ柿ともいい，渋柿の代表的優良品種で，外見は次郎に似ている。

　甘柿のビタミンC（70mg/100g）はかなり多い。葉にはビタミンC（650mg/100g）が

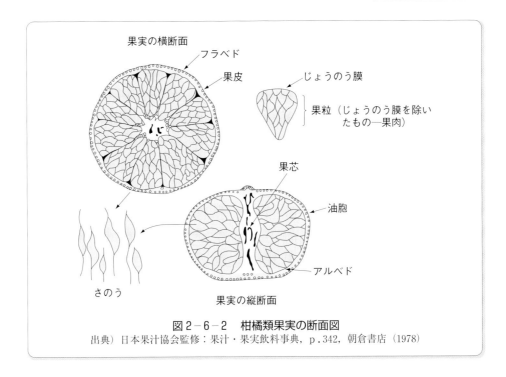

果実の横断面

フラベド

果皮

じょうのう膜

果粒（じょうのう膜を除い
たもの—果肉）

果芯

油胞

アルベド

さのう

果実の縦断面

図2−6−2　柑橘類果実の断面図
出典）日本果汁協会監修：果汁・果実飲料事典, p.342, 朝倉書店（1978）

さらに多く含まれる。渋味成分は**タンニン**（縮合プロアントシアニジン）で，果実中のタ
ンニン細胞に含まれる。甘柿の未熟なときは水溶性で渋味を感じさせるが，成熟につ
れて不溶性となり，渋味を感じさせなくなる。

　渋柿の**脱渋**は湯抜き，アルコール抜き，炭酸ガス抜き，凍結法などがある。一般に
アルコール法が行われているが，これは容器に詰めた渋柿にアルコールを散布して密
封し，現地から市場に輸送される間に脱渋するシステムをとる場合が多い。脱渋機構
としては分子間呼吸によりアセトアルデヒドが生成し，これがタンニンと反応して水
に不溶性のコロイドになるため，渋味を感じなくなるといわれる。フィルム包装にし，
0℃に保存するとかなりの期間貯蔵が可能である。**干し柿**も作られるが，これは脱水，
乾燥中に脱渋や甘味の増加，特有のテクスチャーが得られる。干し柿表面の白粉はグ
ルコースとフルクトースが結晶化したものである。

（4）キウイフルーツ　Kiwifruit, *Actinidia chinensis* PLANCH

　ニュージーランドの国鳥キウイに似ているので，その名がある。わが国でも最近栽
培がさかんになってきている。国内産は11〜4月，輸入品は6〜10月に出回る。果皮
は茶褐色の短毛で覆われている。果実は硬い状態で収穫し，**追熟処理**を行って食用と
する。適度の張りがあり，外皮の短毛がよくそろっていて，色が均一のものがよい。
最近は外皮の毛がなく，中身が金色のゴールデンキウイも多く出回る。追熟には常温
で自然放置のほか，エチレンガス処理法がある。

　糖度は13％程度，酸は1.3％内外で，クエン酸，リンゴ酸が主である。ビタミンCが
かなり多い（71mg/100g）。果肉にたんぱく質分解酵素アクチニジン actinidin を含む。

果肉はエメラルドグリーンの色どりと甘酸味適度で，生食のほか，ハムや肉料理のつけ合わせ，サラダ，フルーツサンド，デザートなど用途が多様である。

（5）グレープフルーツ　Grapefruit, *Citrus paradisi* MACF

東洋産ぶんたん（文旦）の実生の変種で，白色種と紅色種がある。わが国では大部分が米国から，その他イスラエル，キューバなどからも輸入されている。米国ではカルフォルニア産は酸味が強く，フロリダ産は果汁が多く，甘味に富む。バナナと並んで輸入果実の代表的なものである。糖度7％，酸1.0～1.4％で，多汁性である。ビタミンCに富む（36mg/100g）。ナリンギンを含み，苦味を有する。生食のほか，果実飲料に用いられる。

（6）な　　し　Pear

日本なし　*Pyrus serotina* REHD var *culta* REHD，中国なし　*Pyrus ussuriensis* MAXIM var *sinensis* KIKUCHI，西洋なし　*Pyrus communis* L. var *sativa* DC. の3種がある。**日本なし**には青なしと赤なしがあり，青なしは二十世紀，新世紀，菊水など，赤なしは長十郎，新水，幸水，豊水（この3つを合わせて三水という），新高，晩三吉などがある。**西洋なし**の主な品種はバートレット，ラ・フランス，好本など，**中国なし**では，ヤーリー，ソーリーが主な品種である。

日本なしには果肉内にざらざらした**石細胞**が多く，西洋なしに比べて香気が少なく，果肉が硬く，缶詰など加工に向かない。西洋なしは追熟によってはじめて特有のねっとりとした肉質と香気を生ずる。追熟における適熟の期間はラ・フランスでは10℃で約20日，15℃で15日，20℃で約10日間であり，バートレットはこれより2～3日短い。果肉の軟化は水溶性ペクチンの増加による。生食のほか，缶詰にする。

（7）夏みかん　*Citrus natsudaidai* HAYATA

なつだいだいともいわれる。**甘夏みかん**はこの一変種の川野なつだいだいをいう。甘夏みかんは主に1～6月，夏みかんは5～8月に出荷される。夏みかんは酸味（2.5％前後）が強く，苦味（ナリンギン）を有するので，大部分は甘夏みかんに代わってきている。甘夏みかんの酸は1.5％程度である。ビタミンC（38mg/100g）が多い。果実飲料，マーマレードに加工される。

（8）ぶ　ど　う　Grape, *Vitis* spp.

主要品種として最も多いのは巨峰で，次いでピオーネ，デラウエア，シャインマスカット，キャンベルアーリー，甲州，ナイアガラの順となっている（2018年，農林水産省資料より）。**巨峰**は紫黒色の果皮の光沢がよく，大粒大房で外観がすぐれているほか，糖度が高い。食味，品質ともにすぐれている。**ピオーネ**は，巨峰とマスカット・オブ・アレキサンドリアの交配種で，果皮は黒く，果粒も大きく，巨峰に似ている。**デラウエア**はジベレリン処理によって種なしで，小房でしまり，房形がよく，糖度が高い。山梨原産の**甲州**は，最も古い栽培種とされ，粒はやや小さく，果肉はやわらかく，甘酸っぱさがある。2006年に品種登録された**シャインマスカット**は，皮に渋味がなく皮ごと食べられるうえ，日持ちもよいことから近年急速に栽培面積を増やしている。

ぶどうは一般に糖度が15%以上で高く，18〜20%程度のものも多い。糖分はグルコースとフルクトースである。酸は1％内外で，主に酒石酸とリンゴ酸を含む。色素はアントシアニン系の黒，褐，白色などさまざまである。果実飲料や干しぶどう（レーズン raisin），缶詰などに加工される。**レーズン**はトンプソンシードレス（サルタナ種），マスカット種などが用いられ，輸入品である。アメリカ・カリフォルニア州のものが主であるが，ほかにオーストラリア，中近東などからも輸入されている。

（9）メ ロ ン　Melon, *Cucumis melo* L.

温室栽培のマスクメロンのほか，ハウスやトンネル栽培のものが多く，代表的なものにプリンス，アールス，アンデス，アムスなどがある。**マスクメロン**はメロンの果皮が青緑色からやや黄色になったときが食べごろである。メロン特有の上品な芳香があり，甘味もよく，高級品である。糖度は10〜11％で，糖分は主にグルコースである。ビタミンCは18〜25mg/100g含まれる。

（10）も　　も　Peach, *Prunus Persica* BATSCH var *vulgaris* MAXIM

大別して果肉が核から離れやすい離核種と離れにくい粘核種，果肉の色調から白色の**白肉種**と黄色の**黄肉種**，また収穫時期から早生種，中生種，晩生種などに分けられる。白肉種は果肉が白色で，肉質は柔らかく，酸味が少なく，甘味の強い多汁性のものが多い。白肉種としては離核性の布目早生，大久保，粘核性の倉方早生，砂子早生，白鳳（はくほう），白桃などがある。黄肉種は粘核性のものが多い。

糖分（9〜10%）のうちスクロースが大半を占める。酸は0.2〜0.5%，ビタミンC（白肉種8mg/100g，黄肉種6mg/100g）は多くない。香りは主にギ酸エチルによる。色調は黄肉種はカロテノイドによる。白肉種と黄肉種のちがいはこの色調とともに肉質にあり，黄肉種は肉質が硬く，不溶性のペクチンが多く，水溶性ペクチンも粘性が強い。果実飲料のネクター，シラップ漬缶詰，ジャムなどに加工されるが，特に黄肉種は主に缶詰に用いられる。

（11）り ん ご　Apple, *Malus pumila* MILL var *domestica* SCHNEID

従来の国光，紅玉，インドなどから品種交替で，現在では，ふじ，つがるを中心に王林，ジョナゴールド，陸奥，北斗，千秋，デリシャス系，紅玉などがある。このうち，ふじは国光とデリシャス，つがるはゴールデンデリシャスと不明品種，ジョナゴールドはゴールデンデリシャスと紅玉，陸奥はゴールデンデリシャスとインドのそれぞれ交配である。王林はゴールデンデリシャス系の実生で，それぞれの特性が生かされている。

ふじは貯蔵性に富み，従来の国光に代わり，代表的な品種となった。**つがる**は酸味が少なく，果汁も適度で，甘味が強い。**デリシャス系**は肉質，香味にすぐれている。**紅玉**は肉質が硬く，褐変因子が少ないので，加工用として最適である。

糖度は13%程度，糖分はフルクトースとグルコースで，でん粉は成熟に伴って消える。ペクチン質を多く含む。酸は主にリンゴ酸で0.5%内外，りんごの切り口が着色褐変するのはポリフェノール物質がポリフェノールオキシダーゼにより酸化するためで

ある。生食のほか，果実飲料，ジャム，缶詰，りんご酒，干しりんご，りんご酢など
種々の加工に利用される。

6.6　果実類の三次機能

食生活のあり方とがん予防には密接な関係があり，果実類を多く摂取している人は
がんになる可能性が低いとされ注目されている。特に柑橘類には，**がん予防効果**があ
るとの報告が多くみられる[3]。また野菜，果実類に多いフラボノイドを多く摂取して
いると心疾患による死亡率が低いと報告されている[4]。

りんごの成分においては，カリウムは血圧上昇抑制に，食物繊維は動脈硬化予防や
糖尿病改善に，ポリフェノール類は抗酸化，抗アレルギー，抗変異原作用など多くの
機能性が見出されている[5]。

温州みかんの精油の主成分リモネンには中枢神経の鎮静効果があり，クエン酸には
血圧抑制効果が見出されている。さらにフラボノイド類のナリンギン，ヘスペリジン
には抗酸化，抗腫瘍，がん予防，抗炎症，抗アレルギー，抗菌，抗ウイルス作用の機
能性がみられる[6][7]。

ぶどうの果皮中のアントシアニジンには腫瘍細胞増殖抑制作用，LDL（低比重リポた
んぱく質）の酸化抑制作用が認められ，ポリフェノールの一種マルビンには抗酸化作
用が見出されている[8]。

脱渋前の渋柿，かきの葉，かきの葉茶には強い抗変異原作用が認められている[9]。

文　　献

1）農林水産省ホームページ，令和 2 年度食料需給表
　　https://www.maff.go.jp/j/zyukyu/fbs/
2）厚生労働省：令和元年国民健康・栄養調査報告（2020）
3）垣内典夫：食糧—その科学と技術（1995）
4）Hertog, M. G. L. et al.：Antioxdant flavonols and coronary desease risk., Lancet, **349**, 699（1997）
5）佐々木直亮：りんごと健康，第一出版（1990）
6）矢野昌充：日食科工誌，**49**（3），139–144（2002）
7）川井悟：化学と生物，**39**（12），795–802（2001）
8）五十嵐喜治：地域食品の品質・機能性総覧，農文協，p.292–293（2000）
9）新本洋士・木村俊之・山岸賢治・鈴木雅博：日食科工誌，**49**（3），203-206（2002）
・Food, Nutrition and the Prevention of Cancer：a Gloval Perspective, World Cancer Research Fund and American Institute for Cancer Research, 442（1997）

7. きのこ類　Fungi

　きのこ類は，菌類真菌門の担子菌類 Bacidiomycetes および子嚢（のう）菌類 Ascomycetes に属する微生物の形成する大型の子実体 Fruiting body である。きのこは胞子によって繁殖するが，子実体は，菌糸が集合して有性胞子をつくる器官となったものである。きのこのうち，無毒，美味なものを食用としている。食用きのこの多くは担子菌類に属し，アミガサタケ，トリュフなどの一部のきのこが子嚢菌類に属する。

　人類はきのこ類をかなり古くから食用としていたと考えられる。古くは野生きのこのみが利用されてきた。きのこ栽培が技術的・経済的に成立したのは1945年以後である。わが国に生育するきのこ類は3,000〜4,000種といわれているが，食用あるいは薬用として利用されているきのこは300余種，実際に各地で一般に食用とされているものは120種前後[1]である。しかし，年間を通じ広く消費されているきのこ類は少なく，栽培きのこ類を中心とし，一部の野生種を含め20数種にすぎない。

　きのこ類の成分組成は種類により異なるが，一部を除いて野菜類に類似している。風味，食感が良く，また嗜好性・機能性に富んだ食品である。

7.1　きのこ類の生産と消費

　食用とされているきのこ類の種類は多い。しかし，生産，消費量が比較的多いものは，一年中市場に出回る栽培きのこ類である。野生きのこは秋期に出回るだけである。

　2020年の国内総生産量[2]は46万2千トンである。種類別には，しいたけ8万6,394トン［乾しいたけ2,302トン（生換算すると1万6,115トン），生しいたけ7万280トン］，なめこ2万2,835トン，えのきたけ12万7,914トン，ひらたけ3,824トン，ぶなしめじ12万2,802トン，まいたけ5万4,993トン，エリンギ3万8,500トン，まつたけ31トン，きくらげ類3,132トン，その他のきのこの合計は1,851トンとなっている。

　その他に含まれるきのことしては，はたけしめじ，たもぎたけ，ほんしめじ，やまぶしたけ，くろあわびたけ等がある。これらは，近年栽培技術が確立され生産量が伸びてきたきのこや今後の伸びが期待されるきのこである。

7.2　きのこ類の種類と性状

　日常食用とされている主要なきのこ類について示す。

（1）しいたけ（*Lentinus edodes*；ヒラタケ科 Pleurotacese）

　傘の直径が4〜10cm，表面は褐色，ひだは白色で密である。野生では春と秋に広葉樹の枯れ木に発生する。市販品の多くは菌床あるいは榾木（原木）による栽培品で一年中生産されている。

　1）乾しいたけ　　生しいたけを40℃から徐々に60℃まで昇温し通風乾燥した素乾品である。原料となる生しいたけは，コナラ・クヌギ等を用いた原木栽培で生産されている。菌傘が60〜80%開傘した程度の**冬菇系**と90〜100%開傘した**香信系**に大別される。冬菇系には花冬菇（傘表面が割れ白い肉質が見える），上冬菇，並冬菇，小粒冬菇があり，香信系には上香信，並香信，茶撰などがある。花冬菇，上冬菇，上香信は菌傘が大きく品質が良い。

　　2）生しいたけ　　かつては，乾しいたけと同様の**原木栽培**が主流であったが，近年は**菌床栽培**（ブロック状に固めたおが屑などに種菌を接種し栽培する方法）が普及している。現在，生産量に対する菌床栽培の比率は約92%である。

（2）なめこ（*Pholiota nameko*；モエギタケ科 Strophariaceae）

　　傘の直径 2 〜 9 cm，黄褐色で中央部が濃く，菌柄は細長い。粘性物質に包まれている。古くから森林内で原木栽培が行われてきたが，現在は空調施設を活用した菌床栽培がほとんどを占める。菌傘 9 〜21mm，柄の長さ 6 〜 9 mm 以内のものが好まれる。

（3）えのきたけ（*Flammulina velutipes*；キシメジ科 Tricholomataceae）

　　天然品は晩秋から冬にかけて広葉樹の枯れ木に発生する。傘の直径は 2 〜10cm，表面は褐色〜淡黄褐色でぬめりがある。市販品は，おが屑などを利用した菌床により暗所で**人工栽培**されたものであり，傘の直径は数 mm〜 1 cm 程度で菌柄が細長い。傘の色は淡黄色である。日常食用とされているきのこ類の中で生産量が最も多く，鍋料理には欠かせない食材となっている。

（4）ひらたけ（*Pleurotus ostreatus*；ヒラタケ科 Pleurotaceae）

　　傘の直径 5 〜15cm で半円〜扇形，傘の色は灰白色〜鼠色でひだは白く粗い。栽培の歴史は，しいたけやなめこと同様に古い。

（5）ぶなしめじ（*Hypsizigus marmoreus*；キシメジ科）

　　傘の直径 3 〜20cm，柄の長さ 1 〜10cm である。全体的に白色から汚白色で，傘表面の中央部に大理石模様があるが老成するとみえにくくなる。傘と柄がはっきりしており，傘の丸み，柄の長さの点で，きのこらしい形状が好まれている。きのこ全体が利用でき，傘，柄ともに硬すぎず軟らかすぎず，歯切れがよく，ほとんどの料理に使うことができる。この点が消費者に受け入れられ，近年，生産量が伸びてきた。

（6）まいたけ（*Grifola frondosa*；多孔菌科 Polyporaceae）

　　茎を分枝し，さじ型，扇形など不定形の傘をもつ。径15〜60cm，高さ10〜30cm，鼠色〜灰黒色，管孔面は白色である。菌床栽培法が確立されてから生産量が伸びている。天然品はまつたけと同じく高価である。

（7）エリンギ（*Pleurotus eryngii*；ヒラタケ科）

　　地中海沿岸を原産地とするきのこで，日本では菌床栽培が主である。傘が大きく，柄が太くて白い形態的特徴を有する。味にくせがなく，弾力のある柄のコリコリした独特の歯ごたえ，調理しても型くずれしない等の理由から和・洋・中のどの料理にもむく。このような特徴が消費者に受け入れられ，生産量が飛躍的に伸びた。

（8）まつたけ（*Tricholoma matsutake*；キシメジ科）

　　代表的な野生きのこで，自然発生したものを採取し市場へ出荷している。しいたけやなめこ等のように枯死木に発生するきのこ類と異なり，アカマツ等の木の根に寄生して共生関係を保ちながら生育するため，現在のところ人工栽培技術がない。

　　傘の直径は 8 〜15cm，表面は灰褐色で典型的なきのこ型をしている。特有の芳香と食感をもつ。国内消費量の90%以上を中国・韓国からの輸入品が占めている。

（9）きくらげ（*Auricularia auricula*；キクラゲ科 Auriculariaceae）

　傘・柄をもたず，ゼラチン質で，乾燥すると縮み，水分があると膨らむ。子実体は寒天質で，径3～5 cm，厚さ2 mm。耳形から半円状波形など不規則に屈曲した皿あるいは椀のような形を呈し，背面の一部で寄生主の樹皮面に着生する。背面は暗褐色か黒褐色で微細な短毛がある。

　生でも利用できるが，鮮度低下が著しいため，乾燥させて使うことが多い。中華料理には欠くことのできないきのこである。コリコリとしていて歯ごたえが良い。あらげきくらげは，きくらげに似ているが大型で品質はやや劣る。

（10）つくりたけ（*Agaricus bisporus*；ハラタケ科 Agaricaceae）

　通称**マッシュルーム**とよばれているきのこで，世界的に人工栽培されている。傘の色は品種により白，クリーム色，褐色の3種があるが，白色のものが一般的である。ひだは淡紅色であるが成熟に伴い褐紫色となる。味は淡白であるが，褐色（ブラウン系）のマッシュルームの方が濃厚な味である。傘の直径は5～10cmで，生育が進むと球形から平らに開いてくる。缶詰用には菌膜の切れていないものがよい。

7.3　きのこ類の成分

（1）一般成分

　きのこ類の一般成分表を表2－7－1に示す。生きのこの水分含量は約90％と多く，低エネルギーであり，表にみられるように一般成分組成は平均値で比較すると一部を除き野菜類に類似している。栄養価よりも，うま味，香り，歯切れなどの嗜好性を特徴とする。水分以外の成分としては，**たんぱく質**（1～6％）や**炭水化物**（1～5％）が比較的多く，脂質は少ない（0.1～0.6％）。カルシウムは少なく，カロテン，ビタミンCをほとんど含んでいない。野菜と比較すると**ビタミンB群**（B_1, B_2, ナイアシン，パントテン酸），**ビタミンD**が多い。

（2）主要成分

　炭水化物の主成分は，β-グルカンなどの**不溶性食物繊維**である。キチンを補正した酵素・重量法によって測定した食物繊維総量（水溶性および不溶性食物繊維の合計量）は，しいたけ，えのきたけ，なめこ，きくらげなどの栽培品8種のきのこの平均値±標準偏差では，38.8±13.8％（無水物基準換算値）である[3]。低分子炭水化物として，トレハロース，グルコース，糖アルコールのマンニトールを主に含む。これらの成分は呈味に関与しており，美味なきのこ類は含有量が高い。

（3）嗜好成分と特異成分

　1）香気成分[4]　　きのこ類の中にはしいたけ，まつたけのように特異的な香気をもつものがある。しいたけの香気成分は**レンチオニン** lenthionine で，前駆物質レンチニン酸から生成する。また，まつたけの香気成分は，**1-オクテン-3-オール**（通称；マツタケオール）1-octen-3-ol，**桂皮酸メチル**（メチルシンナメート）methyl cinnamate，その他多くの炭素数8個の化合物による（図2－7－1）。

2）呈味成分　　きのこ類のうま味成分として5′-グアニル酸（5′-GMP）が知られている。5′-GMPは，きのこ類を加熱調理する際にRNA（リボ核酸）より酵素的に生成される。呈味には，**遊離アミノ酸**も関与しており，グルタミン酸，アスパラギン酸，グルタミン，アラニンなどの遊離アミノ酸が多く，一般にハラタケ科，シメジ科のきのこに多く含まれている。これらのきのこでは，グルタミン酸と5′-GMPとの相乗効果により強いうま味を呈する。しかし，きくらげ類は呈味成分含量が少なく，そのおいしさは歯ざわりによるものと考えられる。

3）**プロビタミン**　　きのこ類はプロビタミンD_2であるエルゴステロール含量が高く，ビタミンDのよい給源である。各きのこの含量（mg/100g）は，しいたけ29，まつたけ67，ひらたけ41，なめこ6，まいたけ133，きくらげ17である[5]。エルゴステロールに，紫外線（290～320nm）を照射するとビタミンD_2に変換される。天日干しの乾ししいたけはビタミンD_2含量が多い。図2-7-2にきのこ類に日光を照射したときのビタミンD_2量の変化を示した。15～30分程度の日光照射ではきのこ類の味は変わらない。

4）その他　　まいたけは，数種の**プロテアーゼ**（たんぱく質分解酵素）を含むため，茶椀蒸しに生で使うと卵白中のアルブミンを分解するため凝固しなくなる。

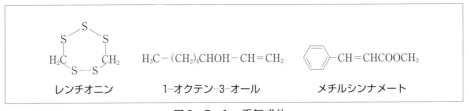

レンチオニン　　　　1-オクテン-3-オール　　　　メチルシンナメート

図2-7-1　香気成分

表2-7-1　きのこ類の成分

食品名		エネルギー		水分	アミノ酸組成によるたんぱく質	たんぱく質	TG当量	コレステロール	脂質	利用可能炭水化物（単糖当量）	利用可能炭水化物（質量計）	差引き法による利用可能炭水化物	食物繊維（水溶性食物繊維）	食物繊維（不溶性食物繊維）	食物繊維総量	糖アルコール	炭水化物	有機酸	灰分	無機質（ナトリウム）	無機質（カリウム）	無機質（カルシウム）	無機質（マグネシウム）	無機質（リン）	無機質（鉄）	無機質（亜鉛）
		kJ	kcal		g			mg							g								mg			
生	平均値	105	25	91.2	1.7	2.7	0.1	0	0.3	1.2	1.2	2.3	0.4	3.1	3.5	0.4	5.1	0.2	0.7	2	277	2	11	77	0.6	0.6
	標準偏差	29	7	2.1	0.7	1.1	0.1	0	0.1	0.8	0.8	1.3	0.2	1.1	1.1	0.5	1.6	0.0	0.2	2	85	2	3	27	0.3	0.2
乾	平均値	905	220	12.2	8.0	12.6	1.3	0	2.0	4.5	4.3	15.2	6.0	52.7	58.6	0.1	69.0	1.9	4.2	30	1546	129	117	318	11.0	3.2
	標準偏差	177	40	2.5	4.5	7.4	0.7	0	1.2	3.8	3.6	10.4	7.0	11.8	14.1	0.1	6.7	0.0	1.1	20	707	124	49	201	12.3	2.1

食品数：生…19，乾…5　　※水溶性食物繊維，不溶性食物繊維，食物繊維総量の分析は，プロスキー変法およびAOAC.2011.

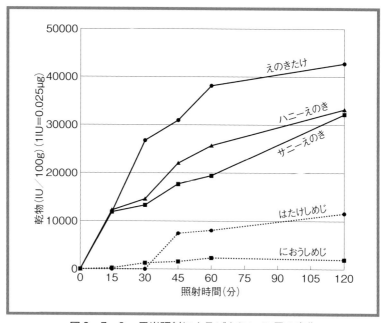

図2－7－2　日光照射によるビタミンD₂量の変化
出典）今井・佐々木・青柳・菅原：日本食生活学会誌, 10（2）, 50（1999）

7.4　きのこ類の加工品

　きのこ類の加工品には素乾品として乾しいたけ，きくらげ類（黒・白・黄きくらげ）などがある。ポルチーニ（仏語名：セップ）の乾燥品は主にフランスやイタリアからの輸入品である。つくりたけ，なめこ，ふくろたけの缶詰やえのきたけを加熱調味してびん詰めにした「なめたけ」などがある。この他，一部のきのこに佃煮がある。

組成（平均値と標準偏差）　　　　　　　　　　　　　　　　　　　　　（可食部100g当たり）

	無機質						ビタミン																						アルコール	食塩相当量
	銅	マンガン	ヨウ素	セレン	クロム	モリブデン	A レチノール	A α・カロテン	A β・カロテン	A β・クリプトキサンチン	A β・カロテン当量	A レチノール活性当量	ビタミンD	E α・トコフェロール	E β・トコフェロール	E γ・トコフェロール	E δ・トコフェロール	ビタミンK	ビタミンB₁	ビタミンB₂	ナイアシン	ナイアシン当量	ビタミンB₆	ビタミンB₁₂	葉酸	パントテン酸	ビオチン	ビタミンC		
単位	mg	mg	μg	μg	μg	μg	μg	μg	μg	μg	μg	μg	μg	mg	mg	mg	mg	μg	mg	mg	mg	mg	mg	μg	μg	mg	μg	mg		g
	0.16	0.10	1	8	1	2	0	0	0	0	0	0	0.8	0.0	0.0	0.0	0.0	0	0.16	0.24	5.6	6.1	0.12	0.0	52	1.42	11.8	0		0.0
	0.09	0.07	1	19	3	1	0	0	0	0	0	0	1.1	0.0	0.0	0.0	0.0	0	0.09	0.11	2.7	2.7	0.06	0.0	26	0.66	6.7	0		0.0
	0.59	1.79	7	8	9	6	0	0	0	0	0	0	53.4	0.0	0.0	0.0	0.0	0	0.41	1.13	18.0	21.0	0.21	0.0	134	3.11	83.2	4		0.1
	0.62	2.22	9	4	9	3	0	0	0	0	0	0	46.4	0.0	0.0	0.0	0.0	0	0.44	0.59	23.9	25.1	0.16	0.0	96	3.02	81.7	8		0.0

25法による。

出典）日本食品標準成分表2020年版（八訂）より作成.

7.5　きのこ類の三次機能

1）免疫活性作用　核酸関連化合物である RNA，ヌクレオチド類，ヌクレオシド類，エルゴステロール，β−D−1,3−グルカンによる。

2）血圧降下作用　多くの食用きのこに**アンジオテンシンⅠ変換酵素の阻害活性**がみられ，しいたけ，まいたけ[6]，やまぶしたけなどの栽培きのこの ACE（angiotensin converting enzyme）阻害活性が報告されている。阻害物質としては，多くのきのこ類に含まれるたんぱく質を構成しないアミノ酸の**γ−アミノ酪酸**，しめじもどきに含まれるニコチアナミン[7]などのほか，ぶなはりたけにはペプチド系の ACE 阻害物質としてイソロイシルチロシンが含まれ，ヒトに対して血圧降下作用[8][9]が認められている。

3）耐糖性，血糖値の恒常性維持作用　しいたけのグルカン[10]，しろきくらげの酸性多糖類，たもぎたけの熱水抽出物[11]，まいたけのペプチドグルカンおよび脂質画分などが活性成分として報告されている。野生および栽培きのこの中にはα−アミラーゼ阻害およびα−グルコシダーゼ阻害を強く示すきのこもある[12]。

4）抗腫瘍活性　まいたけ，しいたけ，ひらたけ，なめこ，えのきたけ，まつたけ，きくらげ，つくりたけ，ひめまつたけ（アガリクス・ブラゼイ・ムリル）[13]などに抗腫瘍活性がある。活性成分は，主に熱水抽出液に含まれる多糖類の**β−グルカン**である。その中でも，しいたけ由来のレンチナン（味の素製薬），カワラタケ由来のクレスチン（クレハ，第一三共）などは医薬品として利用されている。

5）血小板凝集抑制作用　しいたけ，ひらたけ，つくりたけ，えのきたけ，なめこ，ぶなしめじ，まいたけなどは血小板凝集を阻害する作用があり，血栓や動脈硬化を予防する効果が期待される。

6）血中コレステロール上昇抑制作用[14]　しいたけの有効成分はエリタデニン[15]として知られている。まいたけ，えのきたけ，はたけしめじ，つくりたけ，こうたけ，なめこ，あらげきくらげ，きくらげなどにも**血中コレステロール低下作用**がある。

以上のほかに，抗肥満作用（エリンギ[15]，ぶなしめじなど），抗酸化活性（多くのきのこに何らかの抗酸化成分が含まれている），抗変異原活性（まいたけ，ふくろたけ，ならたけ，アミガサタケなど），消臭作用（つくりたけ，イロガワリなど）なども認められる。また，きのこ類の主成分である**食物繊維**の機能も期待できる。

コラム　冷凍したきのこの嗜好性[16]

生鮮きのこをブランチング処理しないで冷凍して保存した後，加熱調理しても生鮮きのことテクスチャーなど嗜好性について差異はない。細胞組織が凍結により傷つき加熱調理時に RNA を基質とする分解酵素により5′−GMP はむしろ多く生成する。

文　献

1 ）菅原龍幸「椎茸」，調理科学，**17**（1），17-24（1984）

2 ）農林水産省ホームページ，特用林産物生産統計調査
　　https://www.maff.go.jp/j/tokei/kouhyou/tokuyo_rinsan/

3 ）倉沢新一他「窒素含有多糖類（キチン）を含むキノコ類中の酵素―重量法による食物繊維の定量」，栄食誌，**44**（4），293-303（1991）

4 ）菅原龍幸（編）：キノコの科学，朝倉書店，pp.99-106（1997）（横川洋子：4.3　キノコの香り），pp.160-169（河岸洋和：5.4 生体機能調節物質）

5 ）小山尚子他「食用キノコ類の脂肪酸組成およびエルゴステロール含量」，日食工誌，**31**（11），732-738（1984）

6 ）大鶴勝他「マイタケ投与が高血圧自然発症ラットの血圧及び体重に及ぼす影響」，食科工，**46**，806-814（1999）

7 ）伊澤華子・青柳康夫「キノコのアンジオテンシンⅠ変換酵素（ACE）阻害活性」，食科工，**53**（9），459-465（2006）

8 ）土田隆他「ブナハリタケ熱水抽出液摂取によるヒト血圧降下作用」，薬理と治療，**29**（11），899-906（2001）

9 ）土田隆他「ブナハリタケ熱水抽出液長期摂取における有用性および安全性」，薬理と治療，**30**（1），31-36（2002）

10）Kida, K., et. al., An immunopotentiator of β−1, 6: 1, 3 D−glucan prevents diabetes and insulitis in BB rats. *Diabetes Reseach and Clinical Practice*, **17**, 75-79（1992）

11）藤野正行・何 普明「タモギタケ熱水抽出物によるⅡ型糖尿病モデルマウスの血糖値抑制」，食科工，**45**，618-623（1998）

12）大内和美・青柳康夫「α−アミラーゼおよびβ−グルコシダーゼに対するキノコ抽出物の阻害活性」，食科工，**57**（12），532-538（2010）

13）伊藤均「[民間療法的食品の効用と検討] ヒメ（姫）マツタケ（岩出101株）[学名：*Agaricus blazei* Murill] の抗腫瘍効果と生物活性」，Biotherapy，**14**（10），1009-1015（2000）

14）常田文彦他「食用キノコ類のシロネズミコレステロール代謝におよぼす影響（Ⅵ）」，栄養と食糧，**24**（2），92-95（1971）

15）Junya, K., et al., Effects and safety of *Pleurotus eryngii* on body fat reduction in subjects with a body mass index between 24.5 and 35kg/m², 薬理と治療，**38**（7），645-675（2010）

16）石黒弥生他「冷凍した食用担子菌類の嗜好性」，日本食生活学会誌，**17**（3），247-254（2006）

8.　海　藻　類　Seaweeds

　本節では藻類の食品としてほとんどを占める海藻類について主に述べる。海藻とは水中に生育する藻類のうち，一般に海産の植物群をいい，光合成によって生育する。日本周辺には北から流れる冷たい海水の寒流と南からの暖かい海水の暖流が入り混じっているため，海藻の種類は豊富で緑藻250種，褐藻370種，紅藻900種ほどが生育している[1]。世界で食用とされている海藻は200種以上といわれているが，日本で主に食用とされるこんぶに代表される褐藻を中心に，日本食品標準成分表2020年版（八訂）では27種（淡水産のかわのり，すいぜんじのりを含む）が掲載されている。

　海藻は葉状や樹状体からなり，それらの細胞壁の構造は緻密で海水中の栄養塩類を取り込みやすいようにできている。根は個体を岩などに固定する組織であり，野菜などの陸上植物のように栄養素を根から吸収することはない。海藻類は一般に保存性が低いため，大部分は乾燥品や塩蔵品に加工されているが，おごのり，わかめ，ひじき，こんぶなどは，一部生でも市販されている。

　海藻に含まれる栄養成分は野菜類と同様，食物繊維，ミネラル類，一部のビタミン類などがあり，日本人の健康維持に欠かすことのできない食品といえる。

8.1　海藻類の生産と消費

　食用としている海藻の大部分は，のり，こんぶ，わかめの3種類である。天然の海藻類の総生産量は，6万6,841トン（2019年）で，特にこんぶ類が4万6,543トンを占め，その他の海藻類が2万297トンである。また，養殖の海藻類の総生産量は34万6,389トンと多く，そのうち約25万トンがのり類である[2]。

8.2　海藻類の分類

　海藻は陸上植物と同様に光合成により生長し，その同化作用に必要なクロロフィルを有するが，海藻の種類によって補助色素が多様なため体色も異なる。海藻の分類は，その体色によって**緑藻類**（あおさ，あおのり，ひとえぐさなど），**褐藻類**（こんぶ，わかめ，ひじき，もずくなど），**紅藻類**（あまのり，えごのり，てんぐさなど）に分類されている。

8.3　海藻類の色素

　主要な色素成分は脂溶性のクロロフィル a で緑藻類，褐藻類，紅藻類のすべてに分布する。**クロロフィル a** は，ポルフィリン環（p.65参照）の中心に Mg^{2+} がキレート結合した構造で，水に不溶の色素である。緑色を示すクロロフィル a のほか，補助色素として黄緑色のクロロフィル b や青緑色のクロロフィル c などが知られている。海藻はその他カロテノイドなどの色素も含み，光合成の補助色素の役割を担っている。海藻類に主に含まれている色素成分は次のとおりである。

　1）**緑藻類** Green algae　　クロロフィル a と b，β−カロテン，ルテイン，ビオラキサンチン，ゼアキサンチン，ネオキサンチンなど陸上植物と同じ色素成分を含む。色素たんぱく質は含まれていない。

　2）**褐藻類** Brown algae　　クロロフィル a と c，β−カロテン，ビオラキサンチンを

含む。またカロテノイドのフコキサンチンを多量に含むため褐色に見える。緑藻類に含まれるルテインは褐藻類には含まれない。

3）紅藻類 Red algae　　クロロフィル a と d，β−カロテン，多量のルテインとゼアキサンチン，キサントフィルを含む。そのほか，鮮紅色を示す色素たんぱく質のフィコエリスリン，青色のフィコシアニン，青藍色のアロフィコシアニンを含む。**フィコエリスリン**は酸性下で赤色を示すが，アルカリ性下では青色を示す特徴がある。干しのり（原料はあまのり）を火であぶると，フィコエリスリンは著しく減少，または消失するが，クロロフィル a やフィコシアニンは変化しないため，干しのりは緑色を示す。干しのりを保存するとカロテノイド系色素が水分，温度，酸素に対して不安定なため，退色し赤紫色に変色する[3]。

4）藍藻類 Blue−green algae　　クロロフィル a，β−カロテン，フィコシアニンを含む。主に海産ではなく淡水産の藻類として，すいぜんじのりやかわのりが知られる。

8.4　海藻類の成分

海藻類の一般成分の平均値と標準偏差を表 2−8−1 に示した。

（1）たんぱく質

海藻中の粗たんぱく質は緑藻，褐藻，紅藻とも乾物当たり約10〜20％含まれ，平均値は15.4％である。紅藻のあまのりやいわのりのたんぱく質は30％以上含まれ，だいず（乾）よりも多い。なお成分表中のアミノ酸組成によるたんぱく質は，たんぱく質の7割程度である。海藻の一般成分は生育時期（11月末〜翌年4月末）の海水栄養塩類に左右され，たんぱく質含量は12〜1月頃が多くなる。また同一種でも水温や水深などの生育環境によって変動する。海藻中に含まれるたんぱく質のアミノ酸スコアはあまのり 100，わかめ 100，まこんぶ 90，ほしひじき 81で，あまのりやわかめ以外の海藻の第一制限アミノ酸はリシン（リジン）である。

（2）脂　　質

海藻中の脂質含量は，乾物当たり0.1〜5.2％程度とほかの食品に比べて低含量である。トリアシルグリセロール当量は，脂質の7割程度である。海藻脂質の脂肪酸組成は陸上植物と異なり，高度不飽和脂肪酸に富む傾向を示し魚介類と類似する。表 2−8−2 に数種海藻の脂肪酸組成を示した。多価飽和脂肪酸では $C_{16:0}$（パルミチン酸），不飽和脂肪酸では $C_{18:4}$（オクタデカテトラエン酸），$C_{20:4}$（アラキドン酸），$C_{20:5}$（イコサペンタエン酸）などを多く含むが，海藻の種類によりそれらに差異が認められる。

（3）炭水化物

海藻の炭水化物は乾物中で40〜65％程を占める。炭水化物の大部分は多糖類で，その存在部位により細胞壁骨格多糖類（セルロース，ヘミセルロース，キシランなど），細胞間粘質多糖類（紅藻類のカラゲナン，アガロース，フノラン，ポルフィラン，褐藻類のアルギン酸，フコイダン，緑藻類のグルクロノキシロラムナン硫酸，キシロアラビノガラクタン硫酸など）および貯蔵多糖類（でん粉，ラミナランなど）の3つに分類される。

表2-8-1　藻類の成分

食品名		エネルギー (kJ)	エネルギー (kcal)	水分 (g)	アミノ酸組成によるたんぱく質 (g)	たんぱく質 (g)	TG当量 (g)	コレステロール (mg)	脂質 (g)	利用可能炭水化物(単糖当量) (g)	利用可能炭水化物(質量計) (g)	利用可能炭水化物(差引き法による) (g)	水溶性食物繊維 (g)	不溶性食物繊維 (g)	食物繊維総量 (g)	糖アルコール (g)	炭水化物 (g)	有機酸 (g)	灰分 (g)	ナトリウム (mg)	カリウム (mg)	カルシウム (mg)	マグネシウム (mg)	リン (mg)	鉄 (mg)	亜鉛 (mg)
生	平均値	61	15	93.4	1.1	1.1	0.2	0	0.3			1.1			2.6	0.2	3.4		1.8	370	286	70	74	24	0.6	0.2
生	標準偏差	31	7	3.3	0.4	0.6	0.2	0	0.2			1.1			1.3	0.0	1.8		1.1	182	315	27	26	11	0.2	0.1
干し・乾	平均値	857	207	11.7	12.6	15.4	1.2	6	1.7	0.3	0.3	16.5	0.1	32.1	38.5	5.3	53.1	0.1	18.2	2684	3966	639	813	280	16.1	1.7
干し・乾	標準偏差	116	27	3.4	8.0	9.6	0.8	13	1.4	0.1	0.1	9.5	0.0	9.7	8.3	9.1	8.9	0.0	5.3	1270	1955	269	606	163	23.0	1.3

食品数：生…3，素干し・乾…20　　※水溶性食物繊維，不溶性食物繊維，食物繊維総量の分析は，プロスキー変法および

表2-8-2　海藻の脂肪酸含量（可食部100g当たりのmg）

	$C_{14:0}$	$C_{16:0}$	$C_{18:0}$	$C_{16:1}$	$C_{18:1}$	$C_{18:2}$	$C_{18:3}$	$C_{18:4}$	$C_{20:4}$	$C_{20:5}$
まこんぶ（素干し）	92	220	21	27	260	77	21	36	110	51
わかめ（カット）	41	190	13	7	80	110	190	480	240	230
干しひじき（ステンレス釜）	72	480	18	98	170	82	130	71	220	110
あまのり	3	500	14	54	66	39	4	5	98	1200

出典）日本食品標準成分表2020年版（八訂）脂肪酸成分表編

　大部分の多糖類は粘質性を有するという特徴をもつ。あおさ，あおのりはグルクロノキシロラムナン硫酸，海松（ミル）はキシロアラビノガラクタン硫酸など2種類以上の糖と硫酸がエステル結合した多糖類からなる。わかめ，こんぶには酸性多糖類のアルギン酸，フコイダン，ラミナランが存在する。また，てんぐさやすぎのりには寒天の主成分アガロース，カラゲナン，ポルフィランなどの多糖類が存在する。

　海藻類の多糖類の特徴として①糖がβ-1,3結合をしている，②アンヒドロ糖を含む，③メチルペントースを含む，④ウロン酸の重合体である，⑤硫酸エステルの形をとる，などがあげられる。

（4）無 機 質

　海藻は水中に溶存している無機質を必要なだけ吸収し利用している。海藻は陸上植物と異なり甲状腺ホルモンの構成成分である**ヨウ素**を多く含む。このほかナトリウム，カリウム，カルシウムも多い。

　海藻中のミネラル含量は種類や採取場所により異なるが，ヨウ素，鉄，マンガン，

組成（平均値と標準偏差）　　　　　　　　　　　　　　　　　　　　　（可食部100g当たり）

無機質：銅〜モリブデン／ビタミン：レチノール〜ビタミンC

銅	マンガン	ヨウ素	セレン	クロム	モリブデン	レチノール	α-カロテン	β-カロテン	β-クリプトキサンチン	β-カロテン当量	レチノール活性当量	ビタミンD	α-トコフェロール	β-トコフェロール	γ-トコフェロール	δ-トコフェロール	ビタミンK	ビタミンB1	ビタミンB2	ナイアシン	ナイアシン当量	ビタミンB6	ビタミンB12	葉酸	パントテン酸	ビオチン	ビタミンC	アルコール	食塩相当量
mg	mg	μg	μg	μg	μg	μg	μg	μg	μg	μg	μg	μg	mg	mg	mg	mg	μg	mg	mg	mg	mg	mg	μg	μg	mg	μg	mg	g	g
0.02	0.05	690	0	1	2	0	33	415	14	433	36	0.0	0.1	0.0	0.0	0.0	72	0.03	0.07	0.4	0.7	0.01	0.1	23	0.08	2.2	6		0.9
0.00	0.02	656	0	1	1	0	46	371	12	362	30	0.0					48	0.03	0.08	0.4	0.6	0.01	0.1	14	0.08	1.7	7		0.5
0.28	2.38	84150	6	45	17	0	456	6097	132	6387	527	0.0	2.4	0.0	0.1	0.2	370	0.28	0.75	3.3	6.7	0.10	4.3	320	0.49	27.0	13		6.8
0.25	4.42	87249	3	53	4	0	1026	8411	407	8841	729	0.0	2.9	0.0	0.1	0.7	419	0.24	0.60	2.8	4.7	0.14	10.8	381	0.32	20.7	16		3.2

AOAC. 2011. 25法による。　　　　　　　　　　出典）日本食品標準成分表2020年版（八訂）より作成.

アルミニウムなどは海水濃度の1,000〜15,000倍も含んでいる。なお海藻を20分間水戻しした場合，ヨウ素はこんぶで90％，わかめやひじきは約30％溶出されるという。

（5）ビタミン

　海藻のビタミンはA，B$_1$，B$_2$，B$_6$，B$_{12}$，ナイアシン，葉酸，C，Eなど多数のものが含まれている。あまのりはA，B$_1$，ナイアシン，B$_{12}$がそれぞれ100g当たり3,600レチノール活性当量，1.21mg，12.0mg，78.0μgとほかの海藻より多い。またビタミンCを含む海藻は，あまのり（160mg/100g），あおのり（62mg/100g），まこんぶ（29mg/100g）などである。ビタミンEはα-トコフェロールとして海藻干し・乾平均値2.4 mg程度含まれる。

（6）遊離アミノ酸

　海藻に含まれる代表的な遊離アミノ酸を表2−8−3に示した。まこんぶはグルタミン酸，アスパラギン酸，プロリン，アラニンが多く，わかめはアラニン，グリシン，プロリン，グルタミン酸が，すさびのりはアラニン，グルタミン酸，タウリンが多いのが特徴である。

　海藻の呈味は遊離アミノ酸，遊離ヌクレチオド，有機酸，糖アルコールなどによるが，これらの成分は複雑に絡み合って独特のうま味を形成している。なお乾燥後のこんぶ表面の白い物質は糖アルコールの一種マンニトール（マンニット）である。

8.5　主な海藻の性状

　常時食用とされる海藻の種類は少ないが，摂取量は国民1人1日当たり10g前後である[4]。海藻は通常生で食されることは少なく，乾燥品，煮物，佃煮などに加工される（図2−8−1）。こんぶなどの素干し品や塩蔵わかめなどは一次加工品に含まれ，佃煮など調味した製品やアルギン酸などの食品素材は二次加工品に含まれる。これらの加

表2-8-3　海藻の遊離アミノ酸含量　（乾物中 mg/100g）

アミノ酸	うすばあおのり	まこんぶ（1等品）	ながこんぶ（1等品）	わかめ	すさびのり
Ala	24	108	92	617	1530
Arg	2	–	4	37	15
Asp	14	1566	364	5	322
Glu	55	3307	1508	90	1330
Gly	5	7	4	455	24
Pro	51	169	47	156	4
Val	4	26	17	11	41
Tau	2	4	5	12	1210

出典）西塔正孝：女子栄養大学紀要，36，pp.71-74（2005）より抜粋.
　　　大石圭一編：海藻の科学，朝倉書店，p.25（1993）より抜粋.

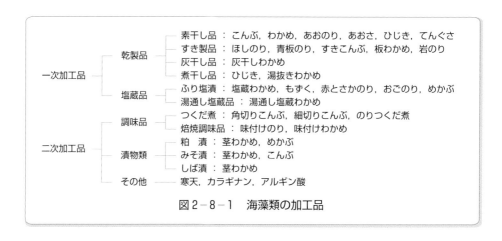

図2-8-1　海藻類の加工品

工品も含め主に食用とされる種類には次のようなものがある。

（1）緑 藻 類　Green algae

1）あおのり　Green laver, *Enteromorpha* spp.

　日本各地の沿岸に15種類ほど分布する。すじあおのり，うすばあおのり，ぼうあおのり，ひらあおのりなどを乾燥し，あさくさのりの下等品として市販されるほか，粉末状にしたものがある。特に瀬戸内海沿岸で生産され，養殖も行われている。

2）ひとえぐさ　Hitoegusa, *Monostroma nitidum*

　アオサ科ヒトエグサ属の海藻で日本各地に分布し，養殖のりに混じることもある。のりのつくだ煮の原料とされる。

（2）褐藻類　Brown algae

北海道沿岸に主に分布し，養殖が行われている。

1）こんぶ　Kombu, *Saccharina* spp.　　まこんぶ，りしりこんぶ，みついしこんぶ，ながこんぶ，ほそめこんぶ，とろろこんぶなどが代表的なものである。2年目の生育したものが良いとされ，主に乾燥品（素乾品）に加工される。とろろこんぶ，おぼろこんぶ，こんぶ茶，こぶ巻きおよびつくだ煮類の原料となる。

2）わかめ　Wakame, *Undaria pinnatifida*　　日本沿岸に広く分布する。わかめは藻体の形状により，なんぶわかめ（北方型）となるとわかめ（南方型）の2種がある。早春のものは，生売されることもあるが，ほとんどは乾燥品にされる。乾燥方法により，葉乾しわかめ，湯抜きわかめ，のしわかめ，灰わかめ（鳴門わかめ），湯通し塩蔵わかめなどがある。このほか，茎わかめ，根わかめ，細粉したわかめなどもある。わかめは各地で養殖されている。

3）ひじき　Hijiki, *Sargassum fusiforme*　　ホンダワラ科に属し，北海道南部から九州全沿岸に分布する。春に採取され，渋味をとるため釜で煮て乾燥品に加工される。タンニン様物質が酸化して黒色を呈する。

4）その他の褐藻類　　もずく，まつも，あらめ，あかもくなどが食用にされている。

（3）紅藻類　Red algae

1）あまのり　Purple laver, *Porphyra* spp.（*Pyropia* spp.）　　アマノリ属は20種ほど知られ，まるばあまのり，つくしあまのり，おにあまのり，くろのり，うっぷるいあまのり，あさくさのりなどがある。特にあさくさのり（*Pyropia tenera*）は，太平洋沿岸各地，九州北部，西部の浅海に分布し，松島湾やその他の内湾で養殖も行われている。昔，東京湾の浅草付近が海のころに自生していたことから，この名がついた。葉状体は紅紫色を呈し，大きさ，形はいろいろある。通常，楕円形で長さ10〜30cm，幅5〜10cm に生長する。冬に採取され，乾のり（板のり），焼のり，味付けのり，つくだ煮などに加工される。

2）てんぐさ　Tengusa, *Gelidium elegans*　　日本各地に分布し，寒天，ところてんの原料にされている。寒天はテングサ科のまくさ（なんぐさ），おにくさ，ひらくさ，とりあし，おばくさなどに，おごのり，えごのりなどを配合して製造される。

3）その他の紅藻類　　おごのりは日本各地に分布し，寒天の原料，刺身のつまに用いられる。また，おきつのりは日本各地に，とさかのりは日本中部以南の沿岸に分布し，体色は鮮紅色で刺身のつまに利用される。うしけのりは東北地方に分布し，ふりかけ用とされる。

（4）その他の藻類

1）すいぜんじのり　Suizenji-nori, *Aphanothece sacrum*　　熊本特産の淡水産藻類で藍藻類に属する。乾物，刺身のつま，三杯酢，佃煮などに用いられ，養殖が行われている。

2）クロレラ　Chlorella, *Chlorella pyrenoidosa*　　たんぱく質とビタミン類に富む淡

水産藻類で，近年養殖されている。クロレラは光合成が盛んであり，乾燥藻体にたんぱく質が 6 割程度含まれるため，たんぱく質源として注目されている。

8.6　海藻類の三次機能

　海藻類は緑藻類，褐藻類，紅藻類のすべてが，食物繊維として独特の難消化性多糖類を多量に含んでいる。日本人（成人）は 1 日に約18g の食物繊維を摂取しているが[4]，心筋梗塞などの生活習慣病の予防効果を期待するには24g/ 日程度の食物繊維が必要といわれているため[5]，海藻類はそのよい供給源になる。

　また海藻はその種類によって種々の機能性成分が含まれている。その概略を次に示したが，前述のようにミネラル，ビタミンなどの含量も多いため，これらが総合的に作用して生理機能が現れると考えられる。

　1）フコイダン　　こんぶなどの褐藻類に含まれ，水や希酸性溶液で抽出される食物繊維で L−フコースと硫酸基を主成分とする。腫瘍細胞を攻撃するヘルパー T 細胞，ナチュラルキラー細胞およびマクロファージを活性化し，免疫活性を増強するなど注目されている[6]。ひばまたのフコイダンはヘパリンの15〜18％の血液凝固阻止作用をもつとの報告もある[1]。

　2）アルギン酸　　わかめやこんぶに含まれ，希アルカリで抽出される食物繊維で D−マンヌロン酸と L−グルロン酸が β−1,4結合した酸性多糖類 acidic polysaccharide で，加工食品の増粘剤，安定剤，ゲル化剤として使われるほか，血中コレステロール低下作用や整腸作用が知られ，また抗腫瘍作用も期待されている。

　3）フノラン　　紅藻ふくろのりやまふのりに存在する硫酸多糖類 sulfated polysaccharide で乾物中に50％と多く含まれ，動物実験で抗腫瘍性が認められている[1]。

　4）ポルフィラン　　紅藻あまのりに存在するガラクタン硫酸の一種で抗腫瘍性があるとされる[1]。

　5）ラミナラン　　褐藻類に含まれる水溶性の貯蔵多糖で，グルコースが β−1,3結合した構造をもつ。これを硫酸化したものに抗腫瘍作用が期待されている。

　6）タウリン　　含硫アミノ酸の一種であり，血中コレステロール低下作用，中性脂肪低下作用，視力の向上，脳の発育向上，胆石予防効果，肝臓機能の改善など様々な作用が認められている[1,7]。乾物すさびのりに1,200mg/100g 以上と多く含まれている。

　7）ペプチド　　のりやわかめから得られるペプチドに血圧低下作用が認められている[1]。

　8）ホモベタイン（β−アラニンベタイン）　　紅藻類や褐藻類に含まれるベタイン類はコレステロール低下作用があると期待されている。

　9）IPA（イコサペンタエン酸，$C_{20:5}$）　　EPA（エイコサペンタエン酸）とも称される多価不飽和脂肪酸であり，血中の中性脂肪濃度を低下させる作用がある[7]。あまのりでは全脂肪酸の50％以上を IPA が占める。

その他，緑藻類に含まれるジメチル−β−プロピオテチン（DMPT）やジメチルサルファイドはストレス性胃潰瘍の予防に効果があるとされている[1]。また海藻類には植物ステロールのフコステロールやシトステロールが含まれ，血栓溶解に対する効果が期待されている。

文　　献

1）山田信夫：新訂増補版海藻利用の科学，成山堂（2013）
2）令和元年漁業・養殖業生産統計　魚種別漁獲量および養殖魚種別収獲量
　　https://www.stat.go.jp/
3）岩城美智代ら：乾のりの保存法，日本水産学会誌，**49**（6）（1983）
4）厚生労働省：令和元年国民健康・栄養調査報告（2020）
5）伊藤貞嘉，佐々木敏監：日本人の食事摂取基準（2020年版），第一出版（2020）
6）Maruyama, H *et al*：Antitumor activity and immune response of Mekabu fucoidan extracted from Sporophyll of Undaria pinnatifida., *In Vivo*, **17**（3）（2003）
7）厚生労働省：「健康食品」の安全性・有効性情報，国立健康・栄養研究所ホームページ https://hfnet.nibiohn.go.jp/contents/indiv.html

第 **3** 章

動物性食品

1. 食 肉 類 Meats and Poultries

　食肉とは主として陸上動物（主に哺乳類や鳥類）の可食部分をいい，筋肉ばかりではなく，肝臓や腎臓などの内臓も含めていう。しかし，一般には飼育されている家畜，家禽類の筋肉部分を食肉として取り扱うのが普通である。日本食品標準成分表では主要消費食肉類（牛，豚，鶏）のほかに，羊，馬，山羊，兎なども含めている。

　食肉類は，アミノ酸スコアの高いたんぱく質や飽和脂肪酸の多い脂質に富み，無機質では鉄，亜鉛，銅などの供給源となっている。豚肉にはビタミンB_1が多い。また，内臓類にはB群ビタミンが多く含まれ，特にビタミンB_{12}や葉酸を多く含む部位がある。食肉加工品としてハム，ソーセージ，ベーコンなどがある。

1.1　食肉の生産と消費

　2021年の食肉の世界における総生産量[1]は3億4,560万トンで，このうち牛肉が7,240万トン（21%），豚肉が1億3,520万トン（39%），家禽肉が1億1,440万トン（33%），羊肉が1,650万トン（5%）で，合計すると全体の98%を占めている。世界における1人当たりの食肉の年間平均消費量は約43kgであるが[1]，2018年の肉類の1人当たり供給食料からみてみると，北米・欧州（主要17ヶ国）・オセアニアの平均は，約87kgであり，国や地域による格差が大きいことがうかがわれる（日本では52.3kg）[2]。

　日本における2020年度の食肉の国内生産量と輸入量を表3-1-1に示す[3]。食肉類全体（鯨肉を除く）の国内自給率は53%となっている。国内での生産量，輸入量とも年度ごとに増減はあるが，2005年度以降の国内自給率は51〜55%の間にある。

1.2　食肉の種類と特徴

　食肉は家畜（牛，豚，羊など）や家禽（鶏，鴨，七面鳥など）の骨格に付着している骨格筋（横紋筋）の部分をいうが，広義には内臓筋（平滑筋や心筋）も食肉に含まれる。食

表3-1-1　食肉の国内生産量と輸入量（2020年度）

	国内生産量（千トン）	輸入量（千トン）
牛肉	479	845
豚肉	1,310	1,298
鶏肉	1,656	859
その他の肉	5	41
鯨	2	0

肉の色，硬さ，風味などは食肉の種類によって異なるが，育種条件，屠殺(とさつ)条件，熟成条件なども影響を及ぼす要因になっている。

（1）牛　　肉　Beef

　牛肉には，国産牛肉と輸入牛肉がある。国産牛肉は，さらに「和牛」や「国産牛」と表示される2つに区分される。図3-1-1に示すように，国産牛は肉用牛と乳用牛の2つに分けられ，肉用牛の中でも肉専用種の黒毛和種，褐毛和種(あかげ)，日本短角種，無角和種，和種交雑種の5品種の牛肉が**和牛**と表示される。国産牛でも和牛以外の交雑種や去勢した乳用牛（ホルスタインなど）の雄，牛乳が出なくなった乳用牛の雌，あるいは輸入牛でも3か月間以上国内で飼育した牛などの牛肉は**国産牛**と表示される。日本で販売されている国産牛肉の大部分は，去勢したホルスタインの雄やホルスタインの雌と黒毛和種の雄の交雑種を肥育したものである。

　牛肉の格付けは日本食肉格付協会によって行われ，歩留り等級と肉質等級の2つの等級が使われる。**歩留り等級**はA，B，Cの3段階に分かれており，Aが最も良く，**肉質等級**は1～5の5段階に分かれており，5が最も良い等級となっている。

　1）歩留り等級　　一般に屠殺した家畜を放血してから皮や毛を剥ぎ，四肢の肢端，頭部を切断し，内臓を取り除いた骨付き肉を**枝肉**（別名，丸）という。この枝肉重量の生体重に対する割合を**枝肉歩留り**といい，これがよいほど評価が上がる。同じ体重の牛でもたくさんの肉がとれるほど歩留り等級が高いということになり，肉専用種である和牛はAランクに，その他の牛はBランクに評価される場合が多い。

　2）肉質等級　　「脂肪交雑」，「肉の色沢」，「肉のしまりときめ」，「脂肪の色沢と質」の4項目についての評価が行われ，総合的な判定から肉質等級が決められる。**脂肪交雑**は霜降りの度合いを表し，BMS（Beef Marbling Standard）という判定基準に基づいて評価される。**色沢**は肉の色と光沢を判断するもので，肉の色には，BCS（Beef Color Standard）という判定基準が設けられ（一般的には鮮紅色が良いとされる），光沢については見た目で評価される。**しまりときめ**も見た目で評価される。**脂肪の色沢と質**は，まず脂肪の色が白またはクリーム色を基準に判定され，さらに光沢と質を考慮して評価される。

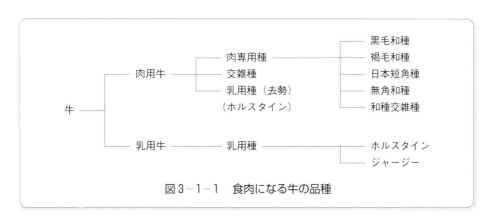

図3-1-1　食肉になる牛の品種

（2）豚　　肉　Pork

現在，日本の豚は，母系にランドレース種（加工用）と大ヨークシャー種（生肉用）の雑種を使い，父系にデュロック種（赤豚，生肉用）の純粋種を使う三元交配雑種が一般的である。日本の養豚の歴史は，明治時代にバークシャー種（黒豚）と中ヨークシャー種の肥育からはじまったが，これらは小型で脂肪の多い品種であったため，大型で脂肪の少ないランドレース種や大ヨークシャー種が人気品種となってきた。その後，赤身肉の多いデュロック種やハンプシャー種が加わり，現在に至っている。肉用豚の90％以上はこれら6品種の長所を生かした交配から作られた交雑種である。各地の交雑種を銘柄豚として販売する場合もある。

SPF豚はSpecific Pathogen Free（特定病原菌不在）豚の略称で，病気（マイコプラズマ性肺炎，萎縮性鼻炎，豚赤痢，トキソプラズマ病，オーエスキー病）にかかっていないことが証明された，いわば健康証明書付きの豚のことである。SPF豚は肉質が軟らかく，あっさりしていて風味が良く，豚肉特有の臭み（獣臭）が少ないといわれている。

豚肉の格付けも日本食肉格付協会によって行われ，極上，上，中，並，等外の5段階で評価される。規格の項目は，半丸（枝肉を背骨にそって左右に両断したもの）重量，外観（均称，肉付き，脂肪付着，仕上げ），肉質（肉のきめとしまり，肉の色沢，脂肪の色沢と質，脂肪の沈着）で，判定の基準となるのは半丸重量と脂肪付着（背脂肪の厚さ）である。半丸重量と背脂肪の厚さは大きければ良いというものではなく，30.0kg≦半丸重量＜37.0kg，1.4cm≦背脂肪厚＜2.1cmの範囲のものが極上とされる。

コラム　品質は筋肉や脂肪に由来する

豚肉は赤肉（筋肉）と脂肪から構成され，品質も筋肉由来と脂肪由来に区分される。筋肉に異常がみられるものとして，肉色が淡く（pale），組織が軟弱で（soft），水っぽい（exudative）豚肉をふけ肉，またはむれ肉とよんでいる。これらは総称して**PSE豚肉**とよばれ，豚ストレス症候群や屠殺前に体調を整えていない豚，枝肉の取り扱いなどが原因とされる。

（3）鶏　　肉　Chicken meat

鶏を種類や飼育方法で分けると，ブロイラー broiler，銘柄鶏，地鶏となる。**ブロイラー**は，米国で品種改良・開発された肉用若鶏品種である。ブロイラーの特徴は，成長速度がはやく，肉付き性も良く，経済的であることで，国内の鶏肉生産の90％以上を占めている。ブロイラーは broil（「あぶる」という意味）からきており，肉質が軟らかくフライドチキンや唐揚げには適しているが，水っぽいため鍋物には適さない。

地鶏は，日本および輸入の在来鶏の純系種を育てたもの，またはそれを親（両親または片親）として雛を生産し，飼料，飼育方法，飼育日齢などに工夫を加えて育てたものである。銘柄鶏は，雛はブロイラーのそれを使うが，飼料，飼育方法，飼育日齢などに工夫を加えて育てたものである。正真正銘の日本在来種の地鶏がごくわずかとなったため，地鶏の定義を拡大し，新しく銘柄鶏として扱われるようになってきた。

　鶏を飼育日齢によって分けると，若鶏，肥育鶏，親鶏となる。**若鶏**は3か月齢未満，**肥育鶏**は3か月齢以上5か月齢未満，**親鶏**は5か月齢以上の食鶏である。

　以上のような肉用種のほかに産卵用種があり，その代表は白色レグホーン種である。産卵しなくなった廃鶏の肉は硬く，肉質も悪いため食肉加工用に用いられる。

　格付けは「食鶏取引規格」によって行われ，生体，生鮮品，凍結品などを対象として，形態，肉付き，脂肪の付き方，鮮度などをもとにA級，B級の2等級を設けている。

（4）羊　　肉

　羊肉には，生後1年未満の仔羊の肉である**ラム** lamb と，1年以上の成羊の肉である**マトン** mutton がある。

　羊肉の脂肪は融点が高く，成長が進むにつれ特有の臭気（カプリル酸〔オクタン酸〕$C_8H_{16}O_2$，ペラルゴン酸〔ノナン酸〕$C_9H_{18}O_2$）が出やすくなる。このようなにおいを消すために濃い味付けをしたジンギスカン料理が好まれる。日本で消費される羊肉のほとんどはオーストラリアやニュージーランドからの輸入で，国内産は0.4%に過ぎない。

（5）その他の食肉

　1）**馬　肉** Horse meat　　さくら肉ともよばれる。肉質は硬く，肉色はミオグロビン含量が多いため，暗赤色である。肉は特有の甘味を呈し，脂肪は黄色を帯び，ヨウ素価が高く，不飽和脂肪酸の α-リノレン酸を多く含むことが特徴である。

　2）**猪豚肉** Inobuta meat　　豚と猪の交配によって産まれた家畜。肉色は鮮やかな紅色で光沢があり，臭みがなく，豚肉より低脂肪で，味があっさりしている。

　3）**山羊肉** Goat's meat　　羊肉に似ているが，肉色がさらに濃い。一般に特異なにおいで知られている。若齢のものよりも成熟したもののほうがにおいが強く，特に雄肉のにおいが著しい。このにおいは揮発性低級脂肪酸によるものといわれる。

　4）**兎　肉** Rabbit meat　　鶏肉に似て軟らかく，味は淡白である。脂肪は融点が高く，ヨウ素価も高い。他種の肉の風味に順応しやすく，鶏脂肪を加えると鶏肉の風味に，またラードを加えると豚肉の風味に近くなる。結着性が強いので，ソーセージのような肉加工のつなぎ肉として用いられることもある。

　5）**鹿　肉** Deer meat　　必須アミノ酸が多く含まれており，高たんぱく質，低コレステロールの食肉である。

　6）**あひる肉** Duck meat　　マガモを家禽化したもので，肉用種にはペキンダック種，ルーアン種，青首種，大阪あひる種などが，また卵用種にはカーキキャンベル種などがある。ロースの伸びが良く，厚みがあり，肌身が白く，肉色が鮮やかな紅色のものが最良とされる。

　7）**合鴨肉** Aigamo meat　　小型のアヒルとマガモを交配して作られた家禽で，古くから食肉用として飼育されている。

　8）**ダチョウ肉** Ostrich meat　　ほかの鳥類のほとんどが白身肉であるのに対し，牛肉の赤身に似た色をしており，仔牛肉に似て，軟らかくおいしいといわれる。高たん

ぱく質，低脂肪，低コレステロール，低カロリーで，鉄分を多く含んでいる。

1.3　家畜の解体と食肉部位

　家畜を屠殺し，**枝肉**（丸）とし，さらに左右に2分割して**半丸**とする。さらに前後に2分割して，前方をマエ，後方をトモとよぶ。家畜の屠殺時期と枝肉重量等については表3−1−2に示す。

　食肉小売品質基準により，牛肉ではかた，かたロース，リブロース，サーロイン，ばら，もも，そともも，ランプ，ヒレの9部位に，豚肉ではかた，かたロース，ロース，ばら，もも，そともも，ヒレの7部位で販売される。鶏肉では手羽，むね，もも，ささ身，皮に区分される（図3−1−2）。これらの食肉の各部位の肉質の特徴を生かし，適した料理に利用していくことが大切である。各部位ごとの肉質の特徴と適した料理法については，表3−1−7〜9に示した。

表3−1−2　家畜の屠殺時期と枝肉重量

	屠殺時期	枝肉重量
和牛（雌）	4歳	400〜450kg
国産牛・ホルスタイン（雄）	18〜20か月	420kg
ホルスタインと黒毛和種の雑種	25〜28か月	420kg
豚（三元交配雑種）	6〜7か月	75kg
ブロイラー	8週	950g
名古屋コーチン	20週	1,400g

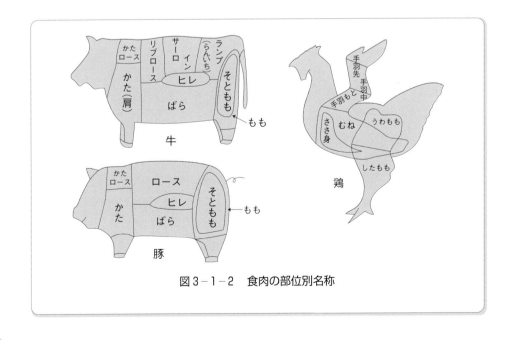

図3−1−2　食肉の部位別名称

1.4 食肉の組織と構造

　牛肉，豚肉，鶏肉などの食肉組織は，基本的には同じ構造で筋肉である。筋肉は，顕微鏡下で縞模様を示す横紋筋と，縞模様を示さない平滑筋とに大別される。**横紋筋** striated muscle は随意筋ともよばれ，骨格筋や心筋がこれに属する。また**平滑筋** smooth muscle は不随意筋ともよばれ，内臓や血管壁を構成している。一般に食用とする筋肉は骨格に付着した**骨格筋** skeletal muscle であるが，ときには内臓の平滑筋や心臓の心筋も食す。

　筋肉は太さ10〜100μm，長さ数 cm〜数十 cm の円筒状の**筋線維** muscle fiber（筋細胞）が無数に集束して形成されている。筋線維の外側は筋鞘で覆われており，この筋線維と筋線維が結合組織によって筋束を形成し，さらにこの筋束が集合して筋肉を構成している。筋束は筋周膜で覆われており，筋線維の集合体である筋肉の外層は，コ

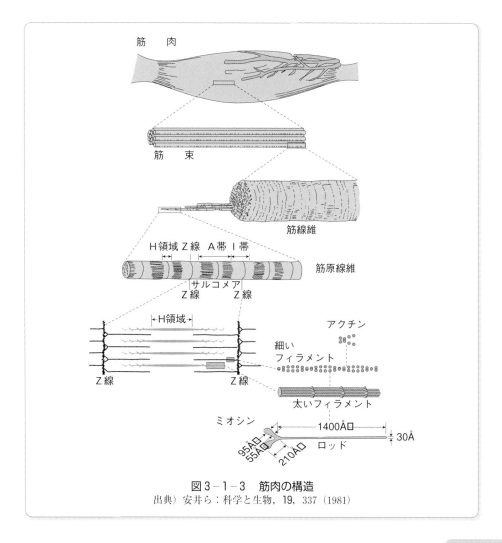

図3−1−3　筋肉の構造
出典）安井ら：科学と生物，19，337（1981）

表3-1-3　食肉類の成分

食品名		エネルギー kJ	エネルギー kcal	水分	アミノ酸組成によるたんぱく質	たんぱく質	TG当量	コレステロール	脂質	利用可能炭水化物（単糖当量）	利用可能炭水化物（質量計）	差引き法による利用可能炭水化物	水溶性食物繊維	不溶性食物繊維	食物繊維総量	糖アルコール	炭水化物	有機酸	灰分	ナトリウム	カリウム	カルシウム	マグネシウム	リン	鉄	亜鉛
		kJ	kcal	g	g	g	g	mg	g	g	g	g	g	g	g	g	g	g	g	mg	mg	mg	mg	mg	mg	mg
脂身つき	平均値	1641	397	46.4	11.7	13.2	37.8	77	39.7	0.3	0.3	3.4					0.2		0.7	40	223	3	14	120	1.0	2.4
	標準偏差	797	195	18.8	4.8	5.9	24.2	15	24.9	0.1	0.1	1.7					0.2		0.3	15	93	1	7	53	0.6	1.5
皮下脂肪なし・赤肉	平均値	780	187	66.5	16.8	19.8	11.6	67	12.6	0.3	0.3	3.8					0.3	0.6	1.0	53	327	4	21	180	1.7	3.7
	標準偏差	343	84	8.2	2.1	2.5	10.3	8	10.8	0.2	0.1	1.2					0.2	0.1	0.1		48	1	4	30	0.9	1.2
加工品	平均値	1043	250	55.2	17.7	20.0	18.1	79	19.0	3.1	2.9	6.4				0.1	2.9	0.4	3.0	938	240	12	17	230	2.1	2.1
	標準偏差	368	89	13.9	14.8	14.9	10.6	87	11.4	2.5	2.3	3.2				0.1	2.6	0.2	1.1	364	105	8	5	69	4.0	1.6
鶏肉	平均値	779	187	67.7	16.3	18.6	12.6	87	13.2	0.2	0.1	2.7					0.0	0.7	0.9	68	231	10	20	143	0.6	1.2
	標準偏差	454	111	10.5	4.1	4.9	14.0	26	14.3	0.1	0.2						0.1	0.7	0.3	80	91	10	7	54	0.4	0.6

食品数：脂身つき…67, 皮下脂肪なし・赤肉…81, 加工品…24, 鶏肉…18

ラーゲンやケラチンでできている筋上膜で覆われている。

　筋線維には多数の核が存在し、その内部には長軸と平行に走る、直径1～2μmの筋原線維 myofibril が充満している。筋原線維と筋原線維の間には、筋形質（筋漿）タンパク質が存在している。またミトコンドリア、核、脂肪小滴、血管、神経なども入り組んでいる。

　横紋筋の筋原線維は図3-1-3に示すように、Ｉ帯（明帯）とＡ帯（暗帯）とが交互に配列しており、Ｉ帯の中心にＺ線があり、Ａ帯の中央にＨ領域（Ｈ帯）、Ｈ領域の中心にＭ線があって、周期的な横紋を構成している。筋原線維には太いフィラメントと細いフィラメントとがあり、太い線維はミオシンを含み、細い線維はアクチン、トロポミオシン、トロポニンよりなる。これらを**筋原線維タンパク質**という。平滑筋の筋原線維には横紋がなく、さらに細かい筋原線維から構成される。

　1）**結合組織** Connective tissue　筋線維同士や筋線維とほかの組織を結合する組織であるが、この組織は皮、腱、靭帯なども構成する。主成分は不溶性の肉基質タンパク質である。結合組織は年齢が経つとともに発達し、また運動によっても発達し硬くなる。老齢化した畜肉や運動の激しい部位の肉が硬くなるのはこのためである。

　2）**脂肪組織** Fat tissue　家畜の脂肪は、主に皮下、内臓諸器官の周囲、腹腔などに付着する蓄積脂肪と、筋肉組織や臓器組織に含まれる組織脂肪に分けられる。家畜を肥育し、脂肪が筋肉内部まで薄い層として沈着した肉を**霜降り肉** marbled meat といい、肉が軟らかくおいしい。

組成（平均値と標準偏差） （可食部100g 当たり）

無機質						ビタミン																						アルコール	食塩相当量
						A						ビタミンD	E				ビタミンK	ビタミンB1	ビタミンB2	ナイアシン	ナイアシン当量	ビタミンB6	ビタミンB12	葉酸	パントテン酸	ビオチン	ビタミンC		
銅	マンガン	ヨウ素	セレン	クロム	モリブデン	レチノール	α-カロテン	β-カロテン	β-クリプトキサンチン	β-カロテン当量	レチノール活性当量		α-トコフェロール	β-トコフェロール	γ-トコフェロール	δ-トコフェロール													
mg	mg	μg	μg	μg	μg	μg	μg	μg	μg	μg	μg	μg	mg	mg	mg	mg	μg	mg	mg	mg	mg	mg	μg	μg	mg	μg	mg		g
0.06	0.01	1	10	1	1	9	0	4	0	2	10	0.2	0.6	0.0	0.0	0.0	8	0.21	0.13	3.7	6.1	0.23	0.9	3	0.67	2.4	1		0.1
0.03	0.01	1	6	1	1	7	0	7	0	5	8	0.4	0.3	0.0	0.1	0.0	7	0.25	0.08	1.7	3.0	0.12	0.6	3	0.30	1.9	0		0.0
0.08	0.01	1	17	1	1	4	0	0	0	0	4	0.1	0.2	0.0	0.1	0.0	2	0.30	0.21	5.5	9.4	0.37	1.4	5	0.93	2.1	1		0.1
0.02	0.01	1	6	1	1	2	0	2	0	0	2	0.1	0.2	0.0	0.1	0.0	2	0.36	0.05	1.7	2.0	0.10	1.1	3	0.22	0.8	0		0.0
0.13	0.07	25	22	4	14	1007	0	0	0	0	1007	0.5	0.4	0.0	0.1	0.0	5	0.45	0.50	5.8	9.1	0.23	2.3	22	1.09	11.2	24		2.4
0.18	0.08	46	14	1	39	3482	0	0	0	0	3482	0.3	0.3	0.0	0.1	0.1	3	0.27	1.03	4.1	5.2	0.13	4.8	66	1.37	26.0	18		0.9
0.04	0.01	1	16	1	3	42	0	0	0	0	42	0.2	0.4	0.0	0.1	0.0	42	0.07	0.12	6.8	10.3	0.35	0.3	9	1.22	3.1	2		0.2
0.02	0.01	1	3	1	1	34	0	0	0	0	34	0.2	0.3	0.0	0.1	0.0	31	0.07	0.07	2.9	3.8	0.20	0.2	2	0.53	0.2	1		0.2

出典）日本食品標準成分表2020年版（八訂）より作成.

1.5　食肉類の化学成分

　表3－1－3に食肉類の一般成分値を示す。一般成分値は動物の種類によって異なり，また同一種間でも部位や年齢，性別によっても差があるため，成分表を利用する際には注意を要する。

　脂質の含量は，動物の種類や年齢，部位などで大きく異なるが，脂質と水分の含量はほぼ一定しており，全体の80％ほどを占めている。たんぱく質の含量は種類や部位などによる差が小さい。炭水化物は，グリコーゲンのほか，組織中に複合多糖類として種々の形でわずかに含まれているに過ぎない。グリコーゲンは屠殺後急速に消失する。また灰分量は食肉の種類による差はなく，ほぼ1％前後含まれている。

　1）たんぱく質　　食肉のたんぱく質は，組織中の存在位置や各種塩溶液に対する溶解度などによって，筋原線維タンパク質，筋形質（筋漿）タンパク質，肉基質タンパク質に分けられる。筋原線維タンパク質は全筋肉タンパク質の約50％を占め，筋形質タンパク質が20～30％，残りを肉基質タンパク質が占める。食肉のたんぱく質組成を表3－1－4に示す。

　a．筋形質（筋漿）タンパク質　Sarcoplasmic protein：筋原線維間の筋漿中に水溶液の形で存在するたんぱく質で，ミオゲン，グロブリンX，各種酵素類，ミオグロビン，ヘモグロビンなどが含まれる。ミオゲンは解糖系に，ミオグロビンは肉色に関与する。

　b．筋原線維タンパク質　Myofibrillar protein：高濃度の塩溶液（0.6M－KCl以上）で抽出される区分で，筋収縮に関与するミオシンやアクチン，収縮調節に関与するトロ

表3-1-4　食肉の種類とたんぱく質組成（%）

	筋形質タンパク質	筋原線維タンパク質	肉基質タンパク質
仔牛	24	51	25
豚	20	51	29
鶏	33	62	5
馬	16	48	36
兎	34	51	15

出典）藤巻ら：日農化誌，**32**，9，695（1958），渡辺忠雄：食品学，講談社サイエンティフィク（1985）

ポミオシンやトロポニン，および骨格筋の細胞骨格タンパク質であるコネクチンなどが含まれる。

　c．**肉基質タンパク質**　Stroma protein：水や塩溶液に不溶の硬たんぱく質で，膜や腱などの結合組織を構成しているコラーゲン，エラスチン，レティキュリンなどが含まれる。肉基質タンパク質の中では，コラーゲンが最も多く含まれる。**コラーゲン** collagen は，水を加えて加熱すると，可溶性の誘導タンパク質である**ゼラチン** gelatin に変化する。ゼラチンの融解温度は24〜26℃であるため，ゲル化させるには加熱溶解後に8〜10℃以下に冷却するのがよい。ゼラチンは pH10付近でゲル化しやすく，酸を加えるとゼリー強度は低下する。ゼラチンはトリプトファン含量が少ないため，アミノ酸スコアは1である。肉基質タンパク質は，肉の種類や部位，運動量などと密接に関係し，運動や加齢によって肉基質タンパク質が増加すると肉は硬くなる。

　2）脂　質　食肉の脂肪は，前述のように蓄積脂肪と組織脂肪とに分けられる。特に蓄積脂肪の含量は，品種，年齢，栄養状態，部位などのちがいで大きく変動する。食肉には脂質含量が数%の赤肉から，50%程度の霜降り肉まである。食肉の蓄積脂肪は約90%を占め，そのほとんどが中性脂肪である。食肉の脂肪を構成する脂肪酸は，オレイン酸，パルミチン酸，ステアリン酸が主で，必須脂肪酸のリノール酸は豚や鶏以外では少ない。

　食肉の脂肪は，**パルミチン酸やステアリン酸**などの**飽和脂肪酸**に富み，魚介類のように高度不飽和脂肪酸を含まないため，常温（15〜25℃）では固体となる。脂肪の融点は表3-1-5に示すように動物種で異なり，豚脂（ラード）が牛脂（ヘット）よりも舌触りがよいのは，豚脂の融点のほうが人間の体温に近いからである。

　食肉の組織脂肪は，リン脂質，糖脂質，ステロール類が主成分である。特にリン脂質は，全組織脂肪の5〜10%含まれ，肉の酸敗速度と密接に関係する。またステロール類は0.5%前後含まれるが，その大部分は**コレステロール** cho-

表3-1-5　食肉脂肪の融点とヨウ素価

	融点（℃）	ヨウ素価
牛	40〜50	32〜47
豚	33〜46	46〜66
鶏	30〜32	58〜80
羊	44〜55	31〜46

lesterol である。コレステロール含量は，胃や腎臓，肝臓などの内臓類で高い。

　3）炭水化物　　食肉中の炭水化物の含量は少なく，ほとんどが 1 ％未満で，その大部分は**グリコーゲン**である。しかしながら，市販されている食肉中ではほとんどが乳酸に分解されているため，グリコーゲン含量は少ない。その他の炭水化物としては，結合型で微量のグルコース，フルクトース，リボースなどが存在するが，遊離形での存在は非常に少ない。またムコ多糖類やムコタンパク質として，結合組織，皮下組織，腱，軟骨などにヒアルロン酸，コンドロイチン硫酸などが存在する。

　4）無機質　　食肉中の無機質含量は，動物の種類に関係なく約 1 ％程度である。主な無機質は，カリウム（K），リン（P），イオウ（S），マグネシウム（Mg），カルシウム（Ca），ナトリウム（Na），鉄（Fe），亜鉛（Zn），銅（Cu）などで，特に K，P，S などが多く，Ca は少ない。これらの無機質は，遊離型以外にたんぱく質，脂質，炭水化物などと結合した形でも存在する。内臓類には骨格筋よりも多くの無機質が含まれ，特に鉄や銅が多い。Ca，Mg は筋肉の収縮や弛緩，死後硬直，解硬現象などに関与するとともに，肉の保水性にも関係している。

　5）ビタミン　　ビタミンでは B 群が多く含まれ，豚肉では特にビタミン B_1 含量が高い。また植物性食品には少ないビタミン B_{12} も含まれ，特に肝臓に多く含まれている。肝臓には食肉類には少ないビタミン A（レチノール）が多量に含まれていることも特徴である。

1.6　死後硬直と熟成

（1）死後硬直　Rigor mortis

　屠殺された家畜は呼吸が停止し，循環血も流れなくなるため，筋肉への酸素の供給が止まり，好気的な代謝は停止する。しかしながら，筋肉中では嫌気的な代謝は行われるため，グリコーゲンが解糖作用によってピルビン酸を経て，乳酸にまで分解される。この過程を**死後解糖** postmortem glycolysis という。屠殺直後の筋肉の pH は7.0～7.2程度であるが，乳酸の生成によって筋肉の pH は低下し，酸性となる。筋肉が酸性になると，酸性ホスファターゼが作用して ATP（アデノシン三リン酸）が分解し，これに伴い筋原線維を構成するたんぱく質のアクチンとミオシンが結合し**アクトミオシン**となり，筋肉の硬直がはじまる。これを**死後硬直**という。

　硬直中の肉は硬く，食用に適さないばかりではなく，保水性や結着性に欠けるため加工用にも適さない。筋肉の pH が5.0～5.5付近まで低下すると，解糖系の酵素の一部が失活するため，解糖は自動的に停止し pH の低下も止まる。そのため，筋肉の pH は5.0以下に下がることはなく，このときの pH を**極限 pH** という。

　死後硬直の時間は，家畜の種類，肉の部位，屠殺前の状態，貯蔵温度などによって異なる。屠殺前に栄養状態が悪かったり，乱暴に扱われたりしたものは，硬直の開始時間および保持時間のいずれも短く，硬直の程度も浅い。このような硬直を**アルカリ硬直**という。安静な状態で屠殺された場合の硬直を**酸性硬直**といい，絶食状態で屠殺

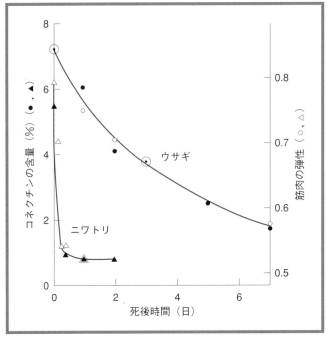

図3-1-4　筋肉の弾性およびコネクチン含量の死後変化
出典）高橋興威：科学と生物，19，261（1981）

された場合の硬直を**中間型硬直**という。アルカリ硬直のように極限 pH が高い場合には，保水性にはすぐれるが微生物が増殖しやすく，肉色が悪く，引き締まった感じの肉となりやすい。このような肉は**DFD 肉**とよばれ，Dark（肉色が暗い），Firm（肉が硬い），Dry（乾燥している）の特徴をもち，特に牛肉で発生しやすい。

　硬直は温度が低いほど進行は遅くなり，保持時間が長くなる。最大死後硬直の時間は，0～4℃で保存した場合，牛で24時間，豚で12時間，鶏で3時間，羊で10時間である。なお屠殺直後に凍結した肉では，解凍後に硬直がおこる。

（2）食肉の熟成　Aging

　死後硬直した肉を低温で貯蔵しておくと，肉は軟化し保水性を増すようになる。これを硬直解除または解硬現象という。**解硬現象** resolution of rigor は，筋原線維である Z 線の脆弱化，アクチンとミオシンの結合状態の弱化，骨格タンパク質の**コネクチン** connectin の低分子化，たんぱく質分解酵素による筋肉構成タンパク質の分解などによるといわれている。低温で保存した場合の筋肉の弾性とコネクチン含量の変化を図3-1-4に示す。また，筋肉自身に含まれる種々の酵素（**カテプシン**など）によって筋肉タンパク質が分解されることを**自己消化** autolysis といい，たんぱく質はペプトン，ペプチド，アミノ酸などに分解され，酸可溶性窒素化合物の増加をきたし，呈味性が増す。また **ATP** も次のような分解を受け，肉の呈味性に影響を与える。食肉貯蔵中のこれらの核酸関連物質の変化を図3-1-5，6に示す。

$$ATP \xrightarrow[\substack{\text{アデノシントリ}\\\text{ホスファターゼ}}]{-P} ADP \xrightarrow[\substack{\text{ミオキナーゼ}}]{-P} AMP \xrightarrow[\substack{\text{アデニル酸}\\\text{デアミナーゼ}}]{-NH_2} IMP \xrightarrow[\substack{\text{ホスファ}\\\text{ターゼ}}]{-P} HxR \xrightarrow[\substack{\text{ヒドラーゼ}}]{-R} Hx$$

ATP：アデノシン三リン酸，ADP：アデノシン二リン酸，AMP：アデノシン一リン酸
IMP：イノシン酸，HxR：イノシン，Hx：ヒポキサンチン

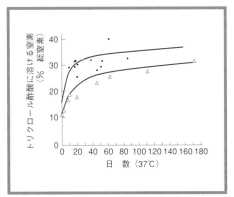

図3−1−5　37℃に無菌的に貯蔵したウサギ（●）およびウシ（△）の背長筋中のトリクロール酢酸可溶性窒素の増加
出典）Sharp：*J. Sci. Food Agric.,* **14**，468（1963）

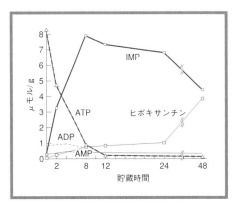

図3−1−6　4℃においたニワトリ胸筋のヌクレオチド含量の変化
出典）Terasaki ら：*Agric. Biol. Chem.,* **29**，208（1965）

　解硬現象による肉の軟化が進むにつれて，イノシン酸（IMP）やグルタミン酸などの遊離アミノ酸が生成され，風味が著しく向上する。また最大硬直期に最低となった保水性も，緩やかな pH の上昇（pH が中性まで回復することはない）とともに向上する。硬直を解除するのに必要な日数は，2〜5℃で貯蔵した場合，牛で7〜10日，豚や馬で3〜5日，鶏で1〜2日くらいである。このように硬直解除を待ち，食肉を一定期間ねかして，風味や調理・加工原料としての性質を積極的に向上させることを食肉の**熟成**という。熟成の効果は，牛肉，豚肉，羊肉，野鳥肉などで認められるが，鶏肉ではあまり認められない。なお，魚介類は一般に熟成を行わず，硬直期のものを食する。熟成の時間は温度が高いほど早いが，熟成中の pH 上昇と低分子成分の増加に伴って微生物繁殖がおこりやすくなるため，熟成は通常0〜5℃の低温で行われる。しかし，この条件では時間と費用がかかるため，安価な食肉では15℃前後の高温熟成（テンダリープロセス）を行い，熟成期間を短縮する方法がとられている場合がある。

1.7　食肉の色と風味
（1）食肉の色
　食肉の赤色は筋肉中に含まれる色素タンパク質の**ミオグロビン**（myoglobin, 肉色素）と**ヘモグロビン**（hemoglobin, 血色素）による。そのほかにカロテンやリボフラビン，チトクロームなども含まれているが，量的には少なく，肉色にはほとんど影響しない。

肉色はほとんどミオグロビン含量によって決まる。

　筋肉中のミオグロビン含量は，動物の種類や年齢，部位などによって異なる。動物種によるミオグロビン含量は，牛肉0.4〜1.0%，豚肉0.1〜0.3%，鶏肉0.01〜0.15%，羊肉0.25%，馬肉0.5〜1.0%であり，ミオグロビン含量の高い馬肉や牛肉は豚肉や羊肉に比べて肉色が濃い。また年齢では，老動物のほうが若動物よりもミオグロビン含量が多いため肉色が濃い。

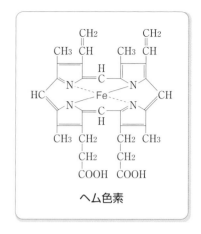

ヘム色素

　ミオグロビンは，右図に示すような構造のヘム色素とグロビンタンパク質が結合したもので，ヘモグロビンと類似した化学構造を有する。ヘムタンパク質のヘム鉄が2価（Fe^{2+}）のものをヘモクロム，3価（Fe^{3+}）のものをヘミクロムといい，それぞれ赤色および褐色を示し，食肉や食肉加工品の色調に関係している。

　屠殺直後の新鮮な食肉では，ミオグロビンのヘム鉄が2価の還元型であるため，少し暗い感じの赤色であるが，空気に触れた面はしばらくすると酸素と結合したミオグロビン（オキシミオグロビン）が増え，明るい赤色に変わる。このようにミオグロビンが酸素と結合してオキシミオグロビンとなり，肉色が鮮赤色となることを**ブルーミング** blooming という。さらに酸素との接触時間が長くなるとオキシミオグロビンの酸化が進み，メトミオグロビンに変わり肉色は褐色となる。これを**メト化**とよび，ヘム鉄が2価から3価に酸化される。

　また生肉を加熱した場合にも肉色は褐色となるが，これはミオグロビンのたんぱく質部分のグロビンが加熱変性すると同時に，ヘム鉄の酸化（2価鉄から3価鉄への変化）がおき，変性グロビンヘミクロム（**メトミオクロモーゲン**）に変化するためである。

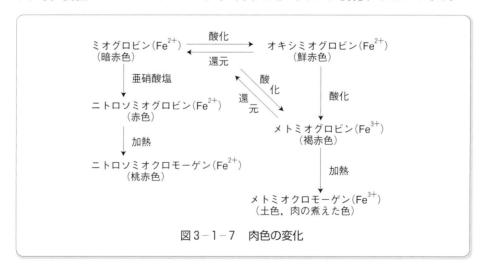

図3-1-7　肉色の変化

　以上のように，新鮮な生肉であっても空気中に長時間放置したり，加熱したりすることによって褐色に変わり，商品価値が失われる場合がある。特に肉加工製品の場合には食されるまでの時間が長くなることもあり，見た目の商品価値も一定期間保たなければならない。そのために肉色が褐色となるような変化を防止し，肉色を鮮やかな赤色に保持できるように**発色剤**が添加されている。発色剤としては硝酸塩や亜硝酸塩が使用され，発色補助剤としてはアスコルビン酸塩などが使用されている。**硝酸塩**は硝酸還元菌によって**亜硝酸塩**に還元される。亜硝酸塩は肉中の乳酸と反応して亜硝酸に変化した後，一酸化窒素（NO）に分解される。ミオグロビンがこの一酸化窒素と結合して赤色のニトロソミオグロビンとなり，これを加熱することによって熱にも安定な桃赤色の**ニトロソミオクロモーゲン** nitrosomyochromogen へと変化する。これがハムやベーコン，ソーセージなどの赤い色である。

　発色剤による肉色の固定は，ヘム色素からの鉄の遊離を防ぎ，脂質の過酸化を抑制することにもなる。ニトロソミオクロモーゲンは比較的安定な色素であるが，酸素，光，細菌などの作用で緑色，黄色，無色に変わることがある。ヘモグロビンもミオグロビンと同様，硝酸塩や亜硝酸塩の作用によりニトロソヘモグロビンから安定なニトロソヘモクロモーゲンへと変化する。食肉の色調変化を図3－1－7に示す。

　発色補助剤の**アスコルビン酸塩**は，①メトミオグロビンの還元作用，②亜硝酸塩の分解促進作用のほか，亜硝酸塩とアミン類の反応で生成する危険性のある発がん性物質ニトロソアミンの生成を抑制する作用もある。しかしながら，ニトロソアミンの問題が解決されたわけではない。そのほかに発色補助剤としては，エリソルビン酸やニコチン酸アミドなどが使用される。

（2）食肉の風味

　食肉を水で加熱し溶出してくる成分を一般に**エキス成分**といい，狭義にはたんぱく質，脂質，色素，無機質などを除いた有機物のことをさす場合もある。エキスとはエキストラクト extract の略である。食肉には約2～4.5％ほど含まれ，動物種により差がある。エキス成分に含まれる主な有機化合物には，遊離アミノ酸，ペプチド，ヌク

表3-1-6　食肉中のエキス成分組成（％）

可溶性非タンパク態化合物		3.50	無機質	可溶性全リン	0.20
窒素化合物	クレアチン	0.55		ナトリウム	0.05
	イノシン酸	0.30		カリウム	0.35
	アミノ酸	0.35		マグネシウム	0.02
	カルノシン，アンセリン	0.30		カルシウム	0.007
糖質	グルコース-6-リン酸	0.17		亜鉛	0.005
	グリコーゲン	0.10	その他	解糖中間生成物，微量金属，ビタミン	0.10
	グルコース	0.01			
	有機酸乳酸	0.90			

出典）Lawrie, R. A.：MeatScience, PergamonPress（1966）より抜粋.

レオチド，プリン塩基，グアニジン化合物，糖類，有機酸などがある。無機質には，Na，K，Ca，Fe，Cl（クロール），P，S，Mg，Znなどがあり，肉中でイオン状態や無機塩，有機塩などとして存在する。表3-1-6にエキス成分組成の一例を示す。エキス成分は食肉の呈味性と密接に関係し，屠殺後の熟成中に増加する。

　屠殺後の食肉は酸臭や血液臭が混ざった生臭みがあるが，これらは熟成過程においてかなり消失する。それでも完全に消失するわけではないので，生肉を食べる場合には香辛料でマスキングされる場合が多い。

　生肉を加熱すると，動物種それぞれの好ましい香気を生じ風味が増す。この香気生成には，次の二通りの要因が関与している。①赤身肉の水溶性成分（アミノ酸，ペプチド，糖類）の加熱中におきる**アミノ・カルボニル反応** amino-carbonyl reaction。②脂質や脂質中の微量成分の加熱中におきる酸化分解反応と分解物によるアミノ・カルボニル反応。①は動物種共通の風味で，②は動物種特有の風味に関係する。動物種特有の風味には，生肉中に含まれる脂質の脂肪酸組成が影響を及ぼしている。加熱肉の揮発性成分には，脂肪酸，アルコール，アルデヒド，ラクトン，エステル，フラン，ピラジン，含硫化合物などがあり，1,000種を超えるといわれる。

1.8　食肉の利用と加工
（1）食肉類の調理利用

　食肉はロース，ももなどの部位ごとにそれぞれ特徴があり，それを生かして調理することでおいしく，しかも経済的に調理できる。牛肉は部位ごとの特徴が比較的はっきりして，一般的には軟らかい部分が好まれるが，じっくり煮込むことで硬い部位もおいしい味がでる。豚肉は食肉として出荷される月齢が牛肉にくらべてはやく，運動することが少ないため，硬い部分ができにくく，どの部位も広い範囲の料理に利用できる。鶏肉は牛肉や豚肉にくらべると淡白な味わいとなる。牛肉，豚肉，鶏肉の部位別の肉質の特徴と，適した料理・利用法について，表3-1-7～9に示す。

（2）食肉類の加工利用

　食肉の加工品は，ハム，ベーコン，ソーセージ類がほとんどを占める。このほか，缶詰，半調理冷凍食品などがある。

　1）ハム，ベーコン，ソーセージ類　　日本農林規格（JAS）では，ベーコン（5種），ハム（5種），ソーセージ（10種），プレスハム，ハンバーグステーキ（2種），チルドミートボールについて記載している。これらの種類と主な特徴を表3-1-10に示す。**ハム，ベーコン**は豚の部分肉を塩漬けし，燻煙したものであるが，ハムは一部を除いてケーシングに充填するが，ベーコンは充填しない。**プレスハム**は肉塊につなぎを入れて結着したもので，原料に魚肉は入らない。**混合プレスハム**は魚肉を入れてもよい。**セミドライソーセージ，ドライソーセージ**の商品としては，ソフトサラミソーセージ，サラミソーセージに相当する。なお，**生ハム**は食品衛生法で非加熱食肉製品として取り扱い，水分活性は0.95未満と義務づけられ，JASのラックスハムに相当する。

表3-1-7　牛肉の部位別の肉質の特徴と適した料理・利用法

部位	肉質の特徴	料理・利用法
かた	筋が多く，硬くて粗い赤身肉である。脂肪は少ないが，味は濃厚である。	カレー，シチュー，スープ，バター焼き，ひき肉，小間切れ
かたロース	首に近いため，やや筋っぽいが，脂肪が比較的多く，風味が良い。薄切りの料理に適する。	すき焼き，焼肉，しゃぶしゃぶ，ステーキ
リブロース	きめが細かく，軟らかい。霜降り肉になりやすく，風味も良い。	ステーキ，ローストビーフ，すき焼き，バター焼き
サーロイン	きめが細かく，軟らかい。ヒレと並んで牛肉の最高部位。霜降り肉になりやすく，風味が特に良い。	ステーキ，ローストビーフ，すき焼き，しゃぶしゃぶ
ばら	きめが粗く，少し硬いが，赤身への脂肪交雑が多く，味が濃厚である。	煮込み料理，シチュー，すき焼き，牛丼，豚汁，酢豚，焼肉
もも	きめは粗いが，脂肪は少なく軟らかい赤身肉である。	ステーキ，バター焼き，すき焼き，煮込み料理
そともも	きめが粗く，硬い。脂肪が少なく，弾力性のある赤身肉である。	煮込み料理，シチュー，ステーキ，すき焼き，コンビーフ
ランプ	きめが細かく，軟らかい。鮮やかな赤身で，ヒレの代わりにもなる。	ステーキ，ローストビーフ，すき焼き，刺し身，たたき
ヒレ	きめが細かく，脂肪が少なく，最も軟らかい部位で，風味が特に良い。	ステーキ，ローストビーフ

表3-1-8　豚肉の部位別の肉質の特徴と適した料理・利用法

部位	肉質の特徴	料理・利用法
かた	きめが粗く，硬い。肉色が濃い。	煮込み料理，カレー，シチュー，ひき肉
かたロース	きめが粗く，やや硬いが，脂肪も適度に入り，風味がよい。	とんかつ，ソテー，焼肉，ほとんどの豚肉料理
ロース	きめが細かく，軟らかい。表面に厚い脂肪層があり，豚肉中最良の部位で，風味が良い。	とんかつ，ソテー，ローストポーク，生姜焼き
ばら	赤身と脂肪が交互に層をなし，きめは粗いがあまり硬くなく，味は濃厚である。	角煮，酢豚，シチュー，カレー，豚汁，ひき肉
もも	きめが比較的細かく，脂肪の少ない淡白な赤身肉である。	とんかつ，ソテー，焼肉，煮込み料理，炒め物
そともも	きめが粗く，筋があって硬い。肉色も濃い。	とんかつ，焼肉，生姜焼き，豚汁，煮込み料理
ヒレ	きめが細かく，豚肉中最も軟らかい。脂肪が少なく，淡白な風味である。	とんかつ，一口カツ，ソテー

表3-1-9　鶏肉の部位別の肉質の特徴と適した料理・利用法

部位	肉質の特徴	料理・利用法
手羽	肉は少ないが，ゼラチン質と脂肪が多く，味は良好で軟らかい。	煮込み料理，スープ，唐揚げ，焼肉
むね	きめが細かく軟らかいが，脂肪が少なく，味は淡白である。	唐揚げ，焼鳥，煮込み料理，水炊き
もも	やや硬めであるが，脂肪が比較的多く，味がコクがあってよい。	煮込み料理，唐揚げ，焼鳥，水炊き，照り焼
ささ身	低脂肪・高たんぱく質で，肉質は軟らかく，味は淡白である。	茶碗蒸し，焼鳥，揚げ物，和え物，刺身
皮	脂肪とゼラチン質が多く，歯触りも良い。	煮込み料理，炒め物，焼鳥，酢の物

　2）缶　詰　　食肉類を水煮，味付け，またはほかの食品と一緒に味付けして缶詰にしたものが多く，牛肉では大和煮，水煮，コンビーフなど，豚肉ではスライスベーコン，味付けなど，また鶏肉では水煮などがある。このほかにカレーやシチュー類，ソース類の缶詰もある。

　3）半調理冷凍食品　　調理加工して冷凍したもので，ハンバーグ，ミートボール，ギョウザ，コロッケ，フライ，カツ，カレー，ソース，シチュー類などがある。

　4）その他　　レトルト食品類として，カレーやシチュー類，ミートソース，パスタソースなどがある。

1.9　食肉類の三次機能

　科学的データは十分とはいえないが，食肉類の主な三次機能にはたんぱく質（ペプチド）や脂肪酸がかかわるものが報告されている。

　a．L-カルニチン[4]：L-カルニチンは，分子構造内に四級アンモニウムを持ち，ベタイン構造をとるアミノ酸の誘導体で，ヒトの体内でもL-リシンとL-メチオニンから生合成される。L-カルニチンは，生体内で脂質を燃焼してエネルギーを産生するに当り，脂肪酸をミトコンドリア内部に運搬する役割を担っている。筋肉細胞中に多く含まれ，鹿や山羊や子羊，馬，牛などの赤身肉に多く含まれる。エネルギー産生を中心に中性脂肪の蓄積抑制やコレステロール低下に寄与し，運動時にはスタミナ維持や疲労回復にも寄与すると考えられている。

　b．カルノシン[5]：カルノシンという名前は，動物の肉を意味する carno に由来する。カルノシンはβ-アラニンとL-ヒスチジンからなるジペプチドで，動物組織のみに存在し，特に骨格筋，心筋，神経組織に多く含まれている。カルノシンには抗酸化作用があるため，筋肉疲労の回復作用，生体内糖化反応 glycation の抑制作用があると考えられている。細菌感染症関連性のあるアミロイドβたんぱくの凝集や蓄積の抑

表 3-1-10 食肉加工品（ベーコン，ハム，ソーセージ）の種類と特徴

	種　　類	特　　徴
ベーコン類	ベーコン（特級，上級，標準） ショルダーベーコン ロースベーコン ミドルベーコン サイドベーコン	原料はすべて豚肉。製造工程ですべてベーコン類は塩漬けし，燻煙をするが加熱はしない。ケーシングに充填しない。 保存料，減菌料（化学合成品）は使用してはいけない。
ハム類	骨付きハム ボンレスハム（特級，上級，標準） ロースハム（特級，上級，標準） ショルダーハム（特級，上級，標準） ベリーハム ラックスハム （ベリーハムは JAS 規格なし）	原料はすべて豚肉。製造工程ですべてハム類は塩漬けし，燻煙する。骨付きハムはケーシングに充填しないが，ほかは充填する。ラックスハムは湯煮または蒸煮の必要はない。ほかはすべて必要。ラックスハムのみ塩漬け後低温で燻煙する。生ハムは非加熱食肉製品。
ソーセージ類	ソーセージ ボロニアソーセージ*（特級，上級，標準） フランクフルトソーセージ*（特級，上級，標準） ウインナーソーセージ*（特級，上級，標準） リオナソーセージ（上級，標準） レバーソーセージ セミドライソーセージ（上級，標準） ドライソーセージ（上級，標準） 加圧加熱ソーセージ 無塩漬ソーセージ	ボロニア，フランクフルト，ウインナー，リオナソーセージの原料は家畜，家禽，家兎肉を使用する。標準は魚肉も可。レバーソーセージの原料は家畜，家禽，家兎の肝臓のみ。ソーセージの製造は原料を塩漬けまたは塩漬けしないでひき肉とし，調味しケーシングに充填後，燻煙または燻煙しないで加熱または乾燥したもの。
	プレスハム（特級，上級，標準）	原料肉は豚肉，牛肉，家兎肉以外は不可。製造工程で塩漬け，燻煙，ケーシング充填，加熱が必要。
	混合プレスハム（JAS 規格はなし）	原料，製造法はソーセージ類と類似。
	混合ソーセージ（JAS 規格はなし） 加圧加熱混合ソーセージ（JAS 規格はなし）	食品表示法で加圧加熱ソーセージは殺菌条件を表示。
ハンバーグステーキ類	チルドハンバーグステーキ（上級，標準） ハンバーガーパティ（上級，標準）	ハンバーガーパティの上級は牛肉のみ使用。他はほかの畜肉使用可。 チルド温度帯で冷蔵する。 パティ上級以外は植物たんぱく質添加可。
	チルドミートボール（上級，標準）	チルド温度帯で冷蔵する。

＊ボロニア：牛の腸詰，あるいは直径36mm 以上。
　フランクフルト：豚の腸詰，あるいは直径20mm 以上36mm 未満。
　ウインナー：羊の腸詰，あるいは直径20mm 未満。

制にカルノシンの抗酸化作用・抗糖化作用が寄与すると考えられている。

　c．共役リノール酸[6]：共役リノール酸は牛や山羊などの反芻動物の消化管内に存在する微生物によって生成される。共役リノール酸は1980年代にその抗がん作用で注目されるようになり，今日では，体脂肪の沈着抑制，免疫機能の改善に寄与すると考えられている。特に trans-9, trans-11 共役リノール酸, trans-10, cis-12共役リノール酸が注目されていて，これらは構造的にトランス型の二重結合を有するが，硬化油に含まれる，いわゆるトランス脂肪酸とは区別される。

文　　献

1 ）FAO　Food Outlook-BIANNUAL REPORT ON GLOBAL FOOD MARKETS, (2021, June)
　　https://www.fao.org/documents/card/en/c/cb4479en/
2 ）総務統計局ホームページ，世界の統計2021：第 4 章　農林水産業　4-4　1 人当たり供給食料
　　https://www.stat.go.jp/data/sekai/notes.html
3 ）農林水産省ホームページ，令和 2 年度食料需給表
　　https://www.maff.go.jp/j/zyukyu/fbs/
4 ）田中平三ほか監修：サプリメント・健康食品の「効き目」と「安全性」：カルニチン", p.40, 同文書院（2007）
5 ）日本健康食品・サプリメント情報センター　ナチュラルメディシンデータベース：カルノシン, p.244,（2015）
6 ）日本健康食品・サプリメント情報センター　ナチュラルメディシンデータベース：共役リノール酸, p.281,（2015）

2．乳　　　類　Milks and Dairy Products

　　ミルクは哺乳動物の子どもを育てるために母牛が食料として生産するものである。ヒトは，本来は子牛を育てるために作られている牛乳を，飲料や乳製品として加工し，ヒトのための食料として利用している。牛乳は栄養価の高い食品ではあるが，それだけではヒトの乳児は育つことができない。

　　日本で飼育されている乳牛のほとんどはホルスタイン種で，雌の体重は600〜700kgである。雌牛は妊娠・出産を経て初めて搾乳することが可能となる。乳等省令では，出産後5日以内のミルクを初乳と定義しており，この時期の食品としての搾乳を禁止している。その後の300〜330日が食品としての搾乳期間で，次の出産までの体調回復期間（乾乳期）の2〜3か月をおき，次の出産の準備に移るというのがホルスタイン種での一般的な搾乳サイクルである。泌乳期では，通常は朝と夕方の1日2回搾乳を行う。

　　農業全体でみると，農業産出額の約3割を占める畜産業の算出額のうち，約25%を生乳生産額が占めている。国内全体の飼料自給率は25%（2020年）であるが，生乳生産（酪農）に限ると，牧草が飼料として使われるため飼料自給率は，北海道が約50%，都府県が37%である（平成26年度の畜産物生産調査）。

2．1　乳類の生産と消費

　　乳類は，国内で生産される生乳と海外から輸入される乳・乳製品がある。輸入乳製品量を生乳量に換算（生乳換算値）し，生乳と比較すると，国内生産の生乳が58%，乳製品として輸入されるものが約42%である（2019年度）（図3－2－1）。

　　国内生乳生産量は1997年から年度毎に多少のバラつきはあるものの減少傾向が続いている。一方，牛1頭当たりの生乳生産量は，1975年には約4,500kg/年であったが，飼育技術の向上などにより，2019年度では全国平均で8,769kg/年となり，逆に乳牛の飼育頭数は1975年の約65%に減少している。

　　食品表示法が2015年（平成27年）4月から施行されたが，「乳及び乳製品の成分規格等に関する省令」（乳等省令，昭和26年厚生省令第52号；最終改正，令和2年厚生労働省令第112号）に規定されているものは乳等省令に従う。乳等省令では，搾乳したミルクを生

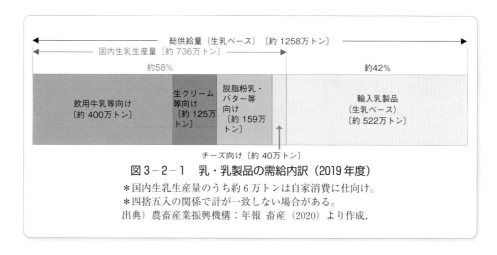

図3－2－1　乳・乳製品の需給内訳（2019年度）
＊国内生乳生産量のうち約6万トンは自家消費に仕向け。
＊四捨五入の関係で計が一致しない場合がある。
出典）農畜産業振興機構：年報 畜産（2020）より作成．

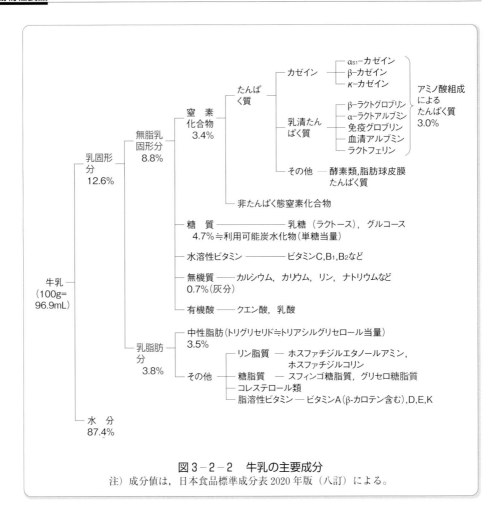

図3-2-2　牛乳の主要成分
注）成分値は，日本食品標準成分表2020年版（八訂）による。

表3-2-1　牛乳・人乳

食品名	エネルギー		水分	アミノ酸組成によるたんぱく質	たんぱく質	TG当量	コレステロール	脂質	利用可能炭水化物（単糖当量）	利用可能炭水化物（質量計）	差引き法による利用可能炭水化物	食物繊維			糖アルコール	炭水化物	有機酸	灰分	無機質						
												水溶性食物繊維	不溶性食物繊維	食物繊維総量					ナトリウム	カリウム	カルシウム	マグネシウム	リン	鉄	亜鉛
	kJ	kcal	g	g	g		mg	g	g				g							mg						
生乳　ホルスタイン種	263	63	87.7	2.8	3.2	3.8	12	3.7	4.7	4.4	4.9	–	–	(0)	–	4.7	0.1	0.7	40	140	110	10	91	Tr	0.4
人　　乳（成熟乳）	255	61	88.0	0.8	1.1	3.6	15	3.5	(6.7)	(6.4)	7.3	–	–	–	–	7.2	–	0.2	15	48	27	3	14	0.04*	0.3

＊人乳…鉄：Trであるが，利用上の便宜のため小数第2位まで記載。ヨウ素：母親の食事（特に海藻類摂取量）に影響されるため

乳と定義している。生乳は63℃，30分に相当する加熱条件以上で殺菌をすることが義務付けられている（特別牛乳の製造許可を受けた業者は例外）。したがって，特別牛乳を除く乳・乳製品は必ず加熱という加工処理を行うため，食品表示法では加工食品に含まれる（生鮮食品としての乳・乳製品は日本ではない）。乳等省令では，生乳を原料とする食品を，**乳，乳製品，乳等を主要原料とする食品**（乳主原）に分けている。図3−2−2に示したように，乳等省令では，**乳固形分**のうち脂質成分を**乳脂肪分**，水分を除いた固形物量から乳脂肪分を差し引いたものを**無脂乳固形分**と定義している。

2.2　ミルクの成分：人乳と牛乳の違い

　日本食品標準成分表2020年版（八訂）（以下，本項において『成分表2020年版（八訂）』）に記載されている牛乳（ホルスタイン種生乳）と人乳の成分を表3−2−1に示す。一般成分では炭水化物（糖質），ミネラルでは鉄と銅，ビタミンでは，脂溶性のレチノール（ビタミンA），トコフェロール（ビタミンE），水溶性ではナイアシン，ビタミンCは人乳で含量が多いが，それ以外の成分は牛乳の含有量が多い。

　人乳と牛乳の一般成分は質的にも違いが多く，育児用調製乳にはこれらの知見が生かされている。人乳に含まれるたんぱく質の絶対量は少ないが，ホエイたんぱく質が約50％（牛乳中のホエイたんぱく質は約20％）である。人乳はα−ラクトアルブミンが多く，牛乳に含まれるβ−ラクトグロブリンは含まれない。

　脂質含量自体は牛乳と人乳はほぼ同じであるが，牛乳中の脂質のうち飽和脂肪酸は66％，人乳は38％である。人乳では脂質のうち17.8％が多価不飽和脂肪酸（$n-6$系脂肪酸であるリノール酸が14.1％を占める）である（表3−2−2）。

の成分組成（100g 当たり）　　　　　　　　　　　　　　　　　　　　　　　　　　　　　　（可食部100g 当たり）

無機質						ビタミン																						アルコール	食塩相当量
銅	マンガン	ヨウ素	セレン	クロム	モリブデン	A レチノール	A α-カロテン	A β-カロテン	A β-クリプトキサンチン	A β-カロテン当量	A レチノール活性当量	ビタミンD	E α-トコフェロール	E β-トコフェロール	E γ-トコフェロール	E δ-トコフェロール	ビタミンK	ビタミンB1	ビタミンB2	ナイアシン	ナイアシン当量	ビタミンB6	ビタミンB12	葉酸	パントテン酸	ビオチン	ビタミンC		
mg	mg	μg	μg	μg	μg	μg	μg	μg	μg	μg	μg	μg	mg	mg	mg	mg	μg	mg	mg	mg	mg	mg	μg	μg	mg	μg	mg	g	g
Tr	Tr	14	3	0	4	37	0	8	0	8	38	Tr	0.1	0	0	0	1	0.04	0.15	0.1	0.8	0.03	0.3	5	0.53	2.4	1	-	0.1
0.03	Tr	*	2	0	0	45	-	-	-	12	46	0.3*	0.4	0	0.1	0	1	0.01	0.03	0.2	0.4	Tr	Tr	Tr	0.50	0.5	5		

測定を行っていない。ビタミンD：ビタミンD活性代謝物を含む（ビタミンD活性代謝物を含まない場合：Tr）。

出典）日本食品標準成分表2020年版（八訂）より作成.

表3−2−2　脂肪酸総量100g 当たりの脂肪酸成分含量（g）

食品名	飽和脂肪酸	一価不飽和脂肪酸	多価不飽和脂肪酸	n-3系多価不飽和脂肪酸	n-6系多価不飽和脂肪酸	4:0 酪酸	6:0 ヘキサン酸	8:0 オクタン酸	10:0 デカン酸	12:0 ラウリン酸	14:0 ミリスチン酸	16:0 パルミチン酸	18:0 ステアリン酸	10:1 デセン酸	14:1 ミリストレイン酸	16:1 パルミトレイン酸	18:1 オレイン酸	18:2 n-6 リノール酸	18:3 n-3 α・リノレン酸	18:3 n-6 γ・リノレン酸	20:4 n-6 アラキドン酸	22:6 n-3 ドコサヘキサエン酸
生乳　ジャージー種	72.8	23.3	3.9	0.4	3.4	3.6	2.3	1.4	3.2	3.5	10.9	30.7	15.3	0.2	0.6	1.1	21.4	3.4	0.4	0	0	0
生乳　ホルスタイン種	66.1	29.7	4.2	0.5	3.7	2.0	1.3	0.8	1.7	2.1	9.1	32.6	13.2	0	0.7	1.6	26.7	3.2	0.4	0.1	0.2	0
人乳	38.2	44.1	17.8	2.7	15.1	0	0	0	1.1	4.8	5.2	21.2	5.4	0	0.1	2.3	40.9	14.1	1.4	0.1	0.4	0.9

＊）「18:1オレイン酸」は，オレイン酸（オクタデセン酸（n-9））とシス−バクセン酸（オクタデセン酸（n-7））の合計値。
出典）日本食品標準成分表2020年版（八訂）脂肪酸成分表編　より作成.

　　人乳には約7％の炭水化物が含まれるが，約80％が乳糖で，残りの20％がオリゴ糖である（ヒトミルクオリゴ糖）。ヒトミルクオリゴ糖は200種類程度あり，大部分は還元末端に乳糖の構造をもっている。分娩後1週間程度の初乳では2.2〜2.4％，常乳では1.2〜1.3％が含まれる。乳糖と異なり消化管で吸収されず，栄養素とはならない。消化されないヒトミルクオリゴ糖は，結腸で資化能を有するビフィズス菌の増殖を促進する，ウイルス感染を防ぐ，といった役割を果たしている。

2.3　牛乳の成分

　　図3−2−2に生乳を構成する化学成分名と含量を示した。健康な牛では牛乳の成分は，牛の種類，個体差，分娩日からの日数，飼料，季節によって変動する。市販されている牛乳でも乳脂肪分，無脂乳固形分の変動がある（図3−2−3）。無脂乳固形分の季節変動は主にたんぱく質含量の変動に起因する。

（1）たんぱく質

　　牛乳中では約80％が**カゼイン**（casein）たんぱく質で，等電点は pH4.6である。カゼインの等電点で水溶性の成分が**ホエイ**（whey）たんぱく質（約18％）である。

　　1）カゼイン　　カゼインはリン酸化たんぱく質で，牛乳中ではカゼインミセル ca-

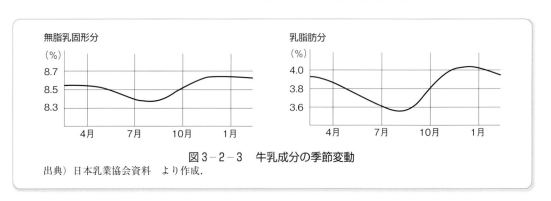

図3−2−3　牛乳成分の季節変動
出典）日本乳業協会資料　より作成.

sein micelle というコロイド状態で分散している。牛乳が白く濁っているのはカゼインが水に溶解しないコロイド粒子（平均直径150nm）として分散し，光を散乱させるためである。カゼインたんぱく質は，アミノ酸の一次構造と転写後修飾（リン酸化，糖付加等）の異なる $\alpha_{s1}-$，$\alpha_{s2}-$，$\beta-$，$\kappa-$カゼインの4種類のグループから構成されている。**カゼインミセル**の構造モデルには諸説あるが，一般的には親水性の高い$\kappa-$カゼインが表面にあり，疎水性の高い$\alpha_{s1}-$，$\beta-$カゼインがミセルの内部にあるとされている。チーズ製造の際に，牛乳にレンネット（主成分，キモシン）を加えると$\kappa-$カゼインのC-末端側にある親水領域を切断され，コロイドが不安定になり沈殿（凝固）する。牛乳を超高温殺菌（UHT）すると，レンネット凝固性が消失する。

　2）ホエイ（乳清）たんぱく質　カゼインと同様にアミノ酸の一次配列が異なる，**β-ラクトグロブリン**（β-lactoglobulin），**α-ラクトアルブミン**（α-lactoalbumin），免疫グロブリン（immunoglobulin；Ig），**ラクトフェリン**（lactoferrin）などからなる。β-ラクトグロブリンはホエイたんぱく質の約50％，α-ラクトアルブミンは約20％を構成する。牛では妊娠中に胎盤を通じた免疫グログリンの移行が行われず初乳を通して供給するので，初乳の免疫グロブリン含量が多く，常乳では0.05〜0.1％程度に減少する。IgG，IgM，IgAの順で多く含まれる。ラクトフェリンは，糖たんぱく質で，赤色たんぱく質ともよばれ1分子当たり2分子の鉄を結合する。ラクトフェリンには，抗菌・抗ウイルス作用，免疫賦活作用，骨代謝調節作用があるとする研究成果がある。

　牛乳中には，さまざまな酵素が存在する。キサンチンオキシダーゼ，カタラーゼ，ラクトパーオキシダーゼなどの酸化還元酵素は臭気発生などの原因となることがある。牛乳中での熱安定性が低いアルカリホスファターゼは殺菌温度の指標で，伝統製法で作られる欧州の未殺菌乳チーズの検証に使われる。

（2）脂　質

　ホルスタイン種とジャージー種の乳脂肪分100g当たりの脂肪酸組成を表3-2-2に示した。ホルスタイン種もジャージー種も生乳のトリアシルグリセロールは飽和脂肪酸が主体で乳脂肪中の含量は66.1％と72.8％である。低級飽和脂肪酸の酪酸（4：0）やヘキサン酸（6：0，慣用名カプロン酸）は乳脂肪の特徴のある風味に関与している。含量の多い飽和脂肪酸はミリスチン酸（14：0），パルミチン酸（16：0），ステアリン酸（18：0）である。乳脂肪分に含まれる不飽和脂肪酸は，大部分がオレイン酸（18：1）であり，ジャージー種とホルスタイン種で脂肪酸100g当たり21.4g，26.7gである。

　牛乳中に含まれるトリアシルグリセロール以外の脂質成分は，リン脂質，スフィンゴ脂質，ステロール脂質，遊離脂肪酸である。牛乳中で脂肪成分はトリアシルグリセロールを核にした，直径0.2〜15μm（平均4μm）の脂肪球として存在している。脂肪球は，外側に膜たんぱく質，リン脂質，スフィンゴ脂質などの両親媒性物質からなる脂肪球皮膜で覆われており，牛乳中では**エマルション**として存在している。

（3）炭水化物

　『成分表2020年版（八訂）』によれば，生乳中に4.7％の炭水化物が含まれ，**乳糖**（lactose) の含量は4.4%（ホルスタイン種）である。乳糖はグルコースとガラクトースがβ－1,4－結合で結合した二糖類で消化吸収には**ラクターゼ**（β－ガラクトシダーゼ）が必要である。ラクターゼ活性の低い人では，牛乳摂取時に小腸で乳糖分解が行われず，腹痛，下痢などの症状をおこす。この症状が乳糖不耐症である。

そのほかに牛乳には，微量のグルコース，ガラクトース，N－アセチルグルコサミン，β－2－デオキシ－D－リボースなどが含まれている。

牛乳中には，クエン酸が含まれておりカゼインの安定性に関与している。

（4）ビタミン

牛乳中にはほとんどのビタミンが含まれており，脂溶性ビタミンのA，D，E，K，水溶性ビタミンのB群が存在している。特に，ビタミンA，B_2が多く含まれている。

（5）無 機 質

生乳には0.7%の無機質が含まれる。牛乳の無機質で最も重要なものはカルシウムで，『成分表2020年版（八訂）』では生乳100g 当たり110mg 含まれる。牛乳のカルシウムは，ホエイ中の可溶性カルシウムが約34%（このうちの10%イオン化したカルシウム），カゼインミセル中に**コロイド状リン酸カルシウム**形態で存在するものが約66%である。カルシウムは食品中での存在形態で吸収率が異なるが，牛乳中のカルシウムの吸収率は40%で，小魚の33%，野菜の19%に比較して吸収率が高い。その他の微量元素として，カリウム，リン，マグネシウムなどが含まれている。

（6）栄養素充足率と栄養素密度

「日本人の食事摂取基準」で設定された推奨量，目安量をひとつの食品を通常摂取する食事量でどの程度満たすことができるかを示す指標が**栄養素充足率**である。図3－2－4に牛乳200mL を摂取した際の栄養素充足率を示した。200mL の牛乳を摂ることで，1日に必要な栄養素を20%以上摂取できるのは，飽和脂肪酸，カルシウム，リン，ビタミンB_2，ビタミンB_{12}，パントテン酸である。脂質，カリウム，ビタミンA，ビタミンD は10%以上摂取できる。また，最近はエネルギー100kcal 相当の単一食品を摂取したときに得られる栄養素の量を**栄養素密度**と定義して食品の特性を評価することが欧米では多い。乳・乳製品は栄養素密度が高い食品群である。

2.4　生乳と乳・乳製品の性状と検査

乳等省令に基づく検査は，生乳と乳・乳製品に対して別々の規格基準が決められており，決められた方法で試験を行った後に，合格か不合格の判定まで行う。乳等省令に基づく検査を補完する迅速測定法も必要に応じて導入されている場合が多い。乳成分管理にはフーリエ変換赤外分析（FT－IR）を用いた迅速測定法，抗生物質検査にはイムノクロマト法を用いた迅速検査法が用いられることが多い。

（1）生乳の性状と検査

生乳の規格基準は，**理化学検査**として比重（15℃における比重が1.028以上）と乳酸酸度（ジャージー種生乳以外は0.18%以下，ジャージー種生乳は0.20%以下），**微生物検査**とし

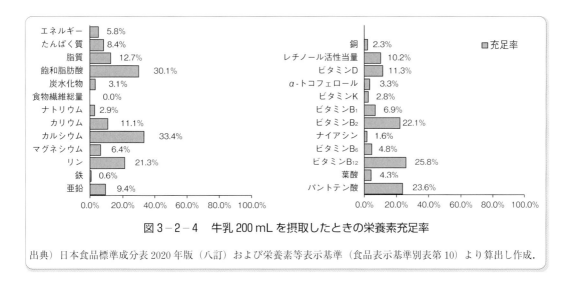

図 3－2－4　牛乳 200 mL を摂取したときの栄養素充足率

出典）日本食品標準成分表 2020 年版（八訂）および栄養素等表示基準（食品表示基準別表第 10）より算出し作成.

て細菌数（直接個体鏡検法で400万 /mL 以下）と定められている。また，乳・乳製品に使用する生乳はポジティブリスト制に則った抗生物質（動物医薬品）と農薬の管理が行われている。

（2）乳・乳製品の性状と検査

　乳等省令で決められているもののうち，代表的な乳・乳製品の成分規格，製造法の基準，保存法の基準を表 3－2－3 に示した。日本では，乳・乳製品を製造する際，生乳について，Q 熱病原体を死滅させる63℃，30分またはこれと同等以上の殺菌を行う必要がある。

（3）生乳の加熱による変化

　栄養学的に良好な生乳は微生物にとっても良好な培養基となる。生乳を殺菌すると，皮膜形成，褐色化，加熱臭生成といった変化が起こる。生乳中のたんぱく質のうち，ホエイたんぱく質（免疫グロブリン，β－ラクトグロブリン，α－ラクトアルブミン）はカゼインに比べ熱変性しやすい。加熱殺菌によるたんぱく質の栄養価の変化はほとんどないとされている。

　1）皮膜形成　　牛乳を40℃以上に加熱すると，表面に薄い皮膜を形成する（**ラムスデン現象**）。これは，熱変性しやすいホエイたんぱく質のβ－ラクトグロブリンやα－ラクトアルブミンがミルクの表面で変性凝固するためである。

　2）褐色化　　牛乳を長時間あるいは高温（100℃以上）で加熱すると褐色化（褐変）が起こる。牛乳のたんぱく質中のアミノ基（特にリシン残基）と乳糖中のカルボニル基との間での**アミノ・カルボニル反応**（メイラード反応）によって褐色の物質メラノイジンが生成するためである。

　3）加熱臭　　ホエイたんぱく質のβ－ラクトグロブリンは60℃以上の加熱で変性が始まり，UHT の殺菌条件（p.131参照）では 7 ～ 9 割が変性する。変性したβ－ラクトグロブリン中のチオール基（-SH）由来の含硫化合物が加熱臭の原因となる。

表3-2-3　乳等省令に基づく主な乳および乳製品の規格基準

		成分規格						製造法の基準	保存の基準	備　　考
		無脂乳固形分	乳脂肪分	15℃の比重	乳酸酸度	細菌数	大腸菌群			
主な牛乳	牛乳	8.0%以上	3.0%以上	1.028以上	0.18%以下	5万個/mL以下	陰性	63℃,30分または同等以上	10℃以下*	ジャージー乳のみを原料とする場合は乳酸酸度0.20%以下
	低脂肪牛乳		0.5〜1.5%	1.030以上	0.21%以下					
	無脂肪牛乳		0.5%未満	1.032以上	0.21%以下					
	加工乳		—	—	0.18%以下					
主な乳製品	クリーム	—	18.0%以上		0.20%以下	10万個/mL以下	陰性	63℃,30分または同等以上	10℃以下*	
	バター		80.0%以上（水分17.0%以下）							
	ナチュラルチーズ		—			—	—	—	—	加熱処理または喫食時に加熱するものを除き，リステリア・モノサイトゲネスが100個/g以下
	プロセスチーズ		—			—	陰性			乳固形分40.0%以上
	無糖練乳		7.5%以上			0個/g	実質ゼロ	容器に入れ115℃以上15分		乳固形分25.0%以上
	加糖練乳		8.0%以上（水分27.0%以下）			5万個/mL以下	陰性	—		乳固形分28.0%以上，乳糖を含む糖分58.0%以下

＊常温保存可能品（LL牛乳，LL殺菌クリーム）においては常温を超えない温度で保存

　　4）レンネット凝固性　　カゼインは熱に安定であるが，UHT殺菌ではホエイたんぱく質，特にβ-ラクトグロブリンが変性し，カゼインの表面にあるκ-カゼインと結合し，レンネット凝固性が低下する。また，遊離のカルシウムイオンが加熱によって不溶化し，凝乳に関与するカルシウムが不足することも関連する。UHT殺菌乳でチーズを作ることはできないのはこのためである。

2.5　牛乳・乳製品の利用

　　図3-2-5に生乳を起点して殺菌，成分調整，分離，濃縮，乾燥，発酵などの技術

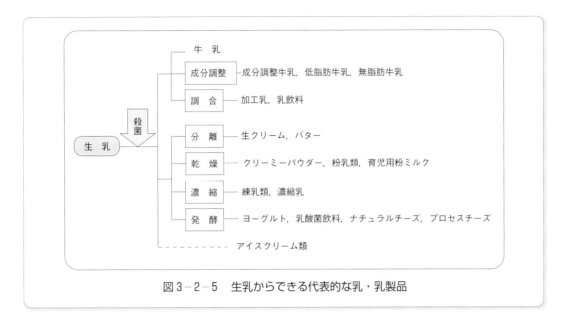

図3−2−5　生乳からできる代表的な乳・乳製品

を使って製造する代表的な乳・乳製品を示した。日本では，乳・乳製品，乳主原について乳等省令で規格基準が定められている。『成分表2020年版（八訂）』に収載されている乳類の一部は乳等省令では乳主原に分類されるものも含まれる。

（1）飲　用　乳（液状乳類）

　『成分表2020年版（八訂）』に収載されている液状乳類は乳等省令による分類では，生乳，生乳を原料とした牛乳類（牛乳，成分調整牛乳，低脂肪牛乳，無脂肪牛乳），加工乳，乳飲料である[1]。

　1）牛乳類　牛乳類は直接飲用に供する目的で販売する牛の乳をいう。「飲用乳の表示に関する公正競争規約」に基づき，日本で「牛乳」と表示できるのは生乳をそのまま，または，成分調整して原料としたものだけである。ほとんどの牛乳では，均質化処理（**ホモジナイズ**）を行う。均質化処理により脂肪球の直径が1µm以下となり，脂肪球のエマルションが安定化し，クリーム分離を抑制する。

　乳等省令では，63℃，30分の保持またはこれと同等以上の殺菌効果をもつ方法で殺菌しなければならない。代表的なミルクの殺菌には，低温長時間殺菌法（低温殺菌法，LTLT法；63℃，30分保持），高温短時間殺菌法（HTST法；72℃，15〜20秒），超高温殺菌法（UHT法；120〜130℃，1〜4秒）がある。加熱殺菌した牛乳は後述の常温保存可能品（LL）を除き，10℃以下で流通保存しなければならない。

　2）加工乳　加工乳は生乳だけではなく，牛乳，特別牛乳，乳製品（バター，クリーム，脱脂乳など）を原料として使用した（これら以外は原料として使用できない）もので，牛乳類，発酵乳，乳酸菌飲料を除く飲用乳である。表3−2−3に加工乳の成分規格と

---

　[1]　特別牛乳は特別牛乳搾取処理業の許可を受けた業者のみが製造可能で，必ずしも生乳を殺菌する必要はないが，無殺菌乳の販売を許可されている業者はごく少数であるため本文では省略した。

製造基準，保存規格を示した。

　3）乳飲料　　牛乳または乳製品を主原料とし，コーヒー液，果汁，着色料，香料，栄養成分などを添加した飲料用の乳製品をいう。現在では公正競争規約の取り決めで，「コーヒー牛乳」，「フルーツ牛乳」という表現は使うことができない。

　特殊なものとして乳糖不耐症者用に開発された乳糖分解乳（低乳糖化牛乳）がある。これは牛乳中の乳糖をあらかじめラクターゼ（乳糖分解酵素）でグルコースとガラクトースに分解したものである。これは通常の牛乳より甘味があり，乳飲料に分類される。ビタミンや無機質を添加した強化牛乳も乳飲料に含まれる。

　4）常温保存可能品　　常温保存可能品（LL乳，ロングライフ牛乳；long life milk）は，厚生労働大臣の認可を受けた施設で，130〜150℃，0.5〜4秒間の超高温殺菌を行い，過酸化水素などで殺菌したアルミ箔とポリエチレンでコーティングした**ラミネート（多層包装）容器**に，無菌室で**無菌充填**したものである。開封しなければ常温で保存が可能な牛乳である。

（2）発酵乳製品

　主に乳酸菌によって乳酸発酵した食品で，発酵乳，チーズ，乳酸菌飲料などがある。

　1）発酵乳とヨーグルト　Fermented milk and Yoghurt　　**発酵乳**は，乳等省令では乳製品に分類され，無脂乳固形分8.0％以上，乳酸菌数または酵母数が1,000万個/mL以上（加熱殺菌した発酵乳では菌数規格は該当しない），大腸菌群陰性と成分規格が決められている。『成分表2020年版（八訂）』には，乳脂肪が3％程度の全脂，1％程度の低脂肪，0.5％未満の無脂肪という脂肪含量の異なる**ヨーグルト**として，砂糖無添加ヨーグルト（無糖），砂糖や果汁等の糖類を添加した脱脂加糖ヨーグルト，凝固したヨーグルトを液状にして砂糖を加えたドリンクヨーグルトに加え，健康志向で市場が拡大している低脂肪無糖ヨーグルトと無脂肪無糖ヨーグルトが収載されている。

　乳等省令では，乳酸菌または酵母で発酵した乳製品を発酵乳と規定しているが，食品の国際規格であるコーデックス（Codex）規格では，ヨーグルトは共生関係にあるヨーグルト菌（*Lactobacillus delbrueckii* sub. *bulgaricus* と *Streptococcus thermophilus*）の2種類の乳酸菌を使うものとされている。最近では，ヨーグルト菌に整腸作用などの生体調節機能が期待されている *Lactobacillus gasseri*，*L. casei*，*L. acidophilus* 等の乳酸桿菌やビフィズス菌（*Bifidobacterium longum*，*B. breve*，*B. bifidum* 等）等の**プロバイオティクス**を添加したヨーグルトも多い。コーデックス規格ではヨーグルトには分類されないが，中温性乳酸菌の *Lactococcus lactis* を使った「カスピ海ヨーグルト」も日本では販売されている。

　コーデックスでは，その他の発酵乳として，*Lactobacillus acidophilus* を用いたアシドフィルスミルク，ケフィール粒（*Lactobacillus* 属，*Leuconostoc* 属，*Lactococcus* 属，*Acetobacter* 属の細菌と乳糖資化性酵母 *Kluyveromyces marxianus* 等から構成される）を使ったケフィール，*Lactobacillus delbrueckii* sub. *bulgaricus* と *Kluyveromyces marxianus* で発酵したクミス Kumys が規定されている。

　　2）乳酸菌飲料　Fermented milk drink　　乳酸菌飲料は日本で独自に開発された飲
用発酵乳製品で，現在では世界中で製造販売されている。脱脂乳を乳酸菌で発酵した
後，糖類，香料などと必要に応じて安定剤，果汁等の副原料を混合し，均質化したも
のである。

　　乳等省令では乳製品に分類される，無脂乳固形分が3.0％以上，乳酸菌数または酵母
数が1,000万個/mL，大腸菌群陰性という規格の**乳製品乳酸菌飲料**と，乳成分含量が
少なく乳主原に分類される，無脂乳固形分が3.0％未満，乳酸菌数または酵母数が100
万個/mL以上，大腸菌群陰性の**乳酸菌飲料**（乳主原）がある。乳製品乳酸菌飲料には
殺菌して生きた乳酸菌や酵母を含まないタイプのものも乳等省令では認められている。

（3）練　　乳（練乳 Evaporated milk と加糖練乳 Sweetened condensed milk）

　　練乳は牛乳から水分を除去し，水分活性を下げて保存性を高めた液状乳製品であ
る。濃縮後に UHT 殺菌により保存性を高めた**無糖練乳**（全脂無糖練乳と脱脂無糖練乳）
と，スクロース（ショ糖）を添加することによって水分活性を下げて保存性を高めた**加
糖練乳**（無糖練乳と同様に全脂加糖練乳と脱脂加糖練乳）がある（表3−2−3）。

　　無糖練乳はエバミルクともよばれ，料理，コーヒーや紅茶に使用されることが多い。
加糖練乳はコンデンスミルクともよばれ，牛乳に水分活性が0.85〜0.87になるように
スクロースを添加したものである。牛乳の主要な糖類である乳糖は溶解度が低いので
濃縮乳にスクロースを添加すると自由水が少なくなり結晶として析出する。そこで，
加糖練乳の製造では，人間が感知することのできない大きさの微細な乳糖結晶（10μm
以下）を作らせるシーディングという工程が不可欠である。加糖練乳は，製菓やアイス
クリームの原料として用いられる。

（4）粉　　乳　Milk powder

　　生乳または牛乳のほとんどの水分を除いて粉末状に乾燥したものの総称が粉乳であ
る。保存性が良く貯蔵・輸送に適しているため，乳製品の原材料として使用できるこ
とから，生乳の需給調整の役割も大きい。乳等省令で規定されている粉乳類は，全粉
乳，脱脂粉乳，クリームパウダー，ホエイパウダー，たんぱく質濃縮ホエイパウダー，
バターミルクパウダー，加糖粉乳，調製粉乳の8種類がある。また，『成分表2020年版
（八訂）』では全粉乳，脱脂粉乳，乳児用調製粉乳が収載されている。

　　乳児用調製粉乳は，育児用粉ミルクのことであるが，乳児の成長に適する一般成分
組成と微量成分の規格を満たす必要があり，乳等省令ではなく**特別用途食品**としての
許可が必要な食品である。なお，2018年8月に，乳児用調製液状乳の製造・販売がわ
が国でも認可された。同じく特別用途食品に規定され，乳等省令では調製液状乳，『成
分表2020年版（八訂）』では乳児用液体ミルクとして収載されている。

（5）クリーム　Cream

　　乳等省令で**乳製品クリーム**として定義されているものは表3−2−3に示した生乳
を原料とした乳脂肪18％以上のもののみである。『成分表2020年版（八訂）』でクリー
ム類として収載されているもののうち，植物性脂肪を少しでも含むものや安定剤を添

加したもの（「成分表」ではクリーム類-クリーム-乳脂肪・植物性脂肪），植物性脂肪，脱脂粉乳，乳化剤，香料を原料として乳脂肪を含まないもの（「成分表」では，クリーム類-クリーム-植物性脂肪）は，乳糖省令では乳主原クリームに区分される。植物油脂が主原料のものは，本来であれば油脂類に収載されるものであるが，利用しやすさの観点から，乳主原クリームも「クリーム類」として乳類に収載されている。

　搾ったままの生乳を静置すると上部に浮いてくるものがクリームであり，製造工場では遠心分離機（クリームセパレーター）を用いて，脱脂乳との比重の差で分けてクリームを得る。クリームは主としてバターやアイスクリームの原料，製菓原料，コーヒーなどの飲料に用いる。牛乳類と同様に，UHT殺菌，殺菌した常温保存可能な容器への無菌充填という条件を満たした施設では常温保存可能品（LL殺菌クリーム）を製造することができる。

（6）バ タ ー　Butter

　乳等省令でのバターの定義は「生乳，牛乳，特別牛乳から得られた脂肪粒を練圧したもの」で，成分規格を表3-2-3に示した。乳脂肪分を40%程度にしたO/W型（水中油滴型）エマルションの乳製品クリームを原料とし，8〜13℃で物理的衝撃により脂肪球被膜を破壊し，内部の中性脂質の凝集を起こさせて**バター粒**（脂肪粒）を得る。脂肪球の状態で**O/W型**のクリームは，バター粒では**W/O型**（油中水滴型）に相転移する。この工程をチャーニングという。バター粒ができる際に残った液状の部分がバターミルク（バターセラム）である。脂肪粒は冷水で洗浄した後に脂肪粒を練って（ワーキング）余分な水分を除去し，必要に応じて食塩を添加しバターを製造する。

　バターは，乳等省令で定義される食品であるが，『成分表2020年版（八訂）』では油脂類に収載されている。食塩添加の有無によって有塩バターと食塩不使用バターに分けられる。成分表に収載されている発酵バターは，乳酸菌によって乳酸発酵したクリームを原料として製造した有塩発酵バターである（欧州では，食塩不使用発酵バターも普通に使用されている）。わが国で消費されているバターのほとんどは発酵しない乳製品クリームを原料とする甘性バターで，食塩を添加（添加量1.5〜2.0%）した甘性（非発酵）有塩バターがほとんどである。バターは生乳に比べ保存性が高いため，脱脂粉乳と同様に生乳の需給調整の機能もある。

（7）アイスクリーム類　Ice cream

　乳等省令で定義されているアイスクリーム類は，表3-2-4に示す成分規格によって**アイスクリーム，アイスミルク，ラクトアイス**に分類されている。乳等省令で定義されているものを除くものは，一般食品の分類で**氷菓**としている。『成分表2020年版（八訂）』の乳類に収載されているのは，乳等省令で定義され3種類のアイスクリーム類と，その他として乳等省令には該当しないシャーベット（氷菓）である。

　アイスクリームは原料を調合後，均質，殺菌，冷却後に空気を巻き込みながら凍結するフリージングを行い，容器に充填し，硬化して製造する。フリージングの工程で含んだ空気の量を**オーバーラン**とよび，オーバーランがあるためアイスクリーム類は

表 3-2-4　乳等省令によるアイスクリーム類（乳製品）と氷菓（一般食品）の規格

区分	種類別	成分規格			
		乳固形分	乳脂肪分	大腸菌群	一般細菌数
乳製品	アイスクリーム	15.0%以上	8.0%以上	陰性	10万個/g以下
	アイスミルク	10.0%以上	3.0%以上		5万個/g以下
	ラクトアイス	3.0%以上	-		
一般食品	氷　菓	-	-		1万個/g以下

滑らかな組織を有する。成分表に収載されているソフトクリームは，フリージング終了後の硬化をせずに提供するものである。

（8）チーズ　Cheese

　乳等省令ではチーズを**ナチュラルチーズ**と**プロセスチーズ**に分けている。日本ではプロセスチーズを主に消費してきたが，ピザ用のシュレッドチーズとしての消費やワインブームでのテーブルチーズの普及に伴い，現在ではナチュラルチーズの消費量の方が多くなっている。チーズは，摂取量100kcal 当たりで得ることができる栄養素量を示す**栄養素密度**が高い食品の代表である。表 3-2-5 に『成分表2020年版（八訂）』に収載されているチーズのうち，牛のミルクから作るチーズの主要な成分値と栄養素密度を示した。チーズは摂取できる栄養素も多様なため，少量で目的とする栄養素を

表 3-2-5　代表的なチーズの栄養素密度

食品名	エネルギー	水分	たんぱく質	脂質	飽和脂肪酸	一価不飽和脂肪酸	多価不飽和脂肪酸	コレステロール	炭水化物	ナトリウム	カリウム	カルシウム	マグネシウム	リン	亜鉛	レチノール活性当量	ビタミンD	α-トコフェロール	ビタミンK	ビタミンB1	ビタミンB2	ナイアシン	ビタミンB6	ビタミンB12	葉酸	パントテン酸	食塩相当量
	kcal	g	g	g	g	g	g	mg	g	mg	mg	mg	mg	mg	mg	μg	μg	mg	μg	mg	mg	mg	mg	μg	μg	mg	g
ナチュラルチーズ　カマンベール	291	51.8	19.1	24.7	14.87	5.71	0.70	87	0.9	800	120	460	20	330	2.8	240	0.2	0.9	1	0.03	0.48	0.7	0.08	1.3	47	0.49	2.0
栄養素密度 (/100kcal)			6.56	8.49	5.11	1.96	0.24	29.89	0.31	274.88	41.23	158.06	6.87	113.39	0.96	82.46	0.07	0.31	0.34	0.01	0.17	0.24	0.03	0.45	16.15	0.17	0.69
ナチュラルチーズ　クリーム	313	55.5	8.2	33.0	20.26	7.40	0.89	99	2.3	260	70	70	8	85	0.7	250	0.2	1.2	12	0.03	0.22	0.1	0.03	0.1	11	0.42	0.7
栄養素密度 (/100kcal)			2.62	10.54	6.47	2.36	0.28	31.63	0.74	83.07	22.37	22.37	2.56	27.16	0.22	79.88	0.06	0.38	3.83	0.01	0.07	0.03	0.01	0.03	3.52	0.13	0.22
ナチュラルチーズ　マスカルポーネ	273	62.4	4.4	28.2	16.77	6.40	0.81	83	4.3	35	140	150	10	99	0.5	390	0.2	0.6	10	0.03	0.17	0.1	0.03	0.2	2	0.31	0.1
栄養素密度 (/100kcal)			1.61	10.33	6.14	2.34	0.30	30.40	1.58	12.82	51.28	54.95	3.66	36.26	0.18	14.29	0.07	0.22	3.66	0.01	0.06	0.04	0.01	0.07	0.73	0.11	0.04
ナチュラルチーズ　モッツァレラ	269	56.3	18.4	19.9	-	-	-	62	4.2	70	20	330	11	260	2.8			0.2	6	0.02	0.19	0.1	Tr	1.6	9	0.06	0.2
栄養素密度 (/100kcal)			6.84	7.40	-	-	-	23.05	1.56	26.02	7.43	122.66	4.09	96.64	1.04			0.07	2.23	0.00	0.07	0.04	Tr	0.60	3.35	0.02	0.07
プロセスチーズ	313	45.0	22.7	26.0	16.00	6.83	0.56	78	1.3	1100	60	630	19	730	3.2	260	Tr	1.1		0.03	0.38	0.1	0.01	3.2	27	0.14	2.8
栄養素密度 (/100kcal)			7.25	8.31	5.11	2.18	0.18	24.92	0.42	351.45	19.17	201.29	6.07	233.24	1.02	83.07	Tr	0.35		0.01	0.12	0.03	0.00	1.02	8.63	0.05	0.90

出典）日本食品標準成分表2020年版（八訂）　より算出.

効率的に摂取することが可能で，食品の摂取量が少なくなっている高齢者への栄養補給にも適当な食材である。

　ナチュラルチーズは牛乳を主要原料とし，必要に応じてバターミルク，クリームを加えた原料から，乳酸菌と凝乳酵素によって**カード**（凝乳）を形成し，ホエイを除去したものである。製造後すぐに消費するフレッシュタイプから，カードを圧搾し加塩後，2年以上熟成するもの，ハーブや香辛料などの副原料を加えたもの，燻煙したスモークチーズなど，多種多様な種類がある。

　チーズ製造に使用するスターター乳酸菌は中温性乳酸球菌 *Lactococcus lactis*，が主体である。地域や製造方法によって，*Lactobacillus helveticus*，*L. delbrueckii* sub. *bulgaricus*，*Streptococcus thermophilus* などの乳酸菌を使用する。エメンタールチーズのようなガス孔（チーズアイ）をもつものには *Propionibacterium freudenreichii*，カビ系チーズでは *Penicillium roqueforti*，*P. camemberti* などを使用する。**レンネット** rennet（凝乳酵素）として，離乳前の子牛の第4胃を乾燥させたものを伝統的に使用してきたが，現在では *Mucor* 属のカビや，欧州の一部では植物由来の植物レンネットも用いる。レンネットの凝乳活性の本体を担っているのが**キモシン**である。キモシンは，κ-カゼインのアミノ酸一次構造のうち105番目のフェニルアラニン（F105）と106番目のメチオニン（M106）残基の間のみを切断する特異性の高いたんぱく質加水分解酵素である。日本でもキモシンだけを遺伝子組換えで作った組換えレンネットが認可されている。

　ナチュラルチーズは乳酸菌などが生存しているため長期保存ができない。ナチュラルチーズを原料として，加熱溶融し，たんぱく質と脂肪の分離を防ぐために溶融塩（乳化剤）を加えたものがプロセスチーズである。公正競争規約では，チーズ分の重量が51%以上で食品添加物や風味成分，乳以外の食品を加えたものをチーズフードと定義している。また，チーズの形状であるがナチュラルチーズ以外の乳製品を使用する乳主原に該当する製品もある。

　1）**ナチュラルチーズ**　　水分含量によって，**超硬質チーズ**（30〜35%程度），**硬質チーズ**（35〜40%程度），**半硬質チーズ**（40〜45%程度），**軟質チーズ**（50%以上）に分類することが多い。また，熟成せずに食べる**フレッシュチーズ**と熟成して食べる**熟成チーズ**に分けることもある。以下に，『成分表2020年版（八訂）』に収載されているチーズについて簡単に記載する。

　ａ．**エダムチーズ**：オランダ原産の球状をした硬質チーズで，表面に赤いワックスが塗られることが多い。

　ｂ．**エメンタールチーズ**：スイスのエメンタール地方原産の硬質チーズである。熟成すると内部にチーズアイのあることが特徴である。

　ｃ．**カテージチーズ**：脱脂乳または脱脂粉乳から製造し，熟成しないで食べる代表的な軟質チーズである。

　ｄ．**カマンベールチーズ**：フランスカマンベール村原産で，表面に生育した白いカビで熟成した軟質チーズである。

　e．クリームチーズ：非熟成タイプで乳製品クリームから製造したり，牛乳でカードを製造後にクリームを添加したりして製造する，ペースト状のチーズである。日本ではプロセスチーズ規格のものも多い。

　f．ゴーダチーズ：オランダのゴーダ村原産の硬質チーズ。そのまま食べるだけでなく，プロセスチーズやシュレッドチーズの原料にも利用される。

　g．チェダーチーズ：イギリスのチェダー村原産のチーズで，カードを反転させて結着するチェダリングという独特の工程で製造する。プロセスチーズやシュレッドチーズの原料にも利用される。

　h．パルメザンチーズ：イタリアの代表的超硬質チーズで，粉チーズとして，パスタ料理に利用されることもある。

　i．ブルーチーズ：青カビが作る独特の大理石模様と風味をもつチーズである。牛乳から作るスティルトン（英国），ゴルゴンゾーラ（イタリア），羊乳から作るロックフォール（フランス）が世界三大ブルーチーズとよばれている。

　j．マスカルポーネチーズ：イタリア原産のフレッシュチーズでクリームから製造するため脂肪含量が高い。日本ではティラミスなどの菓子用途が多い。

　k．モッツァレラチーズ：成分表に収載されているものはイタリア原産のフレッシュタイプのモッツァレラチーズである。カードを温湯の中で練って「引きちぎる」ことで製造する。

　l．やぎチーズ：やぎ乳を原料とするチーズでシェーブルチーズとよぶこともある。

　m．リコッタチーズ：ホエイを濃縮し，生乳を加えた原料から作るイタリア原産のチーズである。ホエイを含むため，乳等省令上は，乳主原に分類される。

　2）プロセスチーズ　　1種類または2種類以上のナチュラルチーズを粉砕し，乳化剤（溶融塩）を加えて加熱溶解し，必要に応じて副原料を加えて調味したものを型詰・成形，包装したものである。加熱されているため保存性が良く，スライス，カートン，ポーション，スティック，キャンディーといったさまざまな形状に成形したり，展延性，耐熱保形性，糸引き性，熱溶融性といった物性を変えたりすることによって，利便性を高めることができる。

　3）チーズスプレッド　　展延性のある半固形状のプロセスチーズで，公正競争規格からチーズフードに分類される。

2.6　牛乳・乳製品の三次機能

　特定保健用食品には乳・乳製品に関連するものが多い。プロバイオティクスを含むヨーグルトは，代表的なおなかの調子を整える特定保健用食品である。また，カゼイン分解物から得られた**CPP（カゼインホスホペプチド）**はカルシウムの吸収を助ける機能，ホエイたんぱく質中の乳塩基性たんぱく質は骨の健康が気になる人向け，カゼインの分解物である**ラクトトリペプチド**は血圧が高めの人向けの**特定保健用食品**である。

コラム　アレルギー表示と乳等省令

　乳も特定原材料に指定される食品である。食物アレルギーを引き起こす牛乳のアレルゲンとして，カゼイン，α-ラクトアルブミン，β-ラクトグロブリン，血清アルブミン，免疫グロブリンの5種類のたんぱく質が明らかにされている（http://www.allergen.org/search.php?Species=Bos%20domesticus）。カゼインは，α_{s1}-カゼイン，α_{s2}-カゼイン，β-カゼイン，κ-カゼインがアレルゲンになる。

　食品中のアレルゲン表示は，2015年4月1日施行の食品表示法で，従来の表示方法で認められていた，マヨネーズが卵を含む食品とする等の**特定加工食品が廃止**された。乳の「特定加工品」として「生クリーム」，「ヨーグルト」，「アイスミルク」，「ラクトアイス」，「ミルク」のうち，ミルクは乳の代替表記となった以外はヨーグルト（乳製品を含む）という表示が必要となった。一方，「バター」，「バターオイル」，「チーズ」，「アイスクリーム」は乳等省令の規定により乳以外から製造されることがないので，**代替表記**が認められた。

文　　献

・齋藤忠夫，根岸晴夫，八田一：畜産物利用学，文永堂（2011）
・伊藤敞敏：ミルク―至高の食品がわかる，ヒューマンウイングス（2007）
・齋藤忠夫監修：牛乳・乳製品の知識 改訂版，Jミルク（2017）
　　（https://www.j-milk.jp/knowledge/dairy/berohe0000004ak6.html にて公開）
・浦島匡，朝隈貞樹，福田健二：ミルクサイエンス，**56**，155-176（2008）

3. 卵　　類　Eggs

　食用とする卵類には，鶏卵，うずら卵，あひる卵，うこっけい卵などがあるが，われわれが利用している卵の大部分は鶏卵である。鶏卵は養鶏の発達により生産が安定し，価格も安価であり，日常の家庭料理に欠かせないものとなっている。

　鶏卵は，ビタミンC，食物繊維を除いては栄養素をすべて含み，栄養価の高い動物性食品である。また，鶏卵の物理的・化学的な性質を利用し，調理や加工品に広く用いられている。

3.1　卵類の生産と消費

　鶏卵の世界での生産は，7,677万トンで，中国2,659万トン，米国646万6千トン，インド523万7千トン，メキシコ287万2千トン，ブラジル266万6千トンに次いで，日本は262万8千トンである（2018年）[1]。日本の自給率は97%である（2020年）[2]。国内の産地は茨城，鹿児島，千葉，広島などが多い。卵類の世界主要国の1人1年当たりの供給量では，メキシコの19.9kgに次いで，日本は中国と並んで19.8kgで，世界有数となっている（2018年）[1]。

3.2　卵の性状

（1）卵の構造

　図3-3-1に卵の構造を示す。卵は大きく卵殻，卵白，卵黄によって構成され，それぞれの卵の重量比率はおよそ10%，60%，30%を占める。**卵殻**は厚さ約0.3mmで，主成分は炭酸カルシウムである。それ以外には炭酸マグネシウム，リン酸カルシウムから形成されている。また，卵殻には気孔とよばれる無数の小孔があり，クチクラとよばれる糖たんぱく質で表面が覆われている。**卵白**は粘度の高い濃厚卵白と粘度の低い水様卵白からなる。**卵黄**は卵黄膜で包まれ，黄色卵黄と白色卵黄で構成されており，

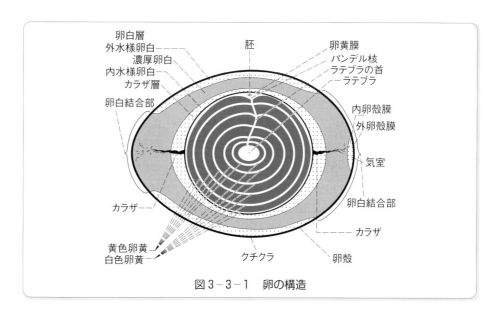

図3-3-1　卵の構造

カラザによって卵の中央に固定されている。

（2）卵の性質

卵の性質として泡立ち性，乳化性，凝固性がある。

1）泡立ち性　　卵白をかき混ぜると泡立つ。この性質は泡のつくりやすさである起泡性と泡の消えにくさである泡沫安定性に基づく。**卵白たんぱく質**が空気に接触すると表面変性を起こし，空気を包み込むことによって泡（泡沫）を形成する。この起泡性には卵白たんぱく質のオボアルブミン，オボトランスフェリン（コンアルブミン）やオボグロブリンが大きく関与する。また，泡沫安定性には粘性の高いオボムチンの関与が大きい。泡立ち性にはpH，温度，粘度や脂質，スクロースなどの添加の影響が大きい。卵白に脂質が混ざると泡立ち性は低くなり，スクロースを加えると泡の安定性が増すことなどが知られている。泡立ち性を利用した食品にはスポンジケーキ，メレンゲ，マシュマロなどがある。

2）乳化性　　水や油のように互いに混ざり合わない液体を均一に混ぜ合わせて安定な状態にする性質を乳化性という。卵黄，卵白ともに乳化性をもつが，卵黄が卵白より高いことが認められている。卵黄の乳化力は卵黄中のリポたんぱく質によるが，リン脂質のレシチンが存在することによってさらに優れた乳化力を示すようになる。乳化性を利用した食品にはマヨネーズ，ドレッシングやアイスクリームなどがある。

3）凝固性　　卵は熱，酸やアルカリなどによりたんぱく質は変性し，凝固・ゲル化する性質をもっている。生卵は流動性をもつゾルである。加熱により変性ゲル化し，ゆで卵になる。なお，熱凝固性にはオボアルブミンが大きく関与する。熱凝固は卵白，卵黄ともに認められる性質で，それぞれ凝固温度が異なっている。卵白は60〜65℃でゲル化し，80℃で固化する。卵黄は約65℃でゲル化し，70℃で固化する。65℃で一定の温度で加熱した**温泉卵**では卵黄では硬くなるが，卵白はゲル化し，やわらかい食品となる。また，たんぱく質は酸やアルカリでも凝固する。アルカリによる変性を利用したものにはピータンがある。

3.3　卵の一般成分

表3-3-1に全卵，卵黄，卵白の成分比較を示す。卵黄と卵白を比較すると卵黄の主成分は脂質で，高い含有量を占める。しかし，卵白の主成分はたんぱく質であり，脂質は微量であることが特徴である。

1）たんぱく質　　表3-3-2に卵白と卵黄のたんぱく質組成の比較を示す。卵白に含まれる主なたんぱく質にはオボアルブミン，オボトランスフェリン，オボムコイド，リゾチーム，オボムチン，アビジンがある。また，卵黄に含まれるたんぱく質にはリポビテレニン，リポビテリン，リベチン，ホスビチンがある。リポビテレニン，リポビテリンは脂質と結合したリポたんぱく質で，リベチン，ホスビチンはリンたんぱく質である。卵白，卵黄たんぱく質はアミノ酸価が100で，リシンを不足している穀類とともに摂取すると**アミノ酸補足効果**を示し，栄養価は高くなる。

表3-3-1　鶏卵の全卵・卵黄・卵白の成分比較　(g/100g)

	エネルギー (kcal)	水　分	たんぱく質	脂　質	炭水化物	灰　分
全　卵	142	75.0	12.2	10.2	0.4	1.0
卵　黄	336	49.6	16.5	34.3	0.2	1.7
卵　白	44	88.3	10.1	Tr	0.5	0.7

出典）日本食品標準成分表2020年版（八訂）より作成.

表3-3-2　卵白と卵黄のたんぱく質組成の比較　(%)

卵　　　　白		卵　　　　黄	
オボアルブミン	54	リポビテレニン	65
オボトランスフェリン	12	（低密度リポたんぱく質：LDL）	
オボムコイド	11	リポビテリン	16
リゾチーム（オボグロブリン G_1）	3.4	（高密度リポたんぱく質：HDL）	
オボグロブリン G_2	4	リベチン	10
オボグロブリン G_3	4		
オボムチン	3.5	ホスビチン	4
アビジン	0.05		

出典）浅野悠輔, 石原良三編著：卵―その科学と加工技術―, 光琳（1985）, p.62, および東海大学農学部バイオサイエンス学科タンパク質化学研究室ホームページ：卵白タンパク質の科学（https://www2.kuma.u-tokai.ac.jp/~nougaku/Bio/araki/prot.htm）より作成.

a．卵白たんぱく質

オボアルブミン Ovoalbumin……卵白に含まれる主なたんぱく質で，その含有量は全卵白たんぱく質の50%程度を占める。オボアルブミンは加熱や撹拌により変性および凝固し，卵白の起泡性に関与するたんぱく質である。また，主要なアレルゲンとされている。

オボトランスフェリン Ovotransferrin（コンアルブミン conalbumin）……糖たんぱく質で鉄，銅，亜鉛などの2価の陽イオンと結合する性質をもつ。卵白たんぱく質の中で熱凝固温度が53〜55℃で最も低い。

オボムコイド Ovomucoid……アミノ酸186個からなる熱安定性の高い糖たんぱく質である。トリプシンインヒビターとして知られ，ウシ，ブタの膵臓から得られたトリプシンには強く作用するが，ヒトのトリプシンには全く作用を示さない性質がある。また，オボムコイドは主要なアレルゲンといわれている。

リゾチーム Lysozyme……アミノ酸129個からなる塩基性たんぱく質である。卵白中ではオボムチン，オボアルブミン，オボトランスフェリンと結合して存在する。グラム陽性菌の細胞壁に存在する多糖類を加水分解し，菌体を溶かす作用がある。

オボグロブリン G_2，オボグロブリン G_3 Ovoglobulin G_2, Ovoglobulin G_3……オボグロブリン G_2およびオボグロブリン G_3はともに卵白の泡立ち性に関与する。

オボムチン Ovomucin……オボムチンは高分子の糖を含む繊維状たんぱく質であ

る。オボムチンには不溶性と可溶性との2種類が存在する。不溶性オボムチンは濃厚卵白に多く存在し，可溶性オボムチンは水様卵白に存在する。濃厚卵白は粘性が高いため構造形成や卵白の泡立ちの安定性（泡沫安定性）にも深く関与する。

アビジン Avidin……卵白たんぱく質の約0.05%を占める糖たんぱく質である。水溶性ビタミンの1つであるビオチンと強く結合する性質をもつ。生の卵白を大量に摂取するとビオチンの吸収は阻害され，ビタミンとしての働きを失うといわれているが，日常の摂取では影響はない。

b．卵黄たんぱく質

リポビテレニン Lipovitellenin……超低密度リポたんぱく質（low density lipoprotein：LDL）ともよばれる。卵黄たんぱく質の中で最も多く，およそ65%を占める。脂質を多く含み，卵黄の乳化性や凍結によるゲル化現象（凍結変性）に関与している。

リポビテリン Lipovitellin……高密度リポたんぱく質（high density lipoprotein：HDL）ともよばれる。球状のたんぱく質で α-リポビテリン， β-リポビテリンからなる。脂質はリポビテレニンより少ない。

リベチン Livetin……リベチンは α-， β-， γ-の3種類が存在し，これらは産卵鶏の血清たんぱく質から卵黄に移行したものである。

ホスビチン Phosvitin……リンを含む糖たんぱく質で， α-， β-の2種類が存在する。2価の金属イオンと結合する性質があり，卵黄中の鉄はほとんどこのホスビチンと結合している。

2）脂　質　表3-3-1に示したように脂質は卵黄に存在し，そのほとんどはリポたんぱく質として存在している。脂質の組成はトリアシルグリセロール（中性脂肪）が65%，その他リン脂質が30%，コレステロールが4%である。トリアシルグリセロールの主な脂肪酸組成はオレイン酸，パルミチン酸，リノール酸，ステアリン酸である。リン脂質のほとんどはレシチン（ホスファチジルコリン）であり，乳化性と大きく関係する。

また，卵のコレステロール含量は多く，特に卵黄のコレステロールは100g当たり1,200mgで他の食品と比べて非常に多い。

3）糖　質　鶏卵に含まれる糖質は糖たんぱく質や遊離のグルコースとして存在する。0.5%程度で，微量である。

4）無機質　卵白にナトリウム，カリウムが多く，卵黄にカルシウム，リン，鉄が多い。

5）ビタミン　卵白および卵黄には種々のビタミンを含んでいるが，ビタミンCはいずれにも含まれていない。脂溶性ビタミン（ビタミンA，D，E，K）は卵黄に多く含まれる。また，水溶性のビタミンB_2は卵黄，卵白にほぼ同程度の量を含むが，それ以外の水溶性ビタミン（ビタミンB_1，B_6，B_{12}，葉酸，ナイアシン）は卵白より卵黄に多く含まれる。

6）色　素　卵黄の黄色は，脂溶性のカロテノイドによる。卵黄のカロテノイド

はルテイン，ゼアキサンチンのキサントフィル類であり，これらが卵黄の主な色素成分である。一般に動物ではこれらの色素を体内でつくることができないため，卵黄の色素成分はニワトリが摂取した飼料から由来したものである。ゼアキサンチンやルテインなどを多く含むとうもろこしなどを飼料として与えると卵黄の色は濃くなる。

〔卵の消化性〕

　一般にたんぱく質を加熱するとその構造が変化し（たんぱく質の熱変性），消化酵素が作用しやすくなる。卵はたんぱく質を多く含むため，熱凝固させると消化しやすくなる。また，生卵の消化率はゆで卵や半熟卵より低いとされている。これはオボムコイドのトリプシン阻害などによるものと考えられているが，ヒトのトリプシンは卵白のオボムコイドによって阻害を受けないことが認められている。

3.4　卵の品質検査法

　卵はできる限り新鮮な状態で利用することが望ましい。卵の品質を検査する方法には割卵をしないで外観から評価する**外観検査**と割卵して卵黄や卵白の状態を評価する**割卵検査**がある。

（1）外観検査

　1）**透過検卵法**　　卵殻は透過光線に対して半透過を示す。透過検卵法は卵に光を当てて気室の大きさや卵黄の位置を検査し鮮度を判定する方法である。Mサイズの卵では気室の直径が20mm以下，深さ4mm以下のものを新鮮であるとしている。

　2）**比重法**　　新鮮な卵の比重は1.08〜1.09であるため，比重1.07の食塩水では沈む。卵の鮮度が低くなるとその比重は1.02まで下がり，卵は鈍端を上方にして浮く。鈍端が水面から出たときの卵は**腐敗卵**と判定される。

（2）割卵検査

　1）**外　観**　　平板に割卵し，卵白については**水様化**の程度，色，透明度，卵黄については卵白中での卵黄の位置や色などを評価する。

　2）**卵白係数** Albumen index　　濃厚卵白の高さとその直径（長径と短径の平均値）の比で表した値で，新鮮な卵では0.14〜0.17とされている。

　3）**卵黄係数** Yolk index　　卵黄の高さと卵黄の直径の比で表した値である。新鮮卵の卵黄係数は0.36〜0.44である。鮮度が低下するとカラザ層が卵黄からはがれやすくなり，また卵黄膜が脆弱する。このため卵黄は広がり，卵黄係数は低くなる。

　4）**ハウ・ユニット** Haugh unit（HU）　　殻付卵の鮮度判定によく利用されている方法である。濃厚卵白の高さは鮮度と関係する。また，一般に卵重が大きくなると濃厚卵白の高さは高くなる。このため，ハウ・ユニットは割卵した濃厚卵白の高さ（H）と卵重（W）から次式により求められた値で判定する。新鮮卵のハウ・ユニットは86〜90であるとされている。

　　ハウ・ユニット（HU）＝ $100 \times \log(H - 1.7 \times W^{0.37} + 7.6)$

　鮮度が低くなるとハウ・ユニットも低くなる。

3.5　卵の貯蔵

　1）冷蔵貯蔵　冷蔵で貯蔵すると，常温貯蔵と比較してたんぱく質の変性を遅らせることができ，水分の活動を低下させ，気孔からの水分の蒸発を抑えることができる。このため新鮮卵を4～6℃で冷蔵するとハウ・ユニットは食用の基準を満たすことができる。

　2）ガス貯蔵　低温の密閉貯蔵庫内に二酸化炭素濃度を高めて貯蔵させる方法である。

　3）冷凍貯蔵　生卵はそのままでは冷凍で貯蔵することができない。割卵してから全卵，卵黄，卵白の冷凍貯蔵が行われる。凍結による卵白の気泡性や卵黄の乳化性に変化をあたえないため，菓子やマヨネーズの製造に利用される。

　4）貯蔵中の品質変化

　a．水　分：卵中の水分は卵殻の気孔を通して蒸散する。貯蔵温度が高くなると気室は大きくなり，卵重量や比重は貯蔵中で減少する。また，貯蔵時間が経過すると卵黄膜が脆弱化し，卵白の水分が卵黄に移行する。この結果，卵白と卵黄の水分の差が小さくなり，卵黄の重量と体積は大きくなる。

　b．二酸化炭素とpH：卵を貯蔵すると卵白から二酸化炭素（CO_2）が放出するため，卵白のpHは上昇する。新鮮卵のpHはおよそ7.6程度であり，貯蔵時間が経過するとpHは9.6程度と大きくなる。この結果，濃厚卵白のオボムチンの粘性が低下，また構造形成が脆弱化し，濃厚卵白の水様化が起こるといわれている。

　c．微生物による変化：卵白中には抗菌作用を示すリゾチーム，オボトランスフェリンやビオチン要求性の微生物の生育を阻害するアビジンが含まれる。このため，卵内部への微生物の侵入や増殖を抑制し，卵の保存性を高めている。しかし，貯蔵期間が長くなると，微生物の汚染によって濃厚卵白は水様化し，卵黄を卵白の中央に維持できなくなる。また，リゾチームをはじめとする抗菌物質が微生物の侵入を防止できなくなり，微生物が卵黄まで侵入すると**腐敗**が生じるようになる。

〔鶏卵の流通〕

　パック詰めの鶏卵の規格は重量によってLLからSSまで6段階に分けられる（表3－3－3）。また，鶏卵の品質区分は，外観検査，透光検査，割卵検査をしたときの状態によって特級，1級，2級などに区分している。さらに表示を補足するためにラベルの色分けが定められており，6個または10個入りのパック詰めがされている。パック詰め鶏卵の表示には名称，原産地，賞味期限，採卵者または選別包装者住所，採卵者または選別包装者氏名，保存方法，使用方法を記載することが定められている。

3.6　うずら卵とあひる卵

　1）うずら卵　鶏卵より小さく，1個あたり8～10gである。ビタミンA，B_1，B_2，葉酸や鉄，セレンがやや多く，ビタミンB_{12}は他の卵より高い。

表3-3-3　パック詰め鶏卵規格

種　類	基準（パック中の鶏卵1個の重量g）	色分け	
LL	70以上，76未満	赤	大玉
L	64以上，70未満	橙	
M	58以上，64未満	緑	中玉
MS	52以上，58未満	青	
S	46以上，52未満	紫	小玉
SS	40以上，46未満	茶	極小玉

出典）林淳三ら：食品鑑別・検査法ハンドブック，建帛社（1986）

　2）あひる卵　　鶏卵よりやや大きく，1個あたり約70gである。ピータンの原料として用いられる。鶏卵の成分とほぼ同程度であるが，コレステロール含量は高い。

3.7　卵の利用と加工

　卵特有の物理的性質によって調理や食品加工の面で役立っている。特に卵白は凝固・ゲル化に優れている。また，練り製品の向上や麺類のつなぎとしての利用やこしを強くするために利用されている。卵白はオボアルブミン，オボトランスフェリン，オボムチンなどの卵白たんぱく質により高い気泡性を有するため製菓原料として重要である。卵黄はリポビテレニン，リポビテリンおよびリン脂質であるレシチンによって高い乳化性を有している。この性質を利用し，表3-3-4に示すように**マヨネーズ**や**サラダクリーミードレッシング**がつくられている。また，卵白の乳化性はドレッシ

表3-3-4　ドレッシング，マヨネーズ等の日本農林規格

用　語	定　義
マヨネーズ	半固体状ドレッシングのうち，卵黄または全卵を使用し，かつ，必須原材料，卵黄，卵白，たんぱく加水分解物，食塩，砂糖類，蜂蜜，香辛料，調味料（アミノ酸等）および香辛料抽出物以外の原材料および添加物を使用していないものであって，原材料および添加物に占める食用植物油脂の重量の割合が65%以上のものをいう。
サラダクリーミードレッシング	半固体状ドレッシングのうち，卵黄およびでん粉または糊料を使用し，かつ，必須原材料，卵黄，卵白，でん粉（加工でん粉を含む。），たんぱく加水分解物，食塩，砂糖類，蜂蜜，香辛料，乳化剤，糊料，調味料（アミノ酸等），酸味料，着色料および香辛料抽出物以外の原材料および添加物を使用していないものであって，原材料および添加物に占める食用植物油脂の重量の割合が10%以上50%未満のものをいう。

出典）日本農林規格　令和元年6月27日農林水産省告示第475号

ングの製造により利用されている。卵殻も粉砕技術などの進歩により高品質の微粉末が得られるようになり，カルシウム強化剤や食品改良剤としての利用が行われている。

　卵の代表的な加工品にはピータン，燻製卵，液卵，乾燥卵やマヨネーズなどがある。

（1）ピータン

　古くより中国でつくられているあひる卵の殻付き加工品で，伝統食品である。ピータンは石灰，草木灰や食塩などを混ぜたペースト状のものを用い，あひる卵に塗布し，数ヶ月間貯蔵させる。たんぱく質の**アルカリ変性**によって卵白は茶褐色にゲル化する。卵黄は暗緑色に変化し，やわらかく凝固させたものである。

（2）乾　燥　卵

　割卵して液状にした液卵中の水分を噴霧乾燥，凍結乾燥，平皿乾燥によって粉末状にしたものである。乾燥卵は常温で長期の保存が可能である。また，乾燥卵の添加はその色調，風味・栄養価の向上や熱凝固性，保水性，気泡性などの機能改善を与える。

（3）マヨネーズ

　マヨネーズは，全卵または卵黄を用いた加工品である。全卵または卵黄にサラダ油や食酢を加え，卵黄に含まれるレシチンの乳化作用を利用し，O/W 型エマルションを形成させた食品である。

3.8　卵の三次機能

　卵白に含まれるたんぱく質にはさまざまな生理活性を有する物質が存在する。**オボトランスフェリン**は細菌の成長を阻止する作用がある。**オボムチン**にはインフルエンザウイルスの働きを抑える働きがある。また，**リゾチーム**はグラム陽性菌の細胞壁多糖を破壊する溶菌作用がある。

　その他，卵白たんぱく質や卵白たんぱく質の酵素分解物のペプチドには抗酸化性や血圧降下作用を示すものが知られている。

文　　　献

1 ）総務省統計局ホームページ，世界の統計2021 第 4 章　農林水産業
　　　https://www.stat.go.jp/data/sekai/notes.html
2 ）農林水産省ホームページ，令和 2 年度食料需給表
　　　https://www.maff.go.jp/j/zyukyu/fbs/

4. 魚 介 類 Fishes and Shellfishes

　水産動物の種類は脊椎動物，軟体動物，節足動物，原索動物，棘皮動物などに分類され，高等動物から下等動物にいたる。通常，魚介類とはこれらの食用にしている水産動物をいい，現在500種程度が食品として扱われている。魚介類の可食部は主に筋肉であることは畜肉類と同様であるが，魚介類は鮮度が良ければ生で食す場合も多く，そのため漁獲後の流通から消費にいたるまで，その鮮度保持には十分な配慮が必要である。

　魚介類の成分は漁場，漁期，年齢，雌雄，魚の大小，部位などにより変化し，天然および養殖によってもその成分が異なる場合が多い。魚介類の栄養成分は食肉類に類似して，たんぱく質，脂質，ビタミン，無機質のよい供給源になっている。

　わが国の漁業の約85%は沿岸漁業と沖合漁業に依存してきている。1970年代になり各国が水産資源の沿岸国帰属宣言（排他的経済水域，200海里宣言）を行うようになってから，それまで盛んに行われていた遠洋漁業は急激に衰退してしまった。一方で水産資源の恒久的有効利用のための国際条約も次々と採択され，わが国は1996年に国連海洋法条約を批准した。また水産資源の開発，魚介類の有効利用，水産物の増養殖，年間漁獲可能量（TAC：total allowance catch）の制定などにより水産資源の持続的確保に努力をはらい，さらに2001年にそれまでの沿岸漁業等振興法を廃止し，水産基本法を公布，施行した。現在，国内で生産・流通されている水産物は，こうした背景により将来を見据えた食料資源として変わりつつある食品群である。

4.1　魚介類の生産と消費

　日本人は魚食民族であり「和食」を中心に魚介類の消費が多い。また，四方が海に囲まれ，緯度も広範囲であるため，魚介類の種類も多い。わが国の総生産量は417万5,000トン（2020年）[1]で，その内訳は海面漁業生産量（海での漁獲量）315万6,500トン，内水面漁業生産量（川や湖沼での漁獲量）2万2,000トン，また，養殖業での生産量は海面養殖生産量96万7,000トン，内水面養殖生産量2万9,000トンである。

　近年，わが国では環境汚染の進行，異常気象による水温上昇，乱獲による資源量の減少，国際的漁獲量の制限などにより国内漁獲量は年々減少傾向にあるため，その不足分を輸入魚介類で補っている。日本の総輸入量は388万5,000トン（2020年）[2]で，その内訳は生鮮・冷凍魚介類89万7,000トン，塩干し・燻製・その他加工品183万8,000トン，缶詰17万1,000トン，魚粉やミールなどの飼肥料99万5,000トンとなっている。

　わが国の食用魚介類の自給率（カロリーベース）は55%である。なお魚介類の消費量は国民1人当たり年間23.4kg（2020年）[2]と減少傾向にある。

4.2　水産動物の分類

　日本食品標準成分表2020年版（八訂）に掲載されている代表的な水産動物に関して，それらの分類および魚介類の名称を表3-4-1に示した。TACに指定されている魚介類は，まいわし，さんま，まあじ，さば類（まさば，ごまさば），すけとうだら，するめいか，ずわいがにの7種で漁獲量制限措置が実施されている。また，くじらは食品成分表の中で肉類として取り扱われているが，水産動物であるため本表に含めた。わが国では20世紀まで様々なくじらが捕鯨対象となっていたが，国際捕鯨委員会によっ

表3-4-1　水産動物の代表的な種類

脊椎動物		
（魚類）硬骨魚		あいなめ，あこうだい，まあじ，まるあじ，にしまあじ，むろあじ，あなご，あまご，あまだい，あゆ，あんこう，いかなご，いさき，いしだい，いとよりだい，いぼだい，うるめいわし，かたくちいわし，まいわし，いわな，うぐい，うなぎ，うまづらはぎ，えそ，おいかわ，おおさが，おこぜ，おひょう，かさご，かじか，くろかじき，まかじき，めかじき，かつお，そうだがつお，かます，まがれい，まこがれい，かわはぎ，かんぱち，きす，きちじ，きびなご，キングクリップ，ぎんだら，きんめだい，ぐち，こい，まごち，めごち，このしろ，からふとます，ぎんざけ，さくらます，しろさけ，たいせいようさけ，にじます，べにざけ，ますのすけ，まさば，ごまさば，さより，さわら，さんま，しいら，ししゃも，からふとししゃも，したびらめ，しまあじ，しらうお，シルバー，すずき，きだい，くろだい，ちだい，まだい，たかさご，たかべ，たちうお，すけとうだら，まだら，ちか，どじょう，とびうお，ナイルティラピア，なまず，にぎす，にしん，はぜ，はたはた，はまふえふき，はも，ひらまさ，ひらめ，とらふぐ，まふぐ，ふな，ぶり，ほうぼう，ホキ，ほっけ，ぼら，ほんもろこ，きはだ，くろまぐろ，びんなが，みなみまぐろ，めじまぐろ，めばち，まながつお，むつ，めじな，めばる，メルルーサ，やつめうなぎ，やまめ，わかさぎ
軟骨魚		あぶらつのざめ，よしきりざめ，えい（あかえい）
軟体動物		
（貝類）　巻貝	腹足	あわび，さざえ，たにし，つぶ，エスカルゴ，とこぶし，ばい
二枚貝	斧足	あかがい，あげまき，あさり，いがい，いたやがい，かき，さるぼう，しじみ，たいらがい，とりがい，ばかがい，はまぐり，ちょうせんはまぐり，ほたてがい，ほっきがい，みるがい
（いか・たこ類）頭足		
いか		あかいか，けんさきいか，こういか，するめいか，ほたるいか，やりいか
たこ		いいだこ，まだこ
節足動物		
（甲殻類）えび		あまえび，いせえび，くるまえび，さくらえび，大正えび，しばえび，バナメイエビ，ブラックタイガー，サルエビ，あみ，おきあみ，しゃこ
かに		がざみ，毛がに，ずわいがに，たらばがに
棘皮動物　うに		ばふんうに，むらさきうに
なまこ		まなまこ，きんこ
腔腸動物　くらげ		びぜんくらげ，えちぜんくらげ
原索動物　ほや		まほや，あかほや
脊椎動物		
（ほ乳類）くじら	歯鯨	マッコウクジラ，ツチクジラ，ゴンドウクジラ
	髭鯨	ナガスクジラ，ミンククジラ，ニタリクジラ，イワシクジラ

て捕獲に制限が設けられている。現在，わが国では十分な資源量が確認されているミンククジラ，ニタリクジラ，イワシクジラを捕獲対象としている。

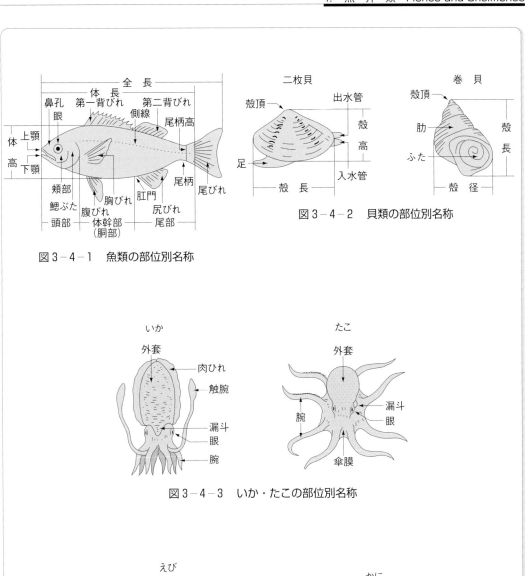

図3−4−1　魚類の部位別名称

図3−4−2　貝類の部位別名称

図3−4−3　いか・たこの部位別名称

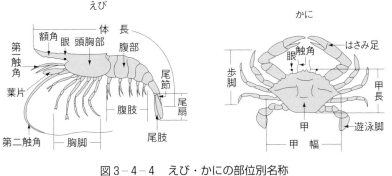

図3−4−4　えび・かにの部位別名称

4.3　魚介類の部位名称

　魚類，貝類，えび，かに，いか，たこの各部位の名称を図3-4-1〜4に示した。詳細についての成書を参照されたい。一般に魚類は頭部，胴部，尾部の3つに分け，胴部から尾部にかけて食用にする。しかし，魚種，魚の大小，調理法などによっては頭部から内臓を含む尾部まですべて食す場合もある。

4.4　筋肉の構造

　魚類の筋肉構造 muscle structure は顕微鏡下で見ると横紋のある**筋原線維** myofibril の集合体である**筋線維** muscle fiber（または**筋細胞**）の束から構成されている。魚の筋肉は体側部に発達するため体側筋 lateral muscle とよばれ，魚体の両側の脊椎骨に付着している。体側筋は筋節 myotome からなり湾曲した形で，体軸に並列しており背部と腹部に分かれて存在する。筋節と筋節の間は薄い腱状の**隔膜**（septum **筋基質タンパク質**）によって接合されている。腱状の隔膜は加熱によってゼラチンになるため筋節ははがれやすくなる（図3-4-5参照）。魚の筋線維の長さは数 mm から十数 mm で畜肉の数分の1にすぎないが，筋線維の直径は50〜100 μm で畜肉（40〜60 μm）より太いのが一般的である。

　いかの胴部筋肉の筋線維は魚肉と異なり**斜紋筋** oblique muscle とよばれる独特の構造をもつため，筋肉が横方向に裂けやすい性質をもっている[3]。また，いかの皮は4層からなり，皮付きのまま加熱すると体軸に巻きつくように収縮する。これは真皮と筋肉線維の収縮率が異なるためである。

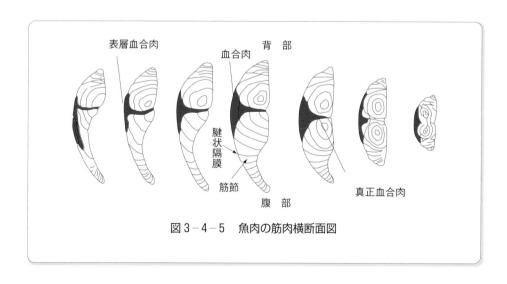

図3-4-5　魚肉の筋肉横断面図

4.5 血合肉　Dark muscle

　魚類の側線の内側部分にある赤褐色の筋肉を**血合肉**といい，ほかの部分を普通肉 ordinary muscle という。一般に白身魚 white-flesh fish には血合肉が少なく，赤身魚 red-flesh fish には多い傾向を示す。魚類の血合肉の平均的割合を表3-4-2に示した。血合肉の筋肉中に占める割合は尾部に向かうほど高くなり，まさばでは前部6％，中央部13％，後部33％とされている[4]。白身魚やいわしなどの沿岸性回遊魚は**表層血合肉** superficial dark muscle が多いが，まぐろやかつおなどの外洋性回遊魚では，表層血合肉とともに脊椎骨の周囲にある**真正血合肉** true dark muscle も発達している。

　血合肉は普通肉に比べたんぱく質含量は少なく，脂質含量が多い傾向を示す。また血合肉は強い赤褐色を呈するが，これは遊泳に必要なエネルギー生産と酸素供給に関係する多量の**ミオグロビン**を含むためでる[5]。なお赤身魚には，筋肉組織100g当たりのミオグロビンとヘモグロビンの総量が10mg/100g 以上の魚類が含まれる。

4.6 魚介類の一般成分

　魚介類の場合，一般に頭，内臓，骨，鰭（ひれ），貝殻，エビ殻，甲羅などは食さず筋肉部分を食すため，その割合が食品成分値とともに日本食品標準成分表に記載されている。全体の重量に対する可食部重量の百分率を**歩留り**というが，歩留りは魚介類の種類，雌雄，魚の大小，年齢や成熟度などによって異なる。なお日本食品標準成分表では非可食部の重量の割合が廃棄率（％）として示されている。おおまかな歩留まりは（100−廃棄率）で求めることができる。

　魚介類の一般成分の平均値と標準偏差を表3-4-3に示した。魚介類の主成分は**たんぱく質**で平均12〜19％含まれ，また脂質は0.4〜7.1％含まれている。魚類の脂質含量は一般に白身魚のほうが赤身魚より含量が少なく，また組織別では筋肉が内臓（肝臓）よりも少ない傾向を示す。軟体類や甲殻類の脂質含量は魚類と比べると少なく1％以下のものが多い。炭水化物は魚類に比べ貝類に多く含まれ，大部分は貯蔵多糖

表3-4-2　魚類の平均血合肉量（全筋肉に対する平均割合%）

	血合肉量		血合肉量
まいわし	20.7	いさき	5.4
さんま	18.6	あかかます	5.2
そうだがつお	14.5	ひいらぎ	4.7
うるめいわし	13.9	にぎす	3.8
このしろ	13.6	いとよりだい	2.8
まさば	12.0	きだい	2.2
まあじ	8.6	しろぎす	1.6

出典）小畠渥：魚類の血合肉に関する食品化学的研究，高知大学農学部紀要，52（1988）

のグリコーゲンとして存在する。

　これらの一般成分は種類，雌雄，魚介類の大小，可食部位，天然・養殖，漁獲時期による成熟度，国産・輸入などの要因によって大きく変動する。脂質含量の季節変動を例にとれば，にしん2〜22%，さけ0.4〜14%，まいわし3.3〜16.5%，まぐろ（腹肉）5〜36%の範囲にある。旬といわれる時期には，魚類で脂質含量が，また貝類でグリコーゲン含量が多いものが多く，産卵の2〜3か月前に最も含量が多くなる。脂質含量と水分含量の和は周年約80%を示し，これらの成分間には負の相関関係が認められる。

4.7　魚介類の栄養

（1）たんぱく質

　魚介類のたんぱく質含量は脂質や水分に比べ，その含量は周年ほぼ一定である。たんぱく質は水に可溶な**筋形質タンパク質**，一定濃度の中性塩溶液に可溶な**筋原線維タンパク質**および水にも塩溶液にも不溶な**筋基質タンパク質**の3つに大別される（表3−4−4）。魚介類中の筋形質タンパク質，筋原線維タンパク質および筋基質タンパク質は，それぞれ20〜30%，65〜70%，および2〜3%程度である。特に魚肉の筋基質タンパク質は畜肉（20〜30%）の1/10程度と少なく，魚肉は畜肉より軟らかいことの一因になっている。

表3-4-3　魚介類の成分

食品名		エネルギー kJ	エネルギー kcal	水分	アミノ酸組成によるたんぱく質	たんぱく質	TG当量	コレステロール	脂質	利用可能炭水化物（単糖当量）	利用可能炭水化物（質量計）	差引き法による利用可能炭水化物	水溶性食物繊維	不溶性食物繊維	食物繊維総量	糖アルコール	炭水化物	有機酸	灰分	ナトリウム	カリウム	カルシウム	マグネシウム	リン	鉄	亜鉛
		kJ	kcal	g	g	g	g	mg	g	g	g	g	g	g	g	g	g	g	g	mg	mg	mg	mg	mg	mg	mg
魚類	平均値	563	134	72.4	16.1	19.0	5.9	86	7.1	0.2	0.2	4.4					0.2		1.4	117	349	67	31	237	1.0	0.9
	標準偏差	268	65	7.5	2.6	3.2	7.2	67	8.3	0.4	0.3	1.7					0.4		0.6	148	76	150	9	86	2.2	0.8
貝類	平均値	278	66	82.1	9.3	12.5	0.3	67	0.7	2.8	2.5	6.4					2.9	0.1	1.9	368	215	113	63	134	3.4	2.8
	標準偏差	71	17	4.0	3.2	4.4	0.3	40	0.5	1.7	1.5	1.8					1.7	0.0	0.6	194	80	258	19	31	3.8	3.0
いか・たこ類	平均値	307	73	81.3	11.8	16.1	0.6	232	1.2	0.1	0.1	4.9					0.1		1.4	248	285	14	47	218	0.4	1.6
	標準偏差	27	7	1.6	1.9	2.1	0.6	74	0.8	0.1	0.1	0.4					0.1		0.2	67	41	3	6	50	0.6	0.5
えび・かに類	平均値	321	76	79.8	14.3	17.9	0.3	120	0.7	0.2	0.2	3.8					0.2		1.7	255	317	108	44	255	0.5	1.9
	標準偏差	49	11	2.9	2.9	2.9	0.3	55	0.5	0.2	0.2	0.5					0.2		0.5	75	55	159	10	51	0.4	0.9

食品数：魚類　生…141，貝類　生…23，いか・たこ類　生…11，えび・かに類　生…12

1）筋形質タンパク質　Sarcoplasmic protein　　生理的塩濃度で抽出されるたんぱく質でその種類は非常に多く，筋肉にエネルギーを供給する解糖系酵素，酸化還元系酵素，筋肉色素タンパク質であるヘモグロビンやミオグロビンなども筋形質タンパク質に

表 3 - 4 - 4　魚介類筋肉のたんぱく質組成　　　　　　　　　　　（%）

	筋形質タンパク質	筋原線維タンパク質	筋基質タンパク質
ぶ　り	32	60	3
さ　ば	30	67	2
かます	31	65	3
ハドック	30	67	3
コッド	21	76	3
しびれえい	26	64	10
ほしざめ	21	64	9
い　か	12〜20	77〜85	2〜3
はまぐり（閉殻筋）	41	57	2
はまぐり（足筋）	56	33	11
うさぎ	28	52	19〜21
ぶ　た	20	51	29

出典）須山三千三・鴻巣章二編：水産食品学，pp.14-37，恒星社厚生閣（1987）

組成（平均値と標準偏差）　　　　　　　　　　　　　　　　　　　（可食部100g 当たり）

銅	マンガン	ヨウ素	セレン	クロム	モリブデン	A レチノール	A α-カロテン	A β-カロテン	A β-クリプトキサンチン	A β-カロテン当量	A レチノール活性当量	ビタミンD	E α-トコフェロール	E β-トコフェロール	E γ-トコフェロール	E δ-トコフェロール	ビタミンK	ビタミンB1	ビタミンB2	ナイアシン	ナイアシン当量	ビタミンB6	ビタミンB12	葉酸	パントテン酸	ビオチン	ビタミンC	アルコール	食塩相当量
mg	mg	μg	μg	μg	μg	μg	μg	μg	μg	μg	μg	μg	mg	mg	mg	mg	μg	mg	mg	mg	mg	mg	μg	μg	mg	μg	mg	g	g
0.07	0.07	38	53	0	0	272	0	0	0	0	272	8.4	1.6	0.0	0.0	0.0	1	0.10	0.19	5.6	9.1	0.33	5.6	17	0.76	5.6	1		0.3
0.13	0.28	54	33	1	1	1128	0	2	1	2	1128	11.5	1.7	0.0	0.1	0.0	4	0.09	0.16	4.3	4.8	0.22	7.0	43	0.50	4.9	1		0.4
0.28	0.57	111	23	5	10	8	5	62	2	85	15	0.1	1.0	0.0	0.17	0.0	0	0.08	0.17	3.4	3.4	0.06	20.5	25	0.81	6.6	1		0.9
0.44	1.17	66	14	1	4	11	11	87	4	202	21	0.2	0.6	0.0	0.0	0.0	0	0.08	0.12	0.4	0.8	0.03	21.4	16	0.58	7.3	1		0.5
0.84	0.02	6	37	0	1	146	0	1	0	1	146	0.2	0.5	0.0	0.07	0.0	0	0.05	0.07	2.8	5.1	0.12	3.7	10	0.44	3.8	2		0.6
1.12	0.02	1	8	0	1	428	0	3	0	3	428	0.1	0.8	0.0	0.0	0.0	0	0.05	0.07	1.0	1.2	0.06	3.6	12	0.24	1.3	1		0.2
0.54	0.04	35	44	1	2	1	0	8	0	8	2	0.0	0.6	0.0	0.12	0.0	0	0.06	0.12	3.1	5.9	0.12	2.6	32	0.51	3.1	1		0.7
0.23	0.03	36	25	1	1	2	0	14	0	14	2	0.0	0.7	0.0	0.1	0.0	0	0.06	0.16	1.7	1.5	0.04	1.7	23	0.25	1.3	1		0.2

出典）日本食品標準成分表2020年版（八訂）より作成.

表３-４-５　魚介類のアミノ酸スコア

	アミノ酸スコア		アミノ酸スコア
まあじ	100	あさり	100
まいわし	100	くろあわび	89（H）
うなぎ	100	かき	100
かつお	100	しじみ	100
まさば	100	ほたてがい	100
さんま	100	くるまえび	100
しろさけ	100	しばえび	100
ひらめ	100	毛がに	100
まだい	100	するめいか	100
ぎんだら	100	まだこ	100
よしきりざめ	100	うに	100

（　）内は第一制限アミノ酸：H；ヒスチジン
出典）文部科学省：日本食品標準成分表2020年版（八訂）アミノ酸成分表編　より作成.

入る。白身魚の筋形質タンパク質のうち，加熱非凝固区分は20〜30%あり，赤身魚の
それはほとんどが加熱凝固区分である。また白身魚の筋線維は太く，赤身魚の筋線維
は細い。これらの筋肉タンパク質の性質は，加工利用上，白身魚がでんぶになりやす
く，赤身魚が節になりやすい特性に関係している。

　２）筋原線維タンパク質　Myofibrillar protein　　ミオシン，アクチン，トロポミオシ
ン，トロポニンなどから形成され，筋肉の収縮に関与するたんぱく質である。また水
産練り製品の弾力性や歯ごたえを意味する「足」の形成にも重要な役割を果たしてい
る。筋原線維タンパク質の中ではミオシンが多く55〜60%を占めている。

　３）筋基質タンパク質　Storoma protein　　結合組織 connective tissue を形成する
コラーゲン，コネクチン，エラスチンなどのたんぱく質をいう。筋基質タンパク質は
筋線維同士や筋線維と内部器官を結束する組織にあり，筋肉内部，血管，皮，腱，じ
ん帯など体内に広く分布する。魚介類のコラーゲン含量は魚種や可食部によって差異
が認められる[6]。一般にコラーゲンの多い魚介類は硬く，特に貝類やいか，たこなど
の軟体動物は可食部にコラーゲンが多いため魚類より硬い。なおコラーゲンは加熱す
ると変性したゼラチンとなり可溶化する。

　４）たんぱく質の栄養価　　たんぱく質の栄養評価法は種々あるが，化学的評価法
としてよく利用されているアミノ酸スコア（2007年改定）で求めた値の一部を表３-４
-５に示した。代表的な魚類のアミノ酸スコアは，すべて100であり良質なたんぱく質
であることがわかる。軟体動物の貝類およびいか・たこ類，甲殻類など，多くがアミ
ノ酸スコアは100である。魚介類のアミノ酸スコアは高く，特に魚肉は畜肉に劣らず良
質なたんぱく質供給源といえる。また魚介類はリシン（リジン）含量が多いため白米や
小麦など穀物の第一制限アミノ酸であるリシンを補足することができる。なお，魚類

のアミノ酸組成によるたんぱく質は，たんぱく質の85％程度である（表3‐4‐3）。

（2）脂　　質

　魚介類の脂質は蓄積脂肪と組織脂肪の2つに大別することができる。蓄積脂肪は主に**トリアシルグリセロール**からなり総脂質の80〜90％を占め，皮下脂肪や腸間膜部に存在しエネルギー源として利用される。また組織脂肪は**リン脂質**，**コレステロール**などを含み，細胞内で生命維持に関与している。このほか，脂質の構成成分としてワックス，炭化水素，高級アルコール類，カロテノイド色素，脂溶性ビタミンのA，D，E，Kなどがある。これら成分は魚介類の種類や漁獲時期，漁獲場所などによりその含量に大差がみられる[7]。

　魚の脂質は一般には蓄積脂肪をさす場合が多く，その含量は種々の要因によって大幅に変動するが，組織脂肪のリン脂質含量は0.5〜1.5％とほぼ一定である。蓄積脂肪はグリセリンに3分子の脂肪酸がエステル結合したものであるため，脂質の性状は脂肪酸の種類と含量により決まる。

　飽和脂肪酸 saturated fatty acid ではパルミチン酸が10〜20％，不飽和脂肪酸 unsaturated fatty acid ではオレイン酸が10〜30％含まれている。必須脂肪酸のリノール酸やリノレン酸は0.5〜2.0％程度を占めるものが多い。また畜肉類にはほとんど存在しない炭素数20以上の**高度不飽和脂肪酸** polyunsaturated fatty acid である**イコサペンタエン酸；IPA**（$C_{20:5}$）および**ドコサヘキサエン酸；DHA**（$C_{22:6}$）などのn‐3系不飽和脂肪酸を20〜40％含んでいる。

　これらの高度不飽和脂肪酸は，①脂質代謝改善作用，②血圧低下作用，③血中総コレステロール低下作用，④血栓予防作用，⑤アレルギー改善作用，⑥脳機能向上作用などの生理機能が報告され注目されている[8]。なお魚介類の脂質は不飽和脂肪酸が多いため酸化して脂質の**変敗**が生じやすいため，その取り扱いには注意が必要である。

表3‐4‐6　貝類のグリコーゲン含量　　（％，生）

	グリコーゲン		グリコーゲン
さざえ	3.5	はまぐり	1.6
あわび	1.7	ほたてがい	2.8
まるたにし	5.0	みるがい	3.4
あさり	1.6	いがい	5.0
あかがい	2.6	しじみ	3.3
あげまき	0.7	からすがい	4.6
うばがい	4.4	か　き	4.9

出典）國崎直道，与儀克子，青木隆子：15種貝類のグリコーゲンならびに遊離アミノ酸含量について，女子栄養大学紀要，22（1991）

（3）炭水化物

　魚類に含まれる炭水化物の量は少なく，大部分はグリコーゲンとして赤身魚に約 1 ％，白身魚に 1 ％以下で存在する。グリコーゲンは漁獲後時間の経過とともに**乳酸**に分解されて消失するため，ほとんどの市販魚には検出されない。貝類のグリコーゲン含量を表 3 − 4 − 6 に示した。グリコーゲンの含量は魚類より多く，かき，いがいおよびたにしでは 5 ％程度含まれる。

（4）ビタミン

　魚介類のビタミン含量はその種類により大幅に異なり，また同一魚種でも可食部位，雌雄，年齢，季節，生息場所などで異なる。魚類のビタミン含量は一般に普通肉より血合肉に多く，また筋肉より内臓に多い傾向がある。筋肉中（可食部）のビタミン含量は日本食品標準成分表を参照されたい。

（5）無　機　質

　魚介類のミネラル含量のうち，カルシウム（Ca）含量は多くはないが，骨ごと食す小魚類や，殻ごと食すえびやあみなどは1,000mg/100g 以上含まれ Ca のよい供給源となる[8]。軟体動物（貝，いか，たこ類）や甲殻類（えび，かに類）は魚類に比べ銅（Cu）の含量が多いが，これは血液が Cu を含むヘモシアニンであることに起因している。Ca，リン（P），鉄（Fe），ナトリウム（Na），カリウム（K），マグネシウム（Mg），亜鉛（Zn）など主要なミネラルの供給源となる。またヨウ素（I）は海藻類ほどではないが比較的多く，セレン（Se）は卵類と同程度に多い。

（6）エキス成分

　細切りした魚介類を熱水抽出すると種々の成分が得られる。この中からたんぱく質，脂質，色素などを除去した成分をエキス成分 extract とよんでいる。**エキス成分**は遊離アミノ酸，ペプチド，核酸関連化合物，有機塩などの含窒素化合物と有機酸類，糖類などの無窒素化合物に大別できる。これらのエキス成分は魚介類の呈味に深くかかわり，含有する割合によって魚介類独自の呈味を形成している。エキス成分は魚類に 2 〜 5 ％，軟体類に 5 〜10％，えび，かになどの甲殻類に10〜12％含まれている。

1）含窒素化合物

　a．遊離アミノ酸：エキス成分では含窒素化合物が大部分を占め，その中でも**遊離アミノ酸**が呈味に最も関与している。代表的な魚介類の遊離アミノ酸含量を表 3 − 4 − 7 に示した。

　まだいやひらめなどの白身魚は遊離アミノ酸含量が少ないため，淡白な味になる。さばやまぐろなどの赤身魚は**ヒスチジン含量**が特に多く，また呈味性をもつ遊離アミノ酸含量が多いため濃厚な味になる。なおヒスチジンは種々の細菌によって，脱炭酸され食中毒の原因となる**ヒスタミン**に分解されるため，鮮魚の取扱いや保存には気をつける必要がある。

　あわび，ほたてがい，えび・かに類などは甘味をもつ**グリシン，アラニン，プロリン**などの含量が多く，また苦味を呈する**アルギニン**の含量も多い。これらのアミノ酸

表3-4-7　魚介類の遊離アミノ酸含量　　　　(mg/100g)

アミノ酸	まだい	ひらめ	まさば	みなみまぐろ	くろあわび	ほたてがい	するめいか	くるまえび	ずわいがに
Tau	138	171	84	63	946	784	415	150	243
Gly	12	5	7	12	174	1925	55	1222	623
Ala	13	13	26	20	98	256	38	43	187
Val	3	1	16	7	37	8	11	17	30
Leu	4	1	14	7	24	3	22	13	30
Ile	3	1	7	3	18	2	13	9	29
Pro	2	1	26	4	83	51	897	203	327
Phe	2	1	4	4	26	2	10	7	17
Tyr	2	1	7	8	57	−	8	20	19
Ser	3	3	6	5	95	8	15	133	17
Thr	3	4	11	7	82	16	16	13	14
Met	+	1	2	4	13	3	15	12	19
Arg	2	3	11	+	299	323	49	902	579
His	4	1	676	667	23	2	164	16	8
Lys	11	17	93	16	76	5	12	52	25
Asp	+	+	−	2	9	4	7	−	10
Glu	5	6	18	11	109	140	16	34	19

＋，痕跡；－，検出されず.

出典）須山三千三，鴻巣章二編：水産食品学，恒星社厚生閣，1987，p.50より抜粋.
鴻巣章二，橋本周久編：新水産学全集　水産利用化学，恒星社厚生閣，1992，p.105より抜粋.

表3-4-8　魚介類のタウリン含量　　　　(mg/100g)

		タウリン		タウリン
かつお	普通肉	23	あさり	380
	血合肉	714	さざえ	1535
まさば	普通肉	35	えぞあわび	454
	血合肉	502	かき	1162
みなみまぐろ	普通肉	61	どすいか	558
	血合肉	954	あかいか	309
まあじ	普通肉	111	みずだこ	411
	血合肉	458	あかえび	93
ぎんざけ	普通肉	23	くるまえび	150
	血合肉	275	ずわいがに	243

出典）國崎直道：生活習慣病と水産食品の栄養含量について，食品衛生学雑誌，
40，J-271（1999）
竹内昌昭，藤井建夫，山澤正勝編：水産食品の事典，朝倉書店（2000）より改変.

含量と“美味しさ”には相関関係があるとされている[4]。またメチオニンやバリンは
うに独特の呈味に欠くことのできないアミノ酸として知られている。イオウを含むア
ミノ酸の一種タウリン（$NH_2-CH_2-CH_2-SO_3H$）は各種魚介類に多く含まれる。

　タウリン taurine は魚介類の浸透圧調整 osmoregulation にかかわり，ヒトに対して
は，①血中コレステロール低下作用，②肝臓機能改善作用，③視力回復作用，④糖尿
病予防作用などの生理機能が期待されている[9][10]。表3-4-8に魚介類のタウリン含
量を示した。一般にタウリンは穀類には含まれておらず，卵類には0～2mg/100g,
畜肉類には13～40mg/100g程度含まれるが，魚介類の含量はこれらの食品よりも多
い。魚類では普通肉より血合肉の含量が非常に多い。また，えび・かに類などの甲殻
類，貝類やいか・たこなどの軟体動物はその種類により含量に差異が認められる。な
おタウリン含量は同一魚介類でも季節，生息域，飼料などにより大幅に変動すること
も知られている。

　ｂ．核酸関連化合物：魚介類のエキス中に含まれる核酸関連化合物は90%以上が,
ATP（adenosine-triphosphate）などのアデニンヌクレオチドとその分解物で存在し，5
～8μmol/g含まれている。魚類や甲殻類のATPは個体の死後，分解が進み，うま味
に関与する**AMP**（adenosine-monophosphate）や**IMP**（inosine-monophosphate：イノシ
ン酸）が生成される（図3-4-6）。また，軟体動物（いか，たこ，貝類）や原索動物まぼ
やなどではAMPからIMPを経てHxR（inosine）にいたる経路のものと，AMPから
アデノシン（adenosine）を経てHxRにいたる経路のものも一部に認められている。

　ATPやADP（adenosine-diphosphate）は無味であるが，AMPはややうま味を示し,
IMPになるとさらに強いうま味を呈するようになる。可食部中にIMPが蓄積される
とうま味が増加する。また干ししいたけに含まれるGMP（グアニル酸）と同じように,

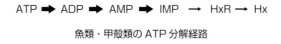

魚類・甲殻類のATP分解経路

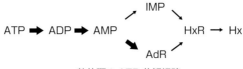

軟体類のATP分解経路

ATP：アデノシン三リン酸，ADP：アデノシン二リン酸，AMP：アデノシン一リン酸，IMP：
イノシン一リン酸（イノシン酸），AdR：アデノシン，HxR：イノシン，Hx：ヒポキサンチン
➡：関連する酵素活性が高いことを示す。

図3-4-6　魚介類のATP分解経路

出典）渡部終五編：水産利用化学の基礎，恒星社厚生閣（2010）より改変.

表 3 - 4 - 9　　魚介類筋肉中の ATP 分解物の生成量　　　　　　（μmol/g）

条件			ATP	ADP	AMP	IMP	HxR	Hx	総量
	温度（℃），経過日数								
にじます									
普通肉	0	0	3.53	1.04	0.42	3.36	0.00	―	8.35
		1	0.17	0.35	0.17	6.09	1.02	0.23	8.03
まだこ	-5	0	2.48	1.43	0.67	0.00		0.68*	5.26
	20（時間）		0.60	1.48	0.89	0.00		2.31*	5.28
えぞあわび	-5	0	3.48	0.59	0.20	0.00		0.00*	4.27
		45	0.30	0.92	3.04	0.00		0.00*	4.26
ほたてがい	-5	0	3.48	1.18	1.56	0.00		0.00*	6.22
		1	0.92	1.17	1.52	0.00		2.99*	6.60
とやまえび	-5	0	6.61	2.09	0.94	0.00		0.00*	9.64
		28	0.18	0.17	1.31	1.61		6.14*	9.41
毛がに	-5	0	5.87	1.75	0.29	0.00		0.00*	7.91
		35	0.35	0.46	3.47	1.98		1.14*	7.40

＊：HxR＋Hx

出典）Arai K., Saito T.: Changes in adenine nucleotides in the muscles of some marine invertebrates., *Nature*, **192**（4），451-452（1961）

Saito T., et al : Changes in Purine Nucleotides of Red Lateral Muscle of Rainbow Trout., *Nature*, **184**, 1415-1416（1959）

グルタミン酸が共存すると味の相乗効果を示しうま味が増強される。

　魚介類の場合，ATP 分解物の生成量は即殺死や苦悶死の状態によって変化し，味にも影響を与えるため，一般に魚介類は即殺したのち，低温で貯蔵する必要がある。魚介類の ATP 分解物の生成量を表 3 - 4 - 9 に示した。魚介類の死後直後では ATP 含量は多く，時間の経過とともに分解が進むことが理解できる。

　c．トリメチルアミンオキシド（TMAO trimethylamine oxide）：TMAO は非たんぱく態含窒素化合物の一つで水産動物組織中に広く分布しているが，海水産の動物に多量に存在し，淡水産や汽水産の動物には少ないことが知られている。TMAO の含量を表 3 - 4 -10に示した。TMAO は魚類の浸透圧調節に深く関与しているが，その由来については外因説と内因説とがあり，定かではない。

　TMAO は細菌によって還元されトリメチルアミン（TMA）とアンモニアになり，TMA は海水産魚類の魚臭の原因となる。たらは TMAO をジメチルアミン（DMA）とホルムアルデヒド（FA）に分解する酵素を有する。淡水産の魚の生臭さはピペリジン系の化合物が関与している。このほか魚臭には，微量であるがジメチルサルファイド（$(CH_3)_2S$），メタンチオール（CH_3SH），アルコール類，エステル類，フェノール類，炭化水素など様々な化合物が関与している。また調理することによりこれらの含量に差異が生じる。なお DMA は亜硝酸と反応して発がん性のある**ニトロソジメチルアミン**を生成する。

表3-4-10　魚介類筋肉中のTMAO，TMA，DMAの含量

	TMAO（mg/100g）	TMA（mg/100g）	DMA（ppm）
まさば	26.0	0.5	5～12
さんま	39.5	0.5	7.5～13.5
いわし	27.5	1.6	Tr～4.5
あ　じ	103	1.2	Tr～6.7
た　ら	1039	2.6	37～203
するめいか	397	0.5	4.5～18.0
ほたてがい	119	2.5	N.D.
毛がに	397	―	―
あ　ゆ	9.6	―	―
しじみ	1.0	0.5	―

Tr：痕跡，N.D.：検出されない
出典）高木ら：北大水産彙報，**18**，261（1967），國崎ら：食衛誌，**17**，410（1976），村ら：日水誌，**41**，1357（1978）

　d．ベタイン：水産動物にはグリシンベタイン，β－アラニンベタイン，ハロシニンが含まれる。グリシンベタインは軟体動物や甲殻類の筋肉に500～1,500mg/100g含まれるが，淡水産にはほとんど見出されない。無脊椎動物の浸透圧調節に関与するとともに，これらの呈味性にも関与し，また生理作用としては抗変異原性をもつことが報告されている[11]。

　e．ペプチド類：水産動物にはイミダゾール化合物のアンセリン（β－アラニル－1－メチルヒスチジン），カルノシン（β－アラニル－L－ヒスチジン），バレニン（β－アラニル－3－メチルヒスチジン）が含まれる。これらの含量を表3-4-11に示した。アンセリンやカルノシンは，かつおやしろさけなど魚類に含まれ，バレニンはくじらに多量に存在することが知られている。これらのイミダゾール化合物は生体内で緩衝作用を示すとされている。

　f．尿　　素：尿の成分で一般の硬骨魚類の筋肉には0.5～15mg/100g含まれるが，甲殻類には含まれていない。軟骨魚類の筋肉（さめ，えい）には1,700～2,200mg/100gと多く含まれ，TMAOとともに浸透圧の調節にかかわっている。尿素は細菌のウレアーゼによりアンモニアに分解されるため，鮮度低下したものはアンモニア臭により食用に適さなくなる。さめの筋肉は主にはんぺんなどの水産練り製品の原料に用いられている。

2）無窒素化合物

　a．糖　　類：グルコースが広く分布し，魚類では可食部100g当たり2～70mg，貝類では300mg程度含まれている。またリボース，アラビノース，ガラクトース，フルクトース，イノシトールなども微量に存在し，これらの代謝物も確認されている。

　b．有機酸類：魚類ではグリコーゲンの解糖系代謝産物である乳酸が多く，かつおやまぐろなど運動能力の高い魚に1％程度含まれるが，底棲魚類では0.2％程度と少な

表3−4−11　水産動物のイミダゾール化合物含量　（mg/100g）

	アンセリン	カルノシン	バレニン
かつお	812	21	—
きはだまぐろ	234	55	—
からふとます	408	16	8
ぎんざけ	542	18	3
まかじき	370	130	—
うなぎ	—	231	
あ　ゆ	65	—	—
にじます	469	—	—
やまめ	332	—	—
しろさけ	797	21	—
ますのすけ	598	20	—
ねずみざめ	1060	—	0
ナガスクジラ	5	140	1500
イワシクジラ	6	131	1840
マッコウクジラ	126	196	3
ゴンドウクジラ	39	227	515

出典）竹内昌照ら編：水産食品の事典，p.77，朝倉書店（2000）.
西塔正孝，國崎直道：高速液体クロマトグラフィーによる数種魚類のアンセ
リン及びカルノシンの測定，女子栄養大学紀要，35（2004）

い。貝類ではグリコーゲンが多く，その解糖系代謝産物の**コハク酸**が含まれる。あさりのコハク酸は採取直後では可食部100g当たり18〜40mgであるが，室温で20時間生かして保存すると120mg，44時間で200mg以上になることが知られている。このほか，煮熟したかに類には酢酸，プロピオン酸，乳酸，リンゴ酸，クエン酸なども検出されるが，大部分は乳酸が占めると報告されている[12]。

4.8　魚介類の死後変化

　魚類の筋肉は死後酸素の供給が断たれると嫌気的状態での様々な分解が速やかにおこり，筋肉の pH の低下や**死後硬直**がおきる。pH の低下原因は高エネルギーリン酸化合物である ATP が前述の図3−4−6に示した分解経路でイノシン（HxR）に分解されるまで順次リン酸が放出されることや，グリコーゲンから乳酸が生成されることによりおきる。一方筋肉は死後硬直がはじまり，ついには完全硬直状態となる。この時

生　　→　　死　→　死後硬直　→　完全硬直　→　解硬　→　軟化　→　腐敗
　　　　　　　｜←　　鮮度の良い状態　　　　→｜←鮮度が低下していく状態→｜

図3−4−7　魚の死後変化

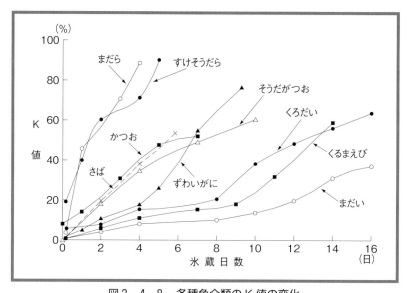

図3−4−8　各種魚介類のK値の変化
出典）渡辺悦生編著：魚介類の鮮度と加工・貯蔵, p.10, 成山堂書店（1995）　一部改変.

点でATPはほとんど存在しなくなる。その後解硬がはじまり筋肉は軟化状態となる。軟化したものは貯蔵中に初期腐敗を経て最終的には**腐敗**となり，食用に適さなくなる。これらの魚の死後変化を図3−4−7に示した。

　この分解経路と筋肉の状態は畜肉でも同じように進行する（p.117）。畜肉では肉の軟化状態を一定期間維持することを**肉の熟成**とよんでいる。この間にATPからIMPが生成し蓄積され，また自己消化酵素が働きたんぱく質が分解されて，アミノ酸やペプチド類が増加するため畜肉のおいしさが増す。しかし一般に魚肉の場合は解硬から腐敗までの時間が短いため，特に熟成（軟化）させることはしない。多くの魚では生きた状態でエキス成分が多く，筋肉も軟らかいため完全硬直状態までを"生きが良い"として好んで食す点が畜肉と大きな相違点である。

　魚類ではATPの分解経路が規則正しく進むため，これを魚類の鮮度判定法の一つ**K値**（K–value）として用いている。K値は次式で求められる。

　　K値（％）＝ ｛(HxR＋Hx) ／ (ATP＋ADP＋AMP＋IMP＋HxR＋Hx)｝×100

　K値による鮮度判定はATPの分解物であるイノシンとヒポキサンチンの蓄積を評価し，低いほど鮮度が良好と判断される。ただし，ATP分解経路に依存するため魚介類の種類によっては，適用できない場合もある。またK値は魚種によって酵素活性が異なるため，鮮度に差異が生じやすい。各種魚介類の氷蔵時のK値の変化を図3−4−8に示した。たら類やさばは鮮度が低下しやすく，まだいは低下しにくい。"鯖の生き腐れ"，"腐っても鯛"といわれるゆえんである。一般に即殺魚で5％以下，生鮮魚で20％以下，市販魚で40％程度，初期腐敗で60％以上となり，40〜60％は加熱調理したほうがよいとされている。

4.9　魚介類の貯蔵

　魚介類は一般に水分が多く，筋肉中の筋基質タンパク質が2〜5％と少ないため筋肉組織が脆弱である。また水圏微生物に汚染されているうえ，漁獲後は流通過程で陸上微生物にも汚染される危険性も大きい。一方，魚介類がもつ自己消化酵素により筋肉などの可食部がさらに軟化して付着していた微生物が繁殖しやすい状態になるため，腐敗は畜肉よりはやくはじまる。さらに高度不飽和脂肪酸のIPAやDHAを含むため，保存状態が悪いと**自動酸化**が進み，油焼けなどの品質の**劣化**が生じることもある。したがって魚介類の鮮度保持ならびに魚介類を保存するための加工・貯蔵方法が種々開発されてきている。

（1）魚介類の微生物

　魚介類は *Pseudomonas*，*Achromobacter*，*Corynebacterium*，*Flavobacterium*，*Micrococcus*，*Bacillus*，*Vibrio* 属などの細菌叢に汚染されている。生鮮魚介類を冷蔵保存した時の菌叢の変化を表3−4−12に示した。腐敗時には *Pseudomonas* Ⅰ／Ⅱの菌が増殖し，腐敗に大きく影響する菌であることがわかる。しかし，*Micrococcus* や *Staphylococcus* などは腐敗時には検出されない。一方水揚げ直後の魚介類には好塩性の *Psudomonas* Ⅲ／Ⅳ−H型が多いが，小売店の鮮魚では陸上由来の *Pseudomonas* Ⅲ／Ⅳ−NH型が多くなることが知られ，魚介類による食中毒の予防の点からも魚介類の貯蔵時にはこれらの微生物の増殖抑制に注意を払わなければならない。

（2）魚介類の貯蔵方法

　生鮮魚介類の貯蔵は低温あるいは冷凍で保存する場合が多く，魚介類の種類により使い分けている。低温保存にも種々の方法があり，**冷蔵貯蔵** refrigeration storage（2〜10℃），**パーシャルフリージング** partial freezing（−5〜−1℃），**チルド貯蔵** chilled

表3−4−12　魚介類の細菌叢

細菌叢	組成（％）	
	新鮮時	腐敗時
Pseudomonas　Ⅰ／Ⅱ	2.9	16.7
Pseudomonas　Ⅲ／Ⅳ−H（好塩性）	29.8	32.0
Pseudomonas　Ⅲ／Ⅳ−NH（非好塩性）	21.2	24.0
Vibrio	25.0	26.0
Moraxella	13.5	1.3
Acinetobacter	1.0	0
Flavobacterium cytophaga	1.0	0
Corynebacterium	1.9	0
Micrococcus	2.9	0
Staphylococcus	1.0	0

出典）高山光雄，横山理雄：食品の殺菌，幸書房（1998）

storage（−2〜2℃），**氷温貯蔵** controlled freezing point storage（氷結点〜0℃），**氷蔵** ice storage（0℃付近）などがある。これらの低温保存の温度帯は貯蔵する食品の種類により異なり一定ではない。なお，一般にこれらをまとめて**冷蔵（低温貯蔵）**とよんでいる。

　魚介類の凍結貯蔵はその種類にもよるが急速凍結法（一般には−30〜−70℃を使用）で凍結したのち，−25℃以下で貯蔵する場合が多い。えびでは−30℃以下，たら類では−40℃，まぐろでは−50℃以下で貯蔵し，それぞれ筋原線維タンパク質の変性防止，筋肉組織のスポンジ化抑制，肉色の褐変防止などを行うことで品質低下を抑制している。なお一般魚に対するグレーズ graze 処理（氷の被膜）は3〜7mm 程度がよいといわれている。

（3）　魚介類の解凍

　生鮮冷凍魚介類の解凍方法には確立されたものはないが，ほとんどの魚介類は低温（10℃程度）で短時間（60〜90分間）に解凍 thawing するのが望ましいとされる。急ぐときは流水中で解凍する。電子レンジの電磁波による解凍は冷凍すり身などの加工食品以外にはあまり適していない。

4.10　主な水産動物

　水産動物の種類はきわめて多く，また生息域も全世界にわたるものが多い。ここでは，主に日本沿岸で漁獲される水産動物で，食品価値の高いものを選び，その素材の性状と利用について簡単に記載する。

（1）脊椎動物

1）硬　骨　魚

　a．いわし類　Sardines：まいわし Japanese pilchard, *Sardinops melanostictus*，かたくちいわし Japanese anchovy, *Engraulis japonicus*，うるめいわし Pacific round herring, *Etrumeus teres* など，イワシ科に属し，日本沿岸各地に分布する。わが国では，かたくちいわしの漁獲量が最も多い。いわしの3cm 前後の仔魚をしらすという。いわし類は鮮魚として食されるほか，干物（目刺し，丸干し，煮干し，田作り，塩干し），缶詰，すり身（つみれ），冷凍品などに加工される。また，魚油の原料，養殖魚の飼料および肥料としても利用される。

　b．さば類　Mackerels：まさば Chub mackerel, *Scomber japonicus*，ごまさば Spotted mackerel, *S. australasicus* など，サバ科に属し典型的な紡錘形をしている。いずれも成魚で体長40cm 程度になる。鮮魚として食されるほか，干物，塩さば，缶詰，くさや，さば節，冷凍用などに加工される。

　c．あじ類　Horse mackerels：まあじ Japanese Jack mackerel, *Trachurus japonicus*，むろあじ Brownstriped mackerel scad, *Decapterus muroadsi*，まるあじ Japanese scad, *D. maruadsi* など，アジ科の魚。鮮魚として，刺身，塩焼き，たたきなどで食されるほか，干物（塩干し，くさや）に利用される。くさやの原料は主にむろあじ，くさ

やもろなどが用いられる。

d．**さんま**　Pacific saury, *Cololabis saira*：サンマ科に属する北方系の魚で，主に北太平洋から日本海にかけて広く分布する。鮮魚として食されるほか，干物や缶詰の原料に使用される。

e．**にしん**　Pacific herring, *Clupea pallasii*：イワシ科の魚で北日本から北米太平洋岸に分布する。わが国の漁獲量は少ないため輸入している。鮮魚として食されるほか，身欠きにしん，燻製品，こぶ巻，塩辛，冷凍用などに加工される。卵巣の塩蔵品がかずのこである。

f．**かつお類**　Skipjacks and Frigate mackerels：かつお Skipjack tuna, *Katsuwonus pelamis*，ひらそうだがつお Frigate tuna, *Auxis thazard*，まるそうだがつお Bullet tuna, *A. rochei* など，暖海性回遊魚でサバ科に属する。鮮魚として，刺身，たたきなどで賞味されるほか，缶詰，かつお節，内臓の塩辛などに加工される。

g．**まぐろ類**　Tunas：くろまぐろ（ほんまぐろ）Bluefin tuna, *Thunnus thynnus*，きはだまぐろ Yellowfin tuna, *T. albacares*，めばちまぐろ Big-eye tuna, *T. obesus*，びんながまぐろ Albacore, *T. alalunga* などが属するサバ科の外洋性回遊魚で全世界の海洋に広く分布する。鮮魚として，刺し身，寿司種，照り焼きなどに利用され，腹側の脂肉はトロとよばれ珍重されている。びんながは，肉色が淡く，軟らかいので刺身には向かないが，缶詰のシーチキン sea chicken などに加工される。

h．**ぶり類**：ぶり Yellowtail, *Seriola quinqueradiata*，ひらまさ Goldstriped amberjack, *S. lalandi*，かんぱち Greater amberjack, *S. dumerili* など，ぶりは出世魚とよばれ成長に伴いよび名が変わる。関東では，わかし（全長15cm 前後），いなだ（全長40cm前後），わらさ（全長60cm 前後），ぶり（全長1m 以上），関西では，つばす（全長10cm 前後），はまち・いなだ（全長40cm 前後），めじろ（全長60cm 前後），ぶり（全長80cm 以上）とよばれている。鮮魚として，刺身，塩焼き，照り焼きなどで賞味される。

i．**かじき類**　Marlins and swordfishes：まかじき Striped marlin, *Tetrapturus audax*，くろかじき Pacific blue marlin, *Makaira mazara*，しろかじき Black marlin, *Istiophorus indica*，ばしょうかじき Indo-Pacific sailfish, *I. platypterus*，めかじき Swordfish, *Xiphias gladius* などが知られ，めかじきのみがメカジキ科で，ほかはマカジキ科に属する。鮮魚として刺身，照り焼きなどで食される。魚肉ハム・ソーセージの原料として重要である。

j．**さけ・ます類**　Salmons：さけ（しろさけ）Chum salmon, *Oncorhynchus keta*，ぎんざけ（ギンマス）Coho salmon, *O. kisutch*，からふとます Pink salmon, *O. gorbuscha*，べにざけ Sockeye salmon, *O. nerka*，さくらます Cherry salmon, *O. masou masou*，ますのすけ（キングサーモン）Chinook salmon, *O. tshawytscha* など，いずれもサケ科に属し，海洋で成長したのち産卵期に母川を遡上し産卵する。人工ふ化放流により，資源の維持・確保が行われている。わが国への回帰率は2〜3％といわれている。

さけ類で陸封されたものに，いわな White-spotted char, *Salvelinus leucomaenis*，や

165

まめ Seema, *Oncorhynchus masou masou*, ひめます Kokanee, *O. nerka* などが属し，養殖が盛んに行われている。また北米原産のにじます Rainbow trout, *O. mykiss* が19世紀末に日本各地の湖や河川に移入され，以降盛んに養殖されている。現在，にじますは海洋でも養殖されるようになり，トラウトサーモンとして広く流通されている。

　外洋のさけ・ます類は鮮魚として食されるほか，塩蔵して新巻さけ，缶詰，燻製などに加工される。内陸産や淡水産のものは，主に塩焼き，燻製，ます寿司などに用いられる。なお，さけ・ます類の卵巣を塩蔵したものはすじこで，イクラは卵を各卵粒に分離したものである。

　k. **かれい・ひらめ類**　Righteye flounders and Bastard halibut：かれい・ひらめ類はわが国沿岸だけで数十種類分布し，カレイ科とヒラメ科に属する。まがれい Brown sole, *Pleuronectes herzensteini*, まこがれい Marbled sole, *P. yokohamae*, いしがれい Stone flounder, *Kareius bicoloratus*, ひらめ Olive flounder, *Paralichthys olivaceus*, その他，種々のものが食用とされる。目の位置に関して，一般に "左ひらめの右かれい" といわれているが，ぬまがれい Starry flounder, *Platichthys stellatus* のように左側に目のあるかれいも存在していて確かではない。かれい・ひらめ類は一般に，煮物，焼き物，刺身，ムニエル，フライなどで食される。おひょう Pacific halibut, *Hippoglossus stenolepis* はかれいの中で最も大きくなる種類として知られる。

　l. **たら類**　Cod fishes：まだら Pacific cod, *Gadus macrocephalus*, すけとうだら Walleye pollock, *Theragra chalcogramma* など，タラ科に属する。まだらは，鮮魚として煮物，鍋物のほか，干物，粕漬けなどに加工される。すけとうだらは鮮魚として食されるほか，冷凍すり身として練り製品の原料に利用される。

　m. **ほっけ**　Atka mackerel, *Pleurogrammus azonus*：アイナメ科に属し，日本海，関東以北の太平洋に分布する寒帯性魚。鮮魚として食されるほか，干物，フライ，練り製品の原料となる。同じ科に，あいなめ Fat greenling, *Hexagrammos otakii* が含まれ，日本各地の沿岸に分布し，主に鮮魚で食されている。

　n. **にべ・ぐち類**　Croakers：いしもち（しろぐち）Croaker, *Pennahia argentata*, くろぐち Blackmouth croaker, *Atrobucca nibe*, きぐち Yellow croaker, *Pseudosciaena polyactis*, フウセイ *P. crocea* などニベ科に属する。鮮魚として煮物，塩焼きなどにされるが，主に良質なかまぼこの原料として利用されている。

　o. **たい類**　Sea breams：まだい Red sea bream, *Pagrus major*, きだい Yellow sea bream, *Dentex tumifrons*, くろだい Black sea bream, *Acanthopagrus schlegelii*, ちだい Crimson sea bream, *Evynnis japonica* など，タイ科に属し，その種類は多い。刺身，焼き物，汁物など種々の料理に利用される。いしだい Japanese parrot fish, *Oplegnathus fasciatus*, いしがきだい *O. punctatus* はイシダイ科，きんめだい Splendid alfonsino, *Beryx splendens* はキンメダイ科，きんときだい Red bigeye, *Priacanthus macracanthus* はキントキダイ科など，たいの名のつく魚は多く，それぞれ似ているが，別の科のものが多い。

ｐ．たちうお　Atlantic cutlassfish, *Trichiurus lepturus*：日本近海の暖水域に分布し，タチウオ科に属する。塩焼き，煮付け，フライなどで食されるほか，練り製品の原料となる。

ｑ．はたはた　Sailfin sandfish, *Arctoscopus japonicus*：日本海と東北地方以北の太平洋側に分布し，ハタハタ科に属する。味は淡白で鮮魚として煮付け，しょっつる鍋などで食されるほか，干物，いずし，魚醤油（しょっつる）などに加工される。

ｒ．ふ ぐ 類　Puffers：とらふぐ Ocellate puffer, *Takifugu rubripes*，まふぐ Purple puffer, *T. porphyreus*，しょうさいふぐ *T. snyderi*，なしふぐ *T. vermicularis* など約20種が知られている。とらふぐは，ふぐ料理の材料として最高級であり，養殖が行われているとともに，輸入もされている。鮮魚として，刺身，鍋物にするほか，干物に加工される。干物は，ひれ酒に利用されている。ふぐは，猛毒（TTX：テトロドトキシン）をもつため，調理・加工に注意が必要である。

2）軟 骨 魚

さめ・えい類　Sharks and Rays：あぶらつのざめ Dogfish, *Squalus acanthias*（ツノザメ科），よしきりざめ Blue shark, *Prionace glauca*（メジロザメ科），あおざめ *Isurus oxyrinchus*（ネズミザメ科），がんぎえい *Raja kenojei*（ガンギエイ科），あかえい Ray（Red stingray），*Dasyatis akajei*（アカエイ科）など，さめ・えい類の種類は非常に多く，ほかの魚類と異なり，軟骨魚類に分類される。さめ類は主に練り製品の原料となる。えい類は煮つけとして食される。あぶらつのざめからは肝油を，またさめ類のひれは干物にされ，ふかひれ（中華料理）に使用される。なお，チョウザメ（さめの言葉がつくが硬骨魚に分類される）の卵巣を塩蔵したものがキャビア（*Acipenser* spp.）である。

3）その他

淡水産魚類，内水面養殖魚類　　あゆ Ayu, *Plecoglossus altivelis*，うなぎ（ニホンウナギ）Japanese eel, *Anguilla japonica*，こい Common carp, *Cyprinus carpio* などは淡水や汽水に生息する魚類である。あゆ，うなぎ，こいは国内で養殖され，海外産のうなぎ（ヨーロッパウナギ European eel, *Anguilla anguilla*）も輸入されている。あゆは鮮魚として食されるほか，あゆ寿司，粕漬け，あゆ干しなどに加工されている。

（2）軟体動物

1）巻類（腹足類）

ａ．くろあわび　Disk abalone, *Haliotis discus discus*：北海道沿岸のえぞあわびと太平洋沿岸のあわびがある。刺身，煮物，焼き物，干物などに適している。

ｂ．とこぶし　Japanese abalone, *Haliotis diversicolor aquatilis*：あわびとよく似ているが，水孔が 6 〜 7 個あり，あわびと区別できる（あわびは 5 個）。食べ方はあわびと同じである。

ｃ．さ ざ え　Turban shell, *Turbo cornutus*：日本各地沿岸に分布する。刺身，つぼ焼き，酢の物などで食される。

２）二枚貝（斧足類）

ａ．あさり　Short-neck clam, *Ruditapes philipinarum*：ハマグリ科に属し，吸い物，みそ汁，佃煮，缶詰などにされる。

ｂ．はまぐり　Hard clam, *Meretrix lusoria*：ハマグリ科，北海道南部以南の砂地に生息している。吸い物，焼き物，鍋物，しぐれ煮などで食される。

ｃ．ましじみ　Freshwater clam, *Corbicula leana*：シジミガイ科，日本各地の河川，河口に近い砂地に分布する。味噌汁などで食される。

ｄ．まがき　Oyster（Pacific oyster），*Crassostrea gigas*：イタボガキ科，日本各地沿岸に分布し，岩礁などに固着する。かきの養殖は，17世紀後期には行われていた。生食，酢の物，鍋物，フライなどで食される。冬季の11～２月頃が食べごろである。

ｅ．ばかがい（あおやぎ）　Hen clam, *Mactra chinensis*：バカガイ科，殻が少し開きぎみで，斧足の動作が緩慢であることから，この名称がついている。千葉県青柳で多獲されたので，あおやぎともよばれる。寿司種，酢の物，干物などに適している。

ｆ．ほっきがい（ウバガイ）　Sakhalin surf clam, *Spisula sachalinensis*：バカガイ科，東北，北海道沿岸の砂地に分布し，刺身，酢の物，煮付けのほか，干し貝柱，缶詰などに加工される。

ｇ．ほたてがい　Giant ezo-scallop, *Mizuhopecten yessoensis*：イタヤガイ科，貝柱が大きく，刺身，酢の物，煮物などにするほか，干し貝柱，缶詰などに加工される。国内で盛んに養殖が行われている。

ｈ．あかがい　Bloody clam, *Anadara broughtonii*：フネガイ科，血液にヘモグロビンを含み，体が赤いのでこの名称がついたとされる。刺身，寿司種，酢の物，鍋物などで食される。さるぼう（もがい）Ark shell, *A. sativa* はあかがいと同属である。

３）い　か　類　Squids

生鮮用として，寿司種，刺身，煮物などで食されるほか，干物（するめ），さきいか，塩辛，燻製，いか徳利などに加工される。

ａ．するめいか　Japanese common squid, *Todarodes pacificus*：アカイカ科，主に北海道，東北地方に分布する。素干し品は二番するめという。

ｂ．けんさきいか　Swordtip squid, *Loligo edulis*：ヤリイカ科，中部以南に分布し，五島列島のものが有名である。素干し品は最上品で一番するめとよばれる。

ｃ．やりいか　Spear squid, *Loligo bleekeri*：ヤリイカ科，日本各地沿岸に分布する。漁獲直後の体表は透明だが，時間の経過で茶色を示し，鮮度が落ちると白くなる。

ｄ．ほたるいか　Firefly squid, *Watasenia scintillans*：ホタルイカモドキ科，体に発光器を有する小形のいかで，日本各地沿岸に分布する。生食のほか，缶詰，佃煮などにされる。

４）た　こ　類　Octopuses

生食用として，寿司種，煮付けにされるほか，酢だこ，燻製などに加工される。まだこ Common octopus, *Octopus vulgaris*，みずだこ North-pacific giant octopus, *En-*

teroctopus dofleini，いいだこ Ocellated octopus，*Amphioctopus fangsiao* などが代表的なたこであり，日本各地沿岸に分布する。

（3）節足動物（甲殻類）

　主に生食とする甲殻類は，えび，かに類である。いずれも輸入量が多い。えび類は東南アジアで養殖が盛んである。

　1）え び 類　Prawns, Shrimps, Robsters

　a．いせえび　Japanese spiny robster, *Panulirus japonicus*：イセエビ科，えび類では最も大きく，形や体色が豪華なため珍重される。刺身や，ゆでて食される。

　b．くるまえび　Kuruma prawn, *Marsupenaeus japonicus*：クルマエビ科，体に黒色の横縞模様があり，世界で30種ほど知られる。大正えび（コウライエビ）Chinese prawn, *Fenneropenaeus chinensis*，ブラックタイガー（ウシエビ）Giant tiger prawn, *Penaeus monodon*，バナメイエビ Pacific white shrim, *P. vannamei* が寿司種，天ぷらなどで食されている。

　c．さくらえび　Sakura shrimp, *Sergia lucens*：サクラエビ科，相模湾，駿河湾に生息する体長 4～5 cm の小形のえびである。体は半透明で桜色をしている。素干し品，煮干し品として各種調理に用いられている。

　d．あまえび（ホッコクアカエビ）　Northern shrimp, *Pandalus eous*：タラバエビ科，体色が赤くまた身が甘いので，甘えびとよばれ，主に寿司種などで生食される。とやまえび *P. hypsinotus*，ぼたんえび *P. nipponensis* などが同じ科に属している。

　e．あみ・しゃこ類：あみ（ニホンイサザアミ）Opossum shrimp, *Neomysis japonica*，おきあみ Antarctic krill, *Euphausia superba*，しゃこ Mantis shrimp, *Oratosquilla oratoria* などが知られ，あみ類はつくだ煮，塩辛などに，しゃこは寿司種，和え物にして食されている。おきあみは練り製品の原料にもなり，資源量が豊富なことからさらなる高度な利用が期待されている。

　2）か に 類　Crabs

　a．毛 が に　Horsehair crab, *Erimacrus isenbeckii*：クリガニ科，身は美味で主にゆでて酢の物，サラダなどで食される。

　b．ずわいがに　Snow crab, *Chionoecetes opilio*：クモガニ科，松葉がに，越前がにとよばれ，寿司種や酢の物などで食される。缶詰など加工用原料にも利用される。べにずわいがに *C. japonicus* も同種でずわいがによりも体が赤く，日本固有種である。

　c．たらばがに　Red king crab, *Paralithodes camtschaticus*：タラバガニ科，缶詰の原料として重要である。あぶらがに *P. platypus*，はなさきがに *P. brevipes* も同科に属し，缶詰や冷凍品に利用されている。これらのかにには，形態はかにだが，やどかりの類に属する。

　d．がざみ（わたりがに）　*Portunnus trituberculatus*：ワタリガニ科，鍋物，酢の物に用いられる。中国からの輸入が多い。

（4）棘皮動物

1）う に 類　Sea urchins：あかうに Red sea urchin, *Pseudocentrotus depressus*，ばふんうに Elegant sea urchin, *Hemicentrotus pulcherrimus*，むらさきうに Hard‒spined sea urchin, *Anthocidaris crassispina* などが知られ，日本各地の沿岸に分布する。卵巣が生食されるほか，練りうに，うにくらげなどに加工される。

2）な ま こ 類　Sea cucumbers：まなまこ Sea cucumber *Apostichopus japonicus*，きんこ *Cucumaria frondosa japonica* が食用とされ，日本各地の沿岸に分布する。酢の物として食されるほか，なまこの塩辛（このわた），内臓を除き煮たのち乾燥させたいりこ，卵巣の干物であるこのこなどに加工される。また，煮て乾燥したものが中華料理の高級食材として用いられている。

3）そ の 他：ほや Sea squirt, *Halocynthia roretzi*，びぜんくらげ Edible jellyfish, *Rhopilema esculenta* なども食用とされる。

4.11　魚介類の加工品

魚介類の加工品はその種類が多く，また各種加工法が利用されているため，きわめて多種類の水産加工品がある。ここでは簡単にその概略を記載する。

（1）乾 燥 品

ほとんどの魚介類にあるが，乾燥方法には天日乾燥と機械乾燥の二通りがある。水分活性を低下させて保存性を付与するが，乾燥する前に塩蔵したり，煮熟したり，焼いたりする方法も取り入れられている。

a．素干し品：直接あるいは簡単に調理した後，乾燥させたものである。

b．塩干し品：魚介類を10〜15％の塩水につけた後，乾燥させたもので乾燥品の中では生産量が最も多い。近年，生活習慣病予防の見地から，塩濃度が薄く，また乾燥程度の低い製品が好まれる傾向にあるが，食品としての保存性は低下してきている。

c．煮干し品：乾燥前に煮熟するため，付着細菌の死滅や自己消化酵素の失活ができるので保存性が高く品質保持期間が長くなる。煮干し，しらす干し，貝柱，ひじきなどがその代表である。

d．焼き干し品：主に魚を加熱して細菌類を死滅させたのち乾燥させたもので，あゆ，たいなどが代表的である。

e．節 類：魚肉を煮熟，ばい乾，カビ付けなどの工程を経て，乾燥させたもので日本古来の調味料として使用されている。かつおから作ったかつお節がその代表である。まぐろ，さば，むろあじ，いわしなどを原料にした節は雑節という。かつお節には荒節（煮熟後，燻し，乾燥させたもので，カビ付けはしない），亀節（かつおの背と腹がついた状態の枯節），枯節（かつおの背肉を原料にしたものを雄節，腹肉を原料にしたものを雌節といい，2回以上カビ付けをしている。4回以上カビ付けしたものを本枯節という），削り節などの種類がある。なお削り節には JAS 規格がある。

（2）塩 蔵 品

　食塩による脱水や浸透圧上昇作用で細菌の原形質が分離し，増殖が抑制されることにより食品の保存性を高めたもので，撒塩法と立塩法の二通りがある。

　ａ．塩蔵魚類：いわし，さんま，さば，さけ・ますなど種類が多い。新巻さけは撒塩法が使われる。さばフィレーは20％程度の食塩水を使った立塩法が利用されている。

　ｂ．塩蔵魚卵：魚の卵を塩蔵したもので，かずのこ（にしんの卵巣），すじこ（さけ・ますの卵巣），イクラ（さけ・ますの卵粒），たらこ（すけとうだらの卵巣），からすみ（ぼらの卵巣），キャビア（チョウザメの卵粒）などが代表的なものである。

　ｃ．塩　辛：魚介類の筋肉と内臓（肝臓など）に塩を加え，腐敗を抑制しながら自己消化酵素や微生物を利用して発酵熟成させたもので，いか（赤作り，白作り，黒作り），かつお（酒盗），あゆ（うるか），なまこの腸（このわた），さけ・ますの腎臓（めふん）などが代表的なものである。

（3）燻 製 品

　魚介類を塩蔵後，燻煙で乾燥したもので，燻煙成分のアルデヒド類，フェノール類などが浸透し，保存性と独特の燻煙臭が付き商品価値が高まる。燻製法は冷燻法（20～30℃で燻製する）や温燻法（50～80℃で燻製する）が用いられる。また炭焼きの際に出る木材乾留物の木酢液を用いて燻製を作る方法もある。その成分は，酢酸，メチルアルコール，アセトアルデヒド，アセトン，ホルムアルデヒド，芳香族環状化合物などで，これらには防腐作用がある。燻製品として，にしん，いか，たこ，さけ・ます，ほたてがいの貝柱などがある。

（4）缶詰製品

　魚介類缶詰の種類は豊富であるが，原料に薄い食塩水（0.2～0.7％）を加えて作る水煮缶詰，調味液で味付けする味付け缶詰に大別できる。このほか油漬け缶詰，トマト煮缶詰など独特の缶詰もある。

（5）水産練り製品

　魚肉を水晒し後，脱水し食塩を添加して潰したものをすり身という。これに副原料を添加して加熱しゲル化したものを練り製品という。練り製品の加熱方法は蒸煮（蒸し板かまぼこ，焼き板かまぼこ），焙焼（焼抜きかまぼこ，焼きちくわ，笹かまぼこ，伊達巻），油揚げ（揚げかまぼこ），湯煮（はんぺん，つみれ，すじ）の４つに大別できる。なお冷凍すり身にはスクロースやソルビットを添加してたんぱく質の冷凍変性を防止している。

（6）魚肉ハム・ソーセージ

　魚肉すり身に副原料を添加し，**ケーシング**（袋）に充填し，加熱したものをいう。加熱殺菌は通常加圧加熱により，中心温度が120℃，４分間，またはこれと同等以上で殺菌を行っている。

（7）水産発酵食品

　自己消化酵素や微生物の作用を積極的に利用したもので，**塩蔵型発酵食品**（くさや，魚醤油，塩辛），**漬物型発酵食品**（ふなずし，いずし，糠漬け製品）などがある。

4.12　魚介類の三次機能

　近年，魚介類に種々の機能性成分が見いだされ，注目されるようになった[10]。ここでは水産食品に含まれる機能成分の概略を記載する。

（1）アミノ酸の生理機能性

　a．タウリン：p.158を参照

　b．グルタミン：軟体動物のあわび，あさり，あかがいの可食部100g当たり，それぞれ294mg，44mg，66mg含まれ，免疫力の増強作用があるとされている。

　c．アルギニン：軟体動物や甲殻類に豊富に存在する。免疫機能の強化や，狭心症，末梢血管疾患などの症状改善などへの利用が期待されている。

　d．ロイシン，イソロイシン，バリン：分岐鎖のある必須アミノ酸で免疫機能促進効果が期待されている。

（2）ペプチド類の機能性

　a．イミダゾール化合物：アンセリンおよびカルノシンはビタミン B_{12} の分解抑制作用や抗酸化作用があり，カルノシンには抗がん作用や免疫調節作用などが期待される[13]。

　b．グルタチオン：分子内に SH 基を有するため還元作用がある。肝臓の解毒作用の強化，活性酸素消去作用，発がん物質の除去，免疫力の向上など生体防御作用があるとされ，またほたてがいのうま味を強める効果もあるといわれている。

　c．アンジオテンシンⅠ変換酵素阻害作用ペプチド：血圧の上昇にはアンジオテンシンⅡが関与するが，アンジオテンシンⅡを生成する酵素の阻害作用を示すペプチドが，魚類（かつお，まいわし，きはだまぐろ）や貝類（あさり，あこやがい），その他おきあみなど様々な水産動物の消化酵素分解物から見出されている。

　例えば，きはだまぐろから Pro–Thr–His–Ile–Lys–Trp–Gly–Asp が，いわしから Leu–Lys–Val–Gly–Lys–Glu–Tyr，His–Glu–Ala–Ala–Gly–Trp，Tyr–Lys–Ser–Phe–Ile–Lys–Gly–Tyr–Pro–Val–Met の3種が見出されている。

　d．プロタミン：精巣（白子）に含まれ，塩基性アミノ酸のアルギニンを高い割合で含む塩基性ペプチドである。熱安定性があり，pHが中性から弱アルカリでグラム陽性菌，陰性菌，酵母の生育阻止作用がある[14]。麺類，惣菜，畜肉製品，ごはん，弁当などに利用されている。

（3）脂肪酸の機能性

　a．IPA（$C_{20:5}$）：魚介類に多く含まれ，血清コレステロール低下作用，血中の中性脂肪低下作用があることから虚血性心疾患予防効果がある。医薬品としても認可されている。なお微量であるが海藻類にも含まれる。

　b．DHA（$C_{22:6}$）：魚介類に IPA よりも多量に含まれ，血清コレステロール低下作用，血中の中性脂肪低下作用，動脈硬化予防効果，網膜機能および脳機能の維持向上効果などの作用がある。

（4）その他の機能性

　a．キチン，キトサン：キチンは甲殻類の殻の構成成分で，キトサンはキチンを脱ア

セチル化したものである。キチンはN－アセチル－β－D グルコサミンからなる。これらは動物実験でコレステロール低下作用や免疫賦活作用が確かめられ，細菌に対する抗菌作用もある。

　　b．魚肉たんぱく質：若年者にみられる非特異的炎症性腸疾患であるクローン病の予防に効果が期待される。食肉たんぱく質およびミルクたんぱく質の摂取過剰が発症と相関を示すが，魚肉たんぱく質とは相関がないのが理由となっている[15]。

　　c．アスタキサンチン：さけ・ます類，えび・かに類，たいやこいなどに広く分布する赤色を呈するカロテノイドの一種で，強力な活性酸素消去作用があることから免疫賦活能および発がん抑制に効果が期待されている[16]。

文　　　献

1）農林水産省ホームページ，令和2年漁業・養殖業生産統計
　　　https://www.maff.go.jp/j/tokei/kouhyou/kaimen_gyosei/
2）農林水産省ホームページ，令和2年度食料需給表
　　　http://www.maff.go.jp/j/zyukyu/fbs/
3）田中武夫：いか肉の利用・加工に関する組織学的および組織化学的研究－Ⅰ，東海水研報，20（1958）
4）須山三千三，鴻巣章二編：水産食品学，恒星社厚生閣（1993）
5）渡部終五編：水産利用化学の基礎，恒星社厚生閣（2010）
6）西塔正孝ら：ウナギおよびニジマス可食部に含まれるコラーゲンの性質と推定含有量，女子栄養大学栄養科学研究所年報，18（2012）
7）竹内昌昭，國崎直道，西塔正孝：日常的な水産物の摂取とその効果に関する食生態学的研究～Ⅳ 食品成分機能面からの検討，東京水産振興会（2007）
8）鈴木平光，和田俊，三浦理代編：水産食品栄養学，技報堂出版（2004）
9）田中平三ほか監修：健康食品のすべて〔第二版〕，同文書院（2008）
10）厚生労働省：「健康食品」の有効性・安全性情報，国立健康・栄養研究所ホームページ https://hfnet.nibiohn.go.jp/contents/indiv.html
11）Kimura S., *et al*：Glycine betaine in beer as an antimutagenic substance against 2－chloro－4－methylthiobutanoic acid, the sanma－fish mutagen, *Mutation Research*, 439（1999）
12）Hayashi T., *et al*：Studies on flavor components in boiled crabs－3, Sugars, organic acids, and minerals in the extracts., *Nippon Suisan Gakkaishi*, 45（1979）
13）渡辺文雄ら：ビタミンB_{12}の食品学的研究，New food industry, 43（6）（2001）
14）宮川早苗：食品の日持向上技術，食品と開発，31（10）（1996）
15）松枝啓：栄養免疫学，医歯薬出版，（1996）
16）魚躬隆敏：アスタキサンチンの特性と効能・効果, *New food industry*, 43（10）（2001）

第 4 章

その他の食品

1. 食 用 油 脂　Oil and Fat

　食用油脂は，植物の種実から採油するものと，動物から採油するものとがある。食用油脂の大部分は中性脂質のトリグリセリド triglyceride が主成分である。したがって食用油脂の性状や特質は構成する脂肪酸の種類とその含有量により異なる。

　一般に，植物油脂は常温で液体で，これを**油**といい，一方動物油脂は固体で，これを**脂**と区別しているが慣習的なよび方である。常温で固体の油脂は飽和脂肪酸の含量が高く，液体の油脂は不飽和脂肪酸に富む。油脂を構成する飽和脂肪酸はパルミチン酸（$C_{16:0}$），ステアリン酸（$C_{18:0}$）が多く，また不飽和脂肪酸はオレイン酸（$C_{18:1}$），リノール酸（$C_{18:2}$），リノレン酸（$C_{18:3}$）が多い。

1.1　食用油脂の生産と消費

　主要油脂の国内生産量[1]は，1989年をピーク（236万トン）に以後減少傾向にある。2020年は油脂類の合計で196万5千トンであるが，植物油脂は増加し全生産量の83%を占めている。植物油脂は107万5千トンを輸入しており，輸入への依存が高く，原材料や製品化されたものを輸入している。植物油脂国内生産量の88%はなたね油と大豆油である。水産動物油脂（魚油，鯨油）は減少している。牛脂の国内生産は6万3千トンであるが，1万9千トンを輸入に頼っている。

　食用油脂の消費量は，国民1人1日当たり摂取量11.2gで，総脂質摂取量61.3gの約18%に相当する量を食用油脂から摂取している（2019年）[2]。食生活の洋風化，多様化により油脂の消費量は増加傾向にある。

1.2　食用油脂の分類

　食用油脂は原料や使用用途などによって種々の分類方法がある。一般には原料により**植物油脂**と**動物油脂**の2つに大別できる。図4-1-1に食用油脂の分類と種類を示す。図に示すように，動物油脂のうち常温で固体のものには，やし油，パーム核油，カカオ脂などがあり，また液体の油脂はヨウ素価により**乾性油**（ヨウ素価130以上），**半乾性油**（100～130），**不乾性油**（100以下）に分けられる。

1.3　食用油脂の精製

　植物油脂の採油には圧搾法と，抽出法の二通りがある。**圧搾法**は油脂含有の高い原

174

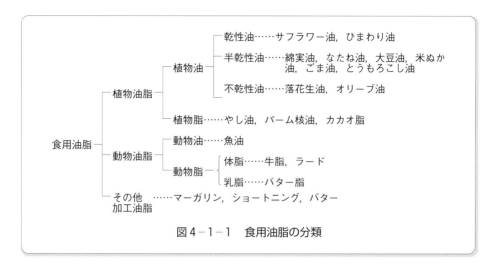

図4-1-1　食用油脂の分類

料を加圧して採油する方法であり，また**抽出法**は一般に，n-ヘキサンなどの有機溶媒で抽出する方法である。動物油脂は採油原料を前処理（洗浄・不純物除去など）したのち採油する[*1]。採油した油脂を**原油**という。原油は不純物を含み，着色しており，香味も悪いため次のような工程で精製し食用とする。

原油 → 不純物除去 → 脱ガム → 脱酸 → 脱色 → 脱臭 → **精製油**

　原油の不純物を濾別したのち，酸処理，水和などにより**ガム質**（リン脂質やたんぱく質など）を除去する。次いでアルカリ処理により遊離酸を除去し，その後，固体微粒子（酸性白土など）を加えて加熱，撹拌し脱色する。また脱臭は，200℃に加熱，蒸留して臭気を除去し，**精製油**とする。油の種類によっては**ウインタリング**（脱ろう）する場合もある[*2]。精製油は，色が薄く，透明で，軽い風味をもったものとなる。

1.4　食用油脂の特性

　1）脂肪酸組成　　食用油脂は原料や品種の違い，あるいは地域差などにより構成する脂肪酸組成に大きな相違がある。主要食用油脂の脂肪酸組成を表4-1-1に示す。
　植物油脂のうち**乾性油**は，リノール酸が約7割を占める。また**半乾性油**は，リノール酸，オレイン酸が主成分で，加工油脂であるサラダ油，テンプラ油（p.178参照），マーガリン，ショートニングなどの原料となる。**不乾性油**は，オレイン酸が主成分で，常温で乾燥しないため，食用以外に医薬品や化粧品などにも用いている。
　植物脂のうち，やし油やパーム油は，ラウリン酸やミリスチン酸のように脂肪酸の炭素数が14以下のものが約70％を占める。カカオ脂は，パルミチン酸，ステアリン酸，

[*1]　炒取法：釜に原料を入れ，蒸気加熱して油脂を溶出し分離する方法。
　　　煮取法：原料を鉄カゴに入れ，熱湯中につけて油脂を溶出し，分離した油脂をくみ取る方法。
　　　高圧蒸熱法：原料を高圧釜に入れ，蒸気100℃以上に加熱し油脂を溶出する方法。
[*2]　ウインタリング：油を冷却して析出成分を除去する操作。サラダ油の精製によく用いる。

表４-１-１　主要食用油脂の脂肪酸組成（%）*

食用油脂	脂質1g当たり脂肪酸総量（mg）	ラウリン酸 $C_{12:0}$	ミリスチン酸 $C_{14:0}$	パルミチン酸 $C_{16:0}$	ステアリン酸 $C_{18:0}$	オレイン酸 $C_{18:1}$	リノール酸 $C_{18:2}$	αリノレン酸 $C_{18:3}$
（植物油脂）								
オリーブ油	946	0	0	10.4	3.1	77.3	7.0	0.6
ごま油	938	0	0	9.4	5.8	39.8	43.6	0.3
米ぬか油	919	0	0.3	16.9	1.9	42.6	35.0	1.3
サフラワー油，高オレイン酸	942	0	0.1	4.7	2.0	77.1	14.2	0.2
サフラワー油，高リノール酸	924	0	0.1	6.8	2.4	13.5	75.7	0.2
大豆油	928	0	0.1	10.6	4.3	23.5	53.5	6.6
とうもろこし油	926	0	0	11.3	2.0	29.8	54.9	0.8
なたね油	933	0.1	0.1	4.3	2.0	62.7	19.9	8.1
パーム核油	931	48.0	15.4	8.2	2.4	15.3	2.6	0
綿実油	924	0	0.6	19.2	2.4	18.2	57.9	0.4
やし油	921	46.8	17.3	9.3	2.9	7.1	1.7	0
落花生油	923	0	Tr	11.7	3.3	45.5	31.2	0.2
（動物油脂）								
牛脂	899	0.1	2.5	26.1	15.7	45.5	3.7	0.2
ラード	927	0.2	1.7	25.1	14.4	43.2	9.6	0.5
（バター類）								
有塩バター	871	3.6	11.7	31.8	10.7	22.2	2.4	0.4
（マーガリン類）								
マーガリン	906	4.8	2.3	15.1	6.4	51.6	15.7	1.6
（その他）								
ショートニング	934	3.7	2.1	32.8	8.8	37.6	11.3	1.1

*脂肪酸総量に対する各脂肪酸の割合
出典）日本食品標準成分表2020年版（八訂）脂肪酸成分表編　より作成.

オレイン酸が主成分となっている。このように同じ植物油脂でも常温で液体のものと，固体のものでは構成する脂肪酸組成に大差が認められ，このうち消費量の多い大豆油には必須脂肪酸のリノール酸が，またなたね油にはオレイン酸とリノール酸が多い。従来，なたね油には**エルカ酸** erucic acid $C_{22:1}$ を多く含むものもあったが，エルカ酸はネズミに長期投与すると心臓壊死の生じることがわかり，品種改良が進められて，エルカ酸の少ないなたね油（例：キャノーラ油）が作られている。

$$CH_3(CH_2)_7CH=CH(CH_2)_{11}COOH \quad エルカ酸$$

　動物油脂のうち陸産動物を原料とする動物脂は，パルミチン酸，ステアリン酸，オレイン酸が主成分で，飽和脂肪酸が40～50%を占める。乳脂は低級脂肪酸を含む。一方，魚油類は，イコサペンタエン酸 $C_{20:5}$ やドコサヘキサエン酸 $C_{22:6}$ などの高度不飽和脂肪酸を多く含むのが特徴である。

　２）油脂の不ケン化物　　食用油脂には不ケン化物が少量含まれる。不ケン化物にはステロール類，高級アルコール類，炭化水素，トコフェロール類，色素などを含む。ほとんどの油脂の不ケン化物は，ステロールと炭化水素が多い。米ぬか油（3～5%）

や落花生油（0.2〜9.1%）には不ケン化物が多いが，ほかの植物油脂は，ほとんど2％以下である。動物油脂の不ケン化物量は，0.5%以下で少ない。

　消費量の多いなたね油や大豆油の不ケン化物のうち60%内外はステロール類からなり，これら**植物ステロール**はβ−シトステロール，カンペステロール，スチグマステロールで，血漿コレステロール低下作用などの生理効果もある。植物油脂には，コレステロールは存在しない。一方，動物油脂のステロールは，ほとんど**コレステロール**からなる。表4−1−2に主な動物油脂のコレステロール含量を示しておく。

表4−1−2　主な動物油脂のコレステロール

	コレステロール (mg/100g)
牛　　　　　脂	100
ラ　ー　ド	100
バ　タ　ー	210〜230
マ　ー　ガ　リ　ン	5

出典）日本食品標準成分表2020年版（八訂）

　3）食用油脂のトコフェロール（ビタミンE）　食用油脂にはトコフェロールが含まれていて，ビタミンEの供給源ともなっている。**トコフェロール**は，4種類の同族体があり種々の生理的機能を有するほか，抗酸化作用も認められている。一般にトコフェロールの生理活性はα，β，γ，δの順であるが，食品に対する抗酸化作用はδが最も高く，次いでγ，β，αの順といわれている。食用油脂に含まれるトコフェロール含量を表4−1−3に示す。トコフェロールは植物油脂に広く存在するが動物油脂には微量含まれているにすぎない。食用油脂のトコフェロールは，加熱分解され減少する。揚げ油として使用した場合の加熱によるトコフェロール減少率を表4−1−4に示す。180℃，15〜25時間加熱の残存率はそれぞれ5.5〜83%，0〜72%で油脂の種類により異なり，これは構成する脂肪酸のちがいによると考えられている。

表4−1−3　主要食用油脂のトコフェロール含量（mg/100g）

		α	β	γ	δ
植物性油脂	オリーブ油	7.4	0.2	1.2	0.1
	ごま油	0.4	Tr	44.0	0.7
	米ぬか油	26.0	1.5	3.4	0.4
	サフラワー油	27.0	0.6	2.3	0.3
	大豆油	10.0	2.0	81.0	21.0
	とうもろこし油	17.0	0.3	70.0	3.4
	なたね油	15.0	0.3	32.0	1.0
	パーム油	8.6	0.4	1.3	0.2
	綿実油	28.0	0.3	27.0	0.4
	落花生油	6.0	0.3	5.4	0.5
動物性油脂	牛脂	0.6	Tr	0.1	0.6
	ラード	0.3	Tr	0.1	Tr
バター類	有塩バター	1.5	0	0.1	0
マーガリン類	マーガリン（家庭用）	15.0	0.7	37.0	6.2
その他	ショートニング（家庭用）	9.5	0.1	12.0	5.0

出典）日本食品標準成分表2020年版（八訂）　より作成.

表4-1-4　食用油脂の加熱によるトコフェロール減少

		大豆油			とうもろこし油			サフラワー油（ハイオレイック）			オリーブ油		
加熱時間（時間）		0	15	25	0	15	25	0	15	25	0	15	25
トコフェロール含有量 (mg/100g)	α-Toc	10.4	8.1	7.6	17.1	15.5	11.8	31.1	3.9	2	9.1	0.5	Tr
	β-Toc	2	0.5	Tr	0.3	Tr							
	γ-Toc	80.9	69.1	58.5	70.3	52	35.3	2.1	1.2		1.9	0.1	
	δ-Toc	20.8	17.5	16.5	3.4	3	1.2						
合計（mg/100g）		114.1	95.2	82.6	91.1	70.5	48.3	33.2	5.1	2	11	0.6	
残存率（％）		—	83.4	72.4	—	77.4	53	—	15.4	0	—	5.5	0

※油浴加熱（180±2℃）
出典）梶本五郎ら：日本栄養・食糧学会誌，38（4），301〜307（1985）　より一部抜粋.

1.5　食用油脂の種類と用途

食用油脂は使用目的から，単味のもの，加工したもの，調合したものなどがある。

（1）単味の油

精製した食用油脂を主に用いるもの。

1）大豆油　Soybean oil　　わが国で最も消費量の多い油である。**テンプラ油**や**サラダ油***として，炒め物，揚げ物用などとして広く使用されている。植物硬化油として，マーガリンやショートニングなどの原料ともなる。リノール酸，リノレン酸の含量が高いため，比較的酸化されやすく，加熱により特有の刺激臭を発する。保存性を必要とする油脂加工食品には向かない。

2）なたね油　Rape oil　　テンプラ油やサラダ油として大豆油に次いで消費量が多い。用途は，大豆油とほとんど同じである。

3）米ぬか油　Rice oil　　原料が国産でまかなえる唯一の植物油脂。理想的なオレイン・リノール型の油脂である。前述のように，不ケン化物を多量に含むため耐熱性もよい。保存性を要求される加工食品に適していて，スナック食品，揚げ物，スプレー用に用いている。

4）ごま油　Sesame oil　　原料ゴマを炒って搾油し濾過のみを行って作るため，特有の香りを有し，テンプラ油として揚げ物に使用される。トコフェロールや抗酸化性物質の**セサモール** sesamol を含有するため酸化がおきにくい。

5）綿実油　Cottonseed oil　　綿の種子を圧搾した油で，風味と熱安定性が良いため主にサラダ油やマヨネーズの原料に用いられる。

6）とうもろこし油（コーンオイル）　Corn oil　　とうもろこしでん粉の副産物として胚芽から作られる油で，オレイン・リノール型油脂である。トコフェロール含量が高く，風味と安定性にすぐれた油で，サラダ油，マヨネーズなどに用いられる。

7）パーム油・パーム核油　Palm oil　　アブラヤシの果肉や核から採油したもので，半固形状をなしている。トコフェロール類も含むため安定性が高い。単独またはほか

---

*　サラダ油：精製した植物油をさらにウインタリングしたもの。テンプラ油より精製度が高い。

の植物油脂と混合して，保存性を必要とするスナック食品，揚げ物，スプレー用に用いるほか，マーガリン，ショートニングの原料に用いている。

　　8）やし油　Coconut oil　　ココヤシの果肉や核から採油したもので固体脂である。飽和脂肪酸含量が高く，また，低級脂肪酸を含むので特有の臭気がある。チョコレート，アイスクリームの原料，ナッツ類の揚げ物，マーガリンや石けんの原料となる。

　　9）カカオ脂（ココア脂）　Cocoa oil　　カカオ豆からとった油で，特有の臭気があり，また，抗酸化剤を含むので酸化に対し安定性が高い。特にチョコレートの原料として重要である。

　　10）ラード（豚脂）　Lard　　豚の脂を溶解して精製したもので，日本農林規格では精製ラードと純製ラードに分けている。抗酸化物質を含まないため，精製工程中にBHA（ブチルヒドロキシアニソール）やトコフェロールを添加して酸化を予防する。用途として一般調理，インスタント麺の揚げ物，マーガリン，ショートニングの原料に用いる。

　　11）牛脂（ヘット）　Beef tallow　　牛の脂肪組織を加熱溶解して，精製したもの。うしの腎臓，心臓，腸などから低温溶出し，精製した油をプルミエ・ジュ premier jus といい品質が良い。一般に，牛脂は融点が高いため舌ざわりが悪い。マーガリンやショートニングの原料のほか，工業用に用いる。

　　12）その他　　落花生油　peanut oil，サフラワー油（ベニバナ油）safflower oil，ひまわり油 sunflower oil などもテンプラ油，サラダ油，その他食用加工油脂の原料として利用されている。

（2）加工油脂

使用目的に合わせて油脂の性質や形態をかえたもの。

　　1）硬化油　Hardened oil, Hydrogenated oil　　油脂にニッケルなどの溶媒を用いて水素を吹き込み，トリグリセリドの不飽和脂肪酸の二重結合を一部飽和酸にかえることによってできた油をいう。水素添加の度合によって硬化油の硬さを自由に調節でき酸化安定性が高まる。化学的には，不飽和脂肪酸の一部がトランス型になる点が天然油脂（シス型）と異なる。

　　硬化油の用途は主に，マーガリン，ショートニングなどの原料に用いられる。また，食用硬化油の原料は，魚油，大豆油，綿実油，米ぬか油などが使われている。

　　2）マーガリン　Margarine　　食用油脂に水等を加えて乳化した後，急冷練り合わせをし，または急冷練り合わせをしないで作られた可塑性のもの，または流動状のもので，バター様にしたものである。ハード型とソフト型があるが，一般的には融点の低い口溶けのよいソフト型が好まれ，リノール酸を70％も含む製品もある。食品表示法では，マーガリン（油脂含有率80％以上）とファットスプレッド（油脂含有率80％未満）について食品表示基準が設けられている。

　　3）ショートニング　Shortening　　マーガリン，バターなどと異なり，ほとんど油脂100％からなり，無色，無味，無臭のものである。ショートニングとは「もろく砕け

やすくする」という意味をもった，いわゆる**ショートネス**を与える目的で用いる油脂
で，その目的に応じて種々の油脂を混合し，窒素ガスや炭酸ガスを10〜20%吹き込み
ながら急冷，練り合わせて作る。用途に応じて可塑性，乳化性，分散性，吸水性，安
定性などが備わる。製菓，製パン用として広く用いられている。

　4）バター　　第 3 章乳類を参照（p.134）。

（3）調合油脂

　数種の油脂をブレンドして，それぞれのもつ油の欠点を補い，使用目的に応じた油
にしたもの。価格も安く，調合油として今後増加するものと思われる。

コラム　トランス脂肪酸

　トランス脂肪酸は「不飽和脂肪酸であってトランス型である非共役二重結合を 1 つ以上
もつもの」と定義されており，植物油等の加工・調理段階で生成される。マーガリン，
ショートニング等に含まれているが，天然の牛・羊肉，牛乳・乳製品の中にも微量含まれ
ている。
　健康への影響として，血液中の LDL コレステロールが増加し，一方，HDL コレステ
ロールは減少するので，冠動脈性心疾患の発症リスクを高めるといった見地から，一部の
国や地域では表示の義務化や含有量の基準値設定などの対策を講じている。WHO/FAO
ではトランス酸摂取量を摂取エネルギーの 1 %未満とするよう勧告している。しかし，内
閣府食品安全委員会は日本のマーガリン等は米国のものよりトランス酸の含有量が少な
く，摂取量も勧告値の 1 %未満である点から，トランス酸摂取による健康への影響は小さ
いとの見解を発表し，現時点（2021年）では表示義務や基準はない。しかし，脂質の多い
菓子類や食品の食べ過ぎなど偏った食事をしている場合では注意を要する必要がある。

1.6　食用油脂の保存

　食用油脂は，不飽和脂肪酸や遊離脂肪酸を含むため，空気中の酸素により酸化され，
過酸化物を生じ，異臭や毒性を生じるようになる。これを油脂の**劣化**，または油脂の
酸敗という。この現象は，温度，光，金属（鉄，銅，亜鉛）などによって促進されるの
で，食用油脂は容器に入れ密閉して，冷暗所に保存する必要がある。

1.7　食用油脂の三次機能

　1）抗酸化成分　　植物油にはいろいろな抗酸化成分が含まれている。

　代表的な抗酸化成分には**トコフェロール**や**トコトリエノール**がある。トコフェロー
ルは前述したように 4 種の異性体がある。抗酸化能が高い γ−トコフェロールは食品
中ではすぐれた酸化防止効果を発現するが，生体内の有効性は低いといわれている。
一方，抗酸化能は低いが，ビタミン E 効力がもっとも高い α−トコフェロールは比較
的よく吸収され，体内ではすぐれた抗酸化活性を示す。パーム油や米ぬか油中にはト
コフェロールの異性体であるトコトリエノールが比較的高濃度に含まれ，これにも
α−，β−，γ−および δ−の 4 種の異性体がある。トコトリエノールには特徴的な生理
活性があり，肝臓でのコレステロール阻害やがん細胞の増殖抑制および免疫機能の向
上などがあると報告されている。その他カロテノイドや，ごま油中のセサモールも非

常に強い抗酸化能を示すことはよく知られている。

　　2）多機能性生理活性成分　　**セサミン**はごま種子あるいはごま油中に比較的高濃度で含まれているリグナンの一種である。ごま油の生成過程で分離できるが，加熱により異性化されるため，製品はセサミンとエピセサミンの等量混合物であるが，生理活性はほぼ同等であると考えられている。生体内抗酸化作用，コレステロール低下作用，制がん作用，肝機能亢進作用，免疫増強作用，老化防止作用および降圧作用など多くの生理機能が報告されている。

　　3）コレステロール低下成分　　植物ステロールはその種類も多いが，代表的なものとしてはβ－シトステロール，カンペステロール，スチグマステロールなどがある。これらの吸収率は5％以下に過ぎず，コレステロールの吸収を妨げるので，安全性の高い血清コレステロール降下剤として汎用されてきた。しかし，この効果は強くなく，一般にかなり多量の摂取が必要とされるが，血清トリアシルグリセロール（トリグリセリド）低下作用（肥満防止作用）を有する特定保健用食品として認可されている，ジアシルグリセロール（ジグリセリド）との併用により，比較的低レベルで有効であるとされている。ヒトを使った摂食実験で，**ジグリセリド**は血清トリグリセリド濃度を低下させることや体脂肪蓄積量を減少させることが観察されている。

参　考　文　献

　　1）農林水産省ホームページ，令和2年度食料需給表
　　　　https://www.maff.go.jp/j/zyukyu/fbs/
　　2）厚生労働省：令和元年国民健康・栄養調査報告（2020）
　・　並木満夫ら：ゴマの機能と科学，朝倉書店（2015）
　・　菅野道廣：「あぶら」は訴える油脂栄養論，講談社（2000）

2. 甘　味　料　Sweetening

　砂糖を代表とする甘味料は，図4-2-1に示したように糖質系甘味料と非糖質系甘味料に大別される。最近の消費者の健康（低カロリー）志向により，代替甘味料として人工甘味料が清涼飲料やガムなどの製品に使われている。人工甘味料は砂糖の数百倍の甘味度を有し，砂糖に比べ少量で甘味を呈するため，カロリーの低減化を可能としている。甘味料の甘味度とカロリーを表4-2-1に示す。

2.1　砂　　糖　Sugar

　砂糖は，植物に含まれるスクロース（しょ糖）を取り出し精製したものである。ほとんど全部が**カンショ**（カンシャ，サトウキビ）と**テンサイ**（ビート）から作られる。そのほか砂糖カエデから作られるカエデ糖（メープルシュガー），砂糖ヤシから作られるヤシ糖などもある。

　カンショの茎には約18%，テンサイの根には15～20%のスクロースを含む。カンショでは茎を圧搾して糖液を得るが，テンサイでは根を細片し温湯により糖分を浸出させる。糖液を濃縮，精製して製品とする。砂糖の種類は図4-2-2に示すとおりである。純度の高い製品は氷砂糖と双目糖のグラニュー糖，白ざらである。車糖は結晶粒子が小さいので固結しやすい。したがって上白，中白，三温糖には固結化防止と，しっとりとした感じをだす目的で1～3%の転化糖（ビスコ）が加えてある。

　黒砂糖は車糖，双目糖，加工糖などには含まれていないカリウム（1,100mg/100g），カルシウム（240mg/100g），鉄（4.7mg/100g）が多く含まれている。

　砂糖には甘い香りがあるが，カンショ粗糖の香りの主体は**ソトロン**とよばれる**フラン化合物**である。また砂糖を加熱して生じる香りは，カラメル様のマルトール，メープル様のシクロテン，フルフラール，ジアセチルなどである。

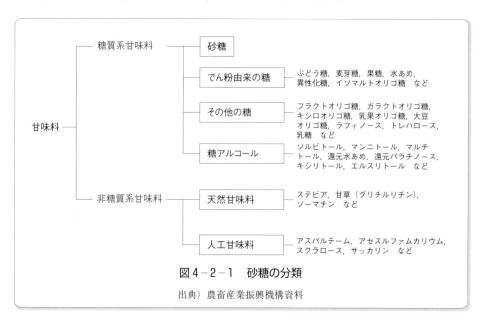

図4-2-1　砂糖の分類

出典）農畜産業振興機構資料

表4-2-1　各種甘味料とスクロースに対する相対的甘味度数とエネルギー値

種　類	甘味料	相対甘味度*	カロリー (kcal/g)
合成品	サッカリン アセスルファムカリウム**	400-500 200	0 0
単糖	グルコース（ぶどう糖） フルクトース（果糖） ぶどう糖果糖液糖	0.7 1.2-1.5 1.1-1.2	4 4 4
オリゴ糖	カップリングシュガー パラチノース** トレハロース イソマルトオリゴ糖	0.5 0.42 0.42 0.4	4 2 4 4
糖アルコール	エリスリトール** キシリトール** ソルビトール** マンニトール** パラチニット** マルチトール**	0.8 1 0.54 0.57 0.45 0.7-0.9	0 3 3 3 2 2
その他	アスパルテーム** ステビオシド スクラロース** モネリン	100-200 300 600 2500	4 4 0 0

* ：スクロースの甘味度を1.0とする。
**：特定保健用食品に使われている甘味料
出典）農畜産業振興機構の資料を参考に追加.

2.2　糖質関連甘味料

1）異性化液糖　High fructose syrup　　でん粉を糖化したグルコース（ぶどう糖）液と，放線菌が産生する酵素またはアルカリにより異性化したグルコースとフルクトース（果糖）の混合液糖である（図4-2-2）。異性化液糖には JAS 規格がある（表4-2-2）。ぶどう糖果糖液糖では果糖分42％が，また果糖ぶどう糖液糖では果糖分55％および90％のものが一般的である。また異性化液糖に砂糖を10〜50％の範囲で混合したものもある。異性化液糖中には5〜8％のマルトース，イソマルトース，およびイソマルトトリオースが含まれている。異性化液糖は砂糖と異なり，温度により甘味度が著しく変化し，低温ほど甘味度は大きくなる。

2）水あめ　Starch syrup, 粉あめ　Powdered starch syrup　　でん粉を糖化して製造される（図4-2-3）。水あめはでん粉の糖化の程度を表す DE 値が40〜60である。粉あめは DE20〜30のものを粉末化したものである。

3）カップリングシュガー（グルコオリゴ糖）Coupling sugar　　スクロースのグル

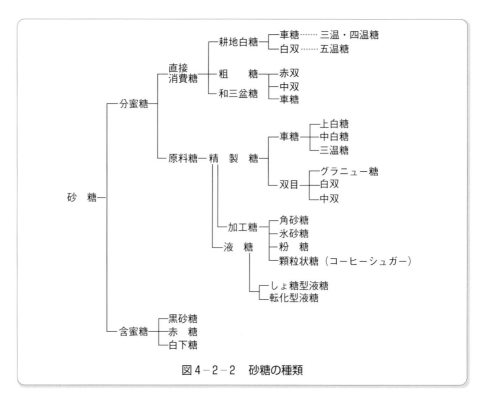

図4-2-2　砂糖の種類

表4-2-2　異性化液糖および砂糖混合異性化液糖の日本農林規格

分　類	種　類	原材料	糖分	果糖含有量	ぶどう糖・果糖以外の還元糖割合	糖のうち砂糖の割合	添加物
異性化液糖	ぶどう糖果糖液糖	でん粉のみ	70%以上	35〜50%未満	8〜15%以下	―	使用していない
	果糖ぶどう糖液糖			50〜90%未満	6%以下	―	
砂糖混合異性化液糖	砂糖混合ぶどう糖果糖液糖	でん粉,異性化液糖及び砂糖	70%以上	―	―	10%以上	使用していない
	砂糖混合果糖ぶどう糖液糖			―	―		

※果糖含有量が90%以上のものは「高果糖液糖」という
出典）日本農林規格（令和元年6月27日農林水産省告示第475号）より作成.

コース部位に1〜数分子のグルコースが結合したもので，低う蝕性の糖類。各種加工食品に使用されている。

　4）ネオシュガー（フルクトオリゴ糖）Neosugar　スクロースにフルクトース転移酵素を作用させて，スクロースのフルクトース部位に1〜4分子のフルクトースを結合させた糖類。低う蝕性のほか，腸内の有益菌を増殖させるプレバイオティクスとし

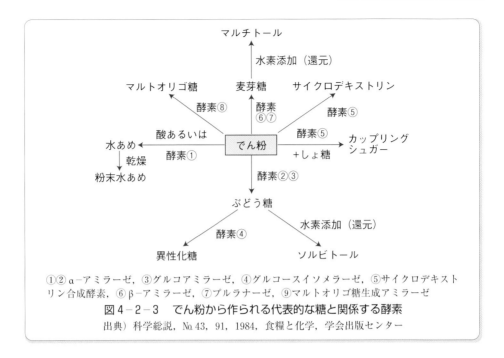

①② α-アミラーゼ，③グルコアミラーゼ，④グルコースイソメラーゼ，⑤サイクロデキスト
リン合成酵素，⑥β-アミラーゼ，⑦プルラナーゼ，⑨マルトオリゴ糖生成アミラーゼ

図4-2-3 でん粉から作られる代表的な糖と関係する酵素
出典）科学総説，No.43，91，1984，食糧と化学，学会出版センター

ての機能があり，また脂質異常症（高脂血症）の改善や血糖値低下作用があるなどの特
性がある。各種菓子類に使用されている。

5）パラチノース（イソマルチュロース）Palatinose　　グルコースとフルクトースが
α-1,6-結合した二糖類で，低う蝕性糖類である。

6）ラクチュロース（異性化乳糖）Lactulose　　ガラクトースとフルクトースがβ-
1,4-結合した二糖類で，腸内の有益菌であるビフィズス菌の増殖促進作用がある。

7）マルチトール（還元麦芽糖）Maltitol　　グルコースとソルビトールからなる二糖
類の糖アルコールで，砂糖に似た良好な甘味を呈する。生体内ではほとんど利用され
ず，また非う蝕性である。ダイエット甘味料として利用度が高まっている。

2.3　その他の甘味料

1）ステビオサイド（ステビア）Stevioside　　*Stevia rebaudiana* BERTONI というキク科
の多年生草の葉の中に10〜15％含まれる甘味成分を主体とする天然甘味料である。甘
味成分はジテルペン配糖体の**ステビオサイド**（総ステビオサイドの60〜80％）とレバウ
ディオサイド A（20〜40％）など4種類の混合物からなる。甘味の質は砂糖に近い味を
もっているが，主成分であるステビオサイドには若干の苦味と味の後引きがある。こ
の改良のために，酵素でステビオサイドにグルコースを付加する方法や，甘味度が高
く味質にもすぐれているレバウディオサイド A に変換する方法などがとられている。

現在，市販されているステビア甘味料（ステビア抽出物およびグルコシルステビオシド
を主成分とするもの）は，白色でほとんど異味異臭がなく，酸・熱に対して安定で，塩
なれ，酸味との調和が良い。また，**ノンエネルギー，非う蝕性**でもあることから，各

種の加工食品やテーブルシュガーとして使用されている。

　2）グリチルリチン　Glycyrrhizin　マメ科のカンゾウの根に含まれるトリテルペン配糖体である。甘味質に問題があるが，塩から味を相殺する作用があるので，しょうゆ，ソース，みそなどに添加されている。

　3）ソーマチン　Thaumatin　クズウコン科　*Thaumatococcus daniellii* BENTH の果実に含まれるたんぱく質甘味料である。ソーマチンはアミノ酸200個前後からなり，ソーマチンⅠ，Ⅱ，0の3成分に分けられる。ソーマチンは食品素材の風味を増強させる効果と，食品の不快な臭味を緩和する作用を有している。

　4）アスパルテーム　Aspartame, L–aspartyl–L–phenylalanyl methylester

　アスパラギン酸とフェニルアラニンの2種類のアミノ酸を縮合させて製造されるアミノ酸系甘味料で，1965年に米国で開発され，わが国では1983年に食品添加物として指定を受けているが，使用基準は設定されていない。甘味度は砂糖の200倍であるため，カロリー低減ができる。苦味が少なく砂糖に似た甘味をもち，後味がすっきりしている。アミノ酸からできているので歯垢形成をおこさず，虫歯の原因になりにくい。

　5）アセスルファルカリウム　Acesulfame Potassium

　酢酸由来のジケテンと酸性洗浄剤として利用されているスルファミン酸を合成反応させた後に，三酸化イオウを反応させ，水酸化カリウムで中和，結晶化させたもので1967年にドイツで開発された。わが国では2000年に食品添加物として指定され，使用食品ごとに使用基準が設定されている。甘味度は砂糖の200倍ある。甘味を早く感じ，後味のない甘味であるが，特有の苦みを感じる場合がある。熱や酵素に対して安定性が高く，水溶液中でも安定性が高い。アスパルテームなどほかの甘味料との併用により，砂糖に近い甘味になる。非う蝕性である。

　6）スクラロース　Sucralose

　砂糖を原料とする甘味料である。砂糖の3か所の水酸基を選択的に塩素原子に置換することにより生産され，1976年に英国で開発された。わが国においては，1999年に食品添加物として指定を受けており，使用食品ごとに使用基準が設定されている。甘味度は砂糖の600倍であり，砂糖に近いまろやかな甘味をもち，熱や酸に強く，水に溶けやすい。非う蝕性である。

　7）サッカリン　Saccharin

　トルエンを原料とする甘味料である。結晶は無色で，水に溶けない性質で非常に強い甘味をもつ。食品への使用は制限されている。漬物などに使われる。

参　考　資　料

・　農畜産業振興機構ホームページ
　　https://www.alic.go.jp/sugar/index.html

3．調味料 Seasoning

3.1 食塩 Salt

　食塩は味付けの基本として用いるほか，防腐作用を利用して食品の加工・保蔵に用いられ，食生活上大切な調味料である。また，生理的にも欠かせない物質である。かつては，日本専売公社による専売品であったが，2002年4月1日から製造，加工，販売が自由化された。

　世界で使われている塩を大きく分類すると，**岩塩** rock salt と**天日塩** sun-dried sea salt（海塩）になる。わが国で最も普通に使われている食塩と並塩は，海水よりイオン交換膜法によって精製したものである。**食塩**は NaCl 99%以上，**並塩**は NaCl 95%以上である。その他，加工塩（精製塩，焼き塩，フレーク塩，凝集結晶塩），添加物塩（マグネシウム，カリウム，カルシウム，鉄，うま味調味料などを添加），特殊塩（海水平釜塩，海水全乾燥塩）などがある。

　食塩の摂りすぎは，高血圧，心疾患など，循環器系に悪影響を及ぼす可能性があり，摂取量は成人で男性7.5g/日未満（Naとして2.95g未満），女性6.5g/日未満（Naとして2.56g未満）に抑えることが望ましい。

3.2 うま味調味料（化学調味料）

　みそ，しょうゆのような天然調味料に対して，純粋物質として化学的工程を経て製造された調味料を**うま味調味料**とよんでいる。L-グルタミン酸ナトリウム（MSG），核酸系の5′-イノシン酸ナトリウム（5′-IMP），5′-グアニル酸ナトリウム（5′-GMP）および，これらの3つの複合物がうま味調味料として世界中で使用されている。うま味調味料は近年，家庭用が減少の傾向にある。

　1）グルタミン酸ナトリウム Monosodium glutamate，**MSG**　　L-グルタミン酸のモノナトリウム酸であり，うま味調味料の主体をなしている。1908年，池田菊苗がこんぶのうま味成分の本体がグルタミン酸であることを見出し，翌年，小麦たんぱく質の加水分解によって，グルタミン酸を結晶として取り出す方法が企業化された。その後，1956年に糖蜜やぶどう糖液に *Corynebacterium glutamicum* などのグルタミン酸産生菌を加えて発酵させて，グルタミン酸を作る発酵法が開発された。現在では発酵法による生産が主体となっている。水に溶けやすい白色結晶で，60℃で100gの水に83.5g溶ける。食品に使用する場合の適量は食塩と関係する。味の好ましさを最大にするには，食塩の添加量が低いときはMSGの最適添加量は高くなり，MSGの濃度が低いときほど食塩の最適添加量は高くなる。また，食品のpHによって呈味力が異なり，最も呈味力が大きいのはpH6.0〜6.5である。pH5.0以下の酸性で加熱するとピロリドン化し，呈味が減じる。

　2）5′-イノシン酸ナトリウム （5′-Inosin monophosphate，5′-IMP），5′-グアニル酸ナトリウム （5′-Guanosine monophosphate，5′-GMP）　**5′-IMP**は

かつお節のうま味成分，**5′–GMP** はしいたけのうま味成分の本体である。

5′–IMP，5′–GMP の閾値はそれぞれ0.025%，0.0125%であり，MSG の0.03%とほぼ変わらない。しかし MSG に少量の5′–IMP や5′–GMP を添加すると，**うま味に相乗効果**があらわれる。市販品は MSG97.5〜98.5%：5′–IMP・5′–GMP1.5〜2.5%混合と，MSG88〜94.5%：5′–IMP・5′–GMP5.5〜8%混合の2タイプがある。

3）風味調味料　Flavour seasoning　　うま味調味料と風味原料（かつお節，こんぶ，貝柱，乾しいたけなどの粉末またはこれらの抽出濃縮物）に糖類，食塩，たんぱく加水分解物，賦形剤（でん粉，デキストリン，乳糖）などを加えて粉末状や顆粒状にしたものである。1962年に発売されてから毎年消費量が増加している。

JAS 規格による品質は，水分4.0%以下，糖分40%以下，食塩分35%以下であり，かつ糖分および食塩分の合計量65%以下であること。でん粉含有量2%以下，風味原料（粉末および抽出濃縮物）の含有率が10%以上と定められている。市販品（顆粒）の主な成分は，食塩相当量40.6%，たんぱく質24.2%，炭水化物31.1%である。

3.3　みそ（味噌）　Miso

みそは，蒸煮しただいずに麹*と食塩を混合して発酵・熟成させて製造するわが国独特の発酵食品である。みその国内生産量は48.3万トンで，1人1年当たりの供給量は3.7kg である[1]。食生活の多様化，洋風化で消費量は逐年減少の傾向にある。

みそは利用目的によって，調味料を目的とした**普通みそ**と，副食を目的とした**なめみそ**に大別される。一般にみそと称する場合は普通みそをいう。

みそは，多種多様なものが全国各地に存在している。これらを使用原料や味，色によって大別すると表4-3-1に示すとおりである。2000年12月から JAS 法に基づく品質表示基準が定められ，製品には米みそ，麦みそ，豆みそ，調合みその表示がなされている。この場合，こめを麹として用いたものを**米みそ**，おおむぎまたは裸麦を麹として用いたものを**麦みそ**，原料が大豆のみでだいずを麹として製造したみそを**豆みそ**とよぶ。米みそ，麦みそ，または豆みそを混合したもの，および米みそ，麦みそ，豆みそ以外のみそを**調合みそ**という。

みその発酵と熟成は，麹の酵素による糖化とたんぱく質の分解のほか，製造の過程で混入する耐塩性の乳酸菌や酵母などが生育し，呈味，香気物質の産生に関与する。耐塩性乳酸菌 *Pediococcus halophilus* は酸味，塩なれ，味のしまり，大豆臭の除去，みその色の淡化・冴えをだすなどの役割を果たす。耐塩性酵母 *Zygosaccharomyces rouxii*，*Candida versatilis* はエタノール，アルデヒド，アミルアルコール，4-エチルグアヤコール（みその老熟香成分）などの香気成分を作る。みその色はアミノカルボニル反応による褐変物質である。みその発酵と熟成中の原料成分の主な変化と微生物との関係，生成物の概略を図4-3-1に示す。

＊　麹（コウジ）とは，米，麦，大豆などに麹カビ（*Asp. oryzae* や *Asp. sojae* など）を繁殖させたもの。麹カビが生成・分泌する酵素を発酵食品の製造に利用するために製造する。

表 4‐3‐1　みその種類と産地・麹歩合・塩分と醸造期間

種類	味・色による分類		通　　称	産　　地	麹歩合	食塩(%)	醸造期間（日）
米みそ (82%)	甘みそ	白	白味噌，西京味噌，府中味噌，讃岐味噌	近畿，広島，山口，香川	20～30 (22)	5～7	5～20日
		赤	江戸甘味噌	東京	12～20 (12)	5～7	
	甘口みそ	淡色	相白味噌	静岡，九州	8～15 (10)	7～11	3～6カ月
		赤	御膳味噌	徳島，その他	10～20 (14)	11～13	
	辛口みそ	淡色	白辛味噌，信州味噌	長野，関東	5～12 (6)	12～14	2～6カ月
		赤	赤味噌，津軽味噌，仙台味噌，佐渡味噌，越後味噌	北海道，東北，新潟，北陸，中国	5～12 (6)	12～14	3～12カ月
麦みそ (4%)	甘口みそ		麦味噌	中国，四国，九州	15～30 (20)	9～11	1～3カ月
	辛口みそ		麦味噌	埼玉，中国，四国九州	8～15 (10)	11～13	3～12カ月
豆みそ（5%）			豆味噌，八丁味噌，三州味噌	愛知，岐阜，三重	全量 (100)	10～12	5～20カ月
調合みそ(10%)			調合味噌	愛知，福岡	—	—	—

種類欄の（　）内は出荷量の種類別構成比（2020年）全国味噌工業協同組合連合会集計。

注）1．麹歩合とは $\dfrac{精米または精麦の重量}{大豆の重量} \times 10$ であらわす。

　　2．豆みそでは，大豆の全量を麹とするので麹歩合を示すということはない。

　　3．食塩（%）は，製品味噌中の食塩含有量である。

　みその主成分は，たんぱく質，脂質，炭水化物であるが，これらの含有率はみその種類により異なる。表4‐3‐2のように甘みそと麦みそは炭水化物が多く，豆みそはたんぱく質が多い。淡・赤辛みそはこの両者の中間である。みその必須アミノ酸組成をみると表4‐3‐3のようになる。リシン（リジン）やトリプトファンが第一制限アミノ酸[2]である。その他のアミノ酸組成は割合良好である。

3.4　しょうゆ（醬油）　Soy sauce

　しょうゆは，だいず，こむぎ，食塩を主原料として製造された調味料で，みそと並んで古来よりわが国の発酵食品の双璧である。

　しょうゆは，以前，みそ同様に農家では自家製造していたが，製造法のむずかしさや手間のわりには多量の生産ができないことなどから，現在では消費量の99%以上

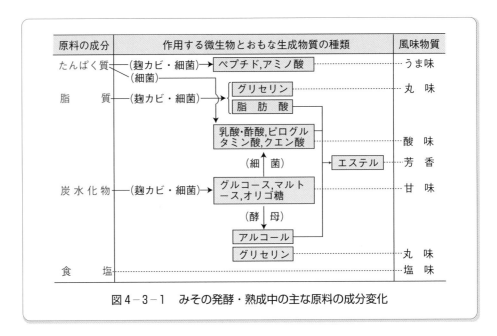

図4-3-1　みその発酵・熟成中の主な原料の成分変化

表4-3-2　みその成分（g/100g）

	たんぱく質	脂　質	炭水化物	食塩相当量
米みそ				
甘みそ	9.7	3.0	37.9	6.1
淡色辛みそ	12.5	6.0	21.9	12.4
赤色辛みそ	13.1	5.5	21.1	13.0
麦みそ	9.7	4.3	30.0	10.7
豆みそ	17.2	10.5	14.5	10.9
減塩みそ	11.0	5.9	25.7	10.7
だし入りみそ	11.0	5.6	20.6	11.9
即席みそ				
粉末タイプ	21.9	9.3	43.0	20.6
ペーストタイプ	8.9	3.7	15.4	9.6

出典）日本食品標準成分表2020年版（八訂）　より作成.

が専業の工場で生産されている。しょうゆの生産量は，74万トン，1人1年当たりの消費量は5.5kgである[1]。その消費量はみそと同様に逐年減少の傾向にある。

　しょうゆは，製造法の違いにより，日本農林規格で，**本醸造方式，混合醸造方式，混合方式**の3種に大別されている。しょうゆの約70%は本醸造方式で作られている。

　1）本醸造方式しょうゆ　　本醸造方式は，しょうゆ本来の作り方である。蒸煮した大豆（または脱脂大豆）と炒ってひき割った小麦を混合し，**麹菌**（たんぱく分解力の強い*Aspergillus sojae* あるいは *A. oryzae*）で麹を作る。しょうゆ麹に食塩水を加え**もろみ**として発酵・熟成させる。食塩15〜17%の高濃度の中で，しょうゆ麹菌の各種の酵素，枯草菌その他細菌類の酵素が作用してたんぱく質，糖ならびに脂肪は分解され低分子とな

表4-3-3　みそのアミノ酸　　　　　　　　　　　(mg/可食部100g)

	Ile	Leu	Lys	SAA*	AAA*	Thr	Trp	Val	His	1985年評点パターン（成人）		2007年評点パターン（成人）	
										第一制限アミノ酸	アミノ酸価**	第一制限アミノ酸	アミノ酸価**
米みそ													
甘みそ	460	820	500	270	920	390	120	530	290	Lys	83		100
淡色辛みそ	620	1000	740	330	1100	500	140	690	360	Trp	91		100
赤色辛みそ	660	1100	700	390	1200	520	120	730	350	Trp	73		100
麦みそ	430	730	400	300	790	360	83	480	230	Lys	67	Lys	93
豆みそ	810	1300	820	410	1500	670	130	870	480	Trp	63		100
減塩みそ	470	780	580	270	880	400	96	530	270	Trp	73		100
だし入りみそ	620	1000	730	320	1100	490	140	660	360	—	—	—	—

SAA*：含硫アミノ酸（Met+Cys），AAA*：芳香族アミノ酸（Phe+Tyr）
＊＊アミノ酸評点パターン：1985年成人および2007年成人

る。低分子化合物は耐塩性乳酸菌 *Pediococcus halophilus* や耐塩性酵母 *Zygosaccharomyces rouxii* により乳酸，酢酸，コハク酸などの有機酸やエタノール，高級アルコールが産生され，さらに酸とアルコールからはエステルが生成される（図4-3-2）。

　香りは，エステルおよびカルボニル化合物群，フェノール化合物群，含硫化合物群の3群に分けられ，約300種の成分のバランスの上に成り立っている。特徴ある香りの一つは4-エチルグアヤコールで，調熟醤油酵母（*Candida* 属が主体）の作用でリグニンからフェラル酸をへて生成される。

　呈味は，主にアミノ酸，ペプチド，糖類，有機酸の混合した味である。また，色は，アミノ・カルボニル反応による褐変物質である。

　醤油もろみの発酵・熟成には1年を要するが，温度を管理することにより6か月に短縮することもできる。発酵・熟成したもろみは化繊製の四角の布に包んで圧搾する。しぼり出されたしょうゆは**生しょうゆ**（生揚しょうゆ）という。生しょうゆを約2日間放置して**おり引き**し，75℃，30～40分間加熱する**火入れ**工程を経て製品とする。

　2）混合醸造方式しょうゆ　　しょうゆの24%が混合醸造方式で作られている。この醸造方式は製造期間が短縮され，原料たんぱく質の利用率を向上させる特徴があるが，品質の点では本醸造しょうゆより劣る。

　生揚しょうゆまたは本醸造もろみに，大豆などの植物性たんぱく質の塩酸分解によるアミノ酸液，またはたんぱく分解酵素で処理した酵素分解調味液を加えて発酵・熟成させて製品とする。大豆を塩酸で分解したアミノ酸液には**レブリン酸**が多く含まれる。したがってレブリン酸の含量から本醸造しょうゆか混合醸造しょうゆを知ることができる。

　3）混合方式しょうゆ　　しょうゆの5%が混合方式で作られている。この方式は，本醸造方式，または混合醸造方式の生揚しょうゆにアミノ酸液，酵素分解調味液や発酵分解調味液を加えたもので，火入れをした製品とする。

　しょうゆの種類　　日本農林規格によるしょうゆの種類と特色は表4-3-4に示す

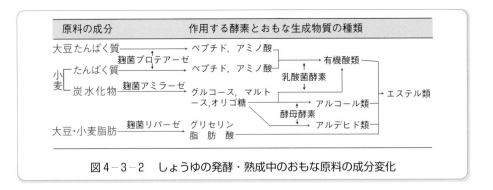

図4-3-2　しょうゆの発酵・熟成中のおもな原料の成分変化

表4-3-4　しょうゆの種類

種類	特色		主な用途	主産地	比率 (%)
	麹の原料，その他	色の変化			
こいくち しょうゆ	大豆にほぼ等量の麦	―	一般	全国	84.3
うすくち しょうゆ	同上及び米，穀類，小麦グルテンを使用することあり	抑制する	関西風料理	ほぼ全国	12.0
たまり しょうゆ	大豆のみ，または大豆に少量の麦	―	つけ醤油，その他	愛知，三重，岐阜	2.1
さいしこみ しょうゆ	生揚にこいくち醤油の麹を仕込む	―	つけ醤油	中国，九州	1.0
しろ しょうゆ	少量の大豆に麦	強く抑制する	着色をきらう料理，その他	愛知，千葉	0.7

注）比率は2019年出荷数量約74.4万 kL の割合。
出典）しょうゆ情報センター資料

とおりである。また，しょうゆの食塩濃度を表4-3-5に示す。近年，塩分濃度を下げたものが市販されている。これは，さいしこみしょうゆに加水して塩分を少なくしたもの，また製品となったものからイオン交換法などにより脱塩を行ったものである。

4）こいくちしょうゆ・うすくちしょうゆ　こいくちしょうゆとうすくちしょうゆの成分を表4-3-6に示した。うすくちしょうゆは食塩含量が，こいくちより約2％高く，逆に無塩可溶性固形分（エキス分）は約3％以上低い。うすくちしょうゆは，食品素材の持ち味や色合いを生かす調理用しょうゆである。発酵熟成中に，色が濃くなるのを抑えるため塩分を高くし，また，甘酒を加えたりして色や味を調える。

3.5　ソース類　Sauces

　一般にソースは液体調味料をさし，原料，製造方法などにより多くの種類がある。一般的にはウスターソース類，トマトケチャップ，トマトソース，チリソースのほか，

表4-3-5 しょうゆの食塩濃度と名称

食塩濃度＼名称　種類＼	食塩相当量*　普　通	80%以下50%以上の食塩分　うす塩，あま塩，あさ塩	50%以下の食塩分　減　塩
こいくちしょうゆ	14.5g	14～9％	9%以下
うすくちしょうゆ	16.0	15～10	10
たまりしょうゆ	13.0	13～8	8
さいしこみしょうゆ	12.4	13～8	8
しろしょうゆ	14.2	14～9	9

JAS規格による。*日本食品標準成分表2020年版（八訂）による（100g当たり）。

表4-3-6 こいくちしょうゆとうすくちしょうゆの主な成分

種　類	基本的な成分（%）			（番）
	全窒素分	無塩可溶性固形分（エキス分）	食塩*	色度
こいくちしょうゆ	1.2～1.5以上	14～16以上**	16～17	18未満
うすくちしょうゆ	0.95～1.15以上	12～14以上**	18～19	18以上

＊ ：（財）日本醤油技術センター
＊＊：上級，特級のみの基準とする。
出典）しょうゆの日本農林規格（平成27年12月3日日農林水産省告示第2596号）

ドレッシング，マヨネーズが知られている。

1）**ウスターソース類** Worcestershire sauces　　たまねぎ，にんじん，セロリ，りんご，にんにくなどの野菜，果実の煮出汁や搾汁にトマトピューレーを加えた液，またはこれらを濃縮したものに糖類，食酢，食塩および香辛料（とうがらし，黒こしょう，ナツメグ，丁字，桂皮，セイジ，タイム，ローレル，ジンジャーなど）を加えて熟成させ，さらにカラメル，酸味料，アミノ酸液，糊料などを加えて調製した茶色または茶黒色の液体調味料である。

2）**トマトケチャップ** Tomato ketchup　　トマトピューレーにたまねぎ，にんにく，食塩，砂糖を加えて，一定濃度に加熱濃縮してから食酢，香辛料（レッドペッパー，ホワイトペッパー，シナモン，ナツメグ，メース，オールスパイス，ローレルなど）を加えて調味したソースである。可溶性固形分は25%以上，酢酸0.7g/100g，β－カロテン当量510μg/100g が含まれている。

3）**チリソース** Chili sauce　　剝皮し，種を残したまま濃縮したトマトをベースに食塩，チリパウダー（辛いとうがらし粉末），ナツメグ，シナモンなどの香辛料を加えて調味した，辛味のあるソース。JASでは可溶性固形分30%以上，トマト以外の野菜類の含有率5%以上とされている。

　　4）サラダクリーミードレッシング　Salad creamy dressing　　食用植物油脂，醸造酢，果汁，卵黄，卵白，たんぱく加水分解物，食塩，砂糖類，でん粉，香辛料および食品添加物（調味料，酸味料，乳化剤，着色料，糊料等）を加えて調味したソースで，鮮明な色沢があり，香味および乳化の状態が良好で，適度な粘度をもち，異味異臭がないこと，水分は85%以下，油脂は10%以上50%未満である。

　　5）マヨネーズ　Mayonnaise　　サラダ油，食酢，柑橘類の果汁，卵黄，卵白，たんぱく加水分解物，食塩，砂糖，香辛料および化学調味料を原料として乳化した基本ソースの一つである。油分は65%以上であり，鮮明な色沢があり適当な粘度のあるものがよい。マヨネーズは水中油滴型（O/W型）のエマルション製品でJAS規格がある（第3章，卵類，p.145）。

3.6　食　酢　Vinegar

　食酢は，アルコールを含む原料を酢酸菌で発酵して作る**醸造酢**と，合成酢酸を調味した**合成酢**がある。醸造酢には穀物酢，果実酢，その他の醸造酢がある。穀物酢は酸度4.2%以上，無塩可溶性固形分1.3%以上8.0%以下で，穀物酢のうち米の使用量が40g/穀物酢1L以上のものを米酢といい，米の使用量が180g/穀物酢1L以上，またはこれに小麦や大麦を使用したもので，発酵・熟成によって褐色に着色したものを米黒酢という。米以外の穀類の使用量が40g/1L以上のものを**穀物酢**という。**果実酢**はりんご，ぶどう，その他の果汁を原料とした醸造酢で酸度4.5%以上である（酢酸：ブドウ酢4.8g/100g，リンゴ酢4.7g/100g）。穀物酢および果実酢以外の醸造酢は酒粕，酢用アルコールなどを原料とした酢で酸度は4.0%以上である（酢酸：穀物酢4.2g/100g，米酢4.4g/100g）。合成酢は，氷酢酸または酢酸の希釈液に砂糖類，酸味料，調味料，食塩等を加えたもの，または氷酢酸，酢酸に醸造酢を混合したものである。食酢には少量の糖，アミノ酸などのほかに，発酵によって生成した香り成分，果実酢では果実香などが風味成分である。

3.7　みりん（味醂）

　みりんには本みりんと本直しみりんの2種類がある。**本みりん**は焼酎や40%程度のアルコールに米および米麹を加えて糖化させた（熟成期間40〜60日）のち，搾汁したもの，または同様な方法で製造するが，製造時にみりん，ぶどう糖，水あめ，有機酸，アミノ酸類およびみりん粕などを加えたもので，エキス分は16%以上，炭水化物は43.2%，アルコール濃度は14%（容量%）である。**本直しみりん**はみりんに焼酎またはアルコールなどを加えてエキス分を16%未満にしたものであり，主として飲用に用いられる。平均アルコール22.4%（容量%），炭水化物14.4%である（みりんは酒税法で酒類になっている）。みりんは料理に甘味，うま味を与えるばかりでなく，つやを与える効果がある。煮切りみりんはみりんを煮立てて，アルコールを除いたものをいう。

3.8　その他の調味料

魚醤：魚介類を生のまま瓶（かめ）に入れ塩漬けにして発酵させ，十分に熟成させて，滲みだしてくる上澄みの汁を布等で漉して作った調味料である。讃岐のいかなごを使った「玉筋魚醤油（いかなごじょうゆ）」，　秋田のいわしやはたはたを使った「塩汁（しょっつる）」，奥能登のいかなどを使った「いしる」は，日本の三大魚醤である。

東南アジアでは，多く使われる調味料が魚醤であり，タイのナンプラー，ベトナム，カンボジアのニョクマム，ラオスのナンパー，フィリピンのパティスなどがある。

豆板醤（トウバンジャン）：皮を剥いたそら豆を発酵させた中国のみそで，唐辛子の塩漬け等を加えた辛味調味料（唐辛子みそ）で，豆板辣醤（とーばんらーじゃん）を，一般的に豆板醤と呼び，辛味と塩味が特徴である。四川料理の炒め物などに火を通して香りやうま味を引き出して使う。

コチジャン：穀類（もち米や大豆など）の麹にとうがらし，塩等を加え発酵させたとうがらしみそで，朝鮮半島の赤みを帯びた甘辛い味が特徴の調味料である。和え物や薬味として使う。

3.9　調味料の三次機能

みそには，放射性物質の除去作用，がん予防効果，血圧低下作用，過酸化脂質の生成抑制作用，老化促進物質の活性化阻害作用があること[3]，しょうゆに含まれる大豆由来のガラクツロン酸を主成分とする酸性多糖類は通年性アレルギーやスギ花粉症に対するアレルギー症状の改善作用が認められている[4]。また，**食酢**には，消化液の分泌促進作用，疲労回復作用，糖尿病予防作用，肥満防止作用，血圧上昇抑制作用，老化防止作用，血液の粘度低下作用があることが認められている[5]。

文　　　　献

1）農林水産省ホームページ，令和 2 年度食料需給表
　　http://www.maff.go.jp/j/zyukyu/fbs/
2）FAO/WHO/UNU アミノ酸評点パターン（1985），（2007）
3）みそ健康づくり委員会：みそサイエンス最前線（1995）
4）Kobayashi, M.：*J. Biosci. Bioeng.,* **100**（2），144–151（2005）
5）柳田藤治：醸協誌，**85**，134（1990）

4．香　辛　料　Spices

香辛料は肉食を中心とする西洋人にとって食味を向上させ，さらに食品の保存にも不可欠なものとして古くから利用されている。わが国では比較的容易に新鮮なものを食べることができたので，素材本来の味を生かす料理法が主流であり，いわゆる**薬味**とよばれるものが多く使われてきた。最近では，食生活の多様化が進んできたため多くの香辛料を利用する機会が増え，市場での流通も種類および量ともに増加してきている。

香辛料は芳香性植物の一部で特有の風味をもち，食品に味，香り，色を付与して嗜好性を向上させるとともに，食欲を増進させ，消化吸収を促進する作用がある。また，抗菌性や抗酸化性により食品の保存性を高める効果や抗変異原性など高い機能性を有する食材であり，健康増進に役立つものとして注目されている。

4．1　スパイスの分類

香辛料はスパイスとハーブに大別される。**スパイス** Spice は，芳香性植物の果実，花，蕾，茎，樹皮，種子，根塊，地下茎などを原料としたものである。こしょう，とうがらし，さんしょう，シナモン，クローブ，オールスパイス，ナツメグ，メース，ターメリック，しょうが（ジンジャー），わさび，サフラン，パプリカなどがある。**ハーブ** Herbs は，葉，花穂類を原料としたもので主として生鮮物で使われる。ローレル，セージ，ローズマリー，タイム，オレガノ，ペパーミント，マジョラム，バジルなどがある。両者に明瞭な区分けはなく，嗜好的な香り，辛味，色をもっているものの総称としてスパイスとよぶ。このほか，マスタード，キャラウェイ，アニスなどの種子類を原料とした**シーズ** seeds，ねぎ，たまねぎ，だいこん，にんじんなどの**香味野菜** Vegetable condiment なども香辛料として用いられる。カレー粉，七味とうがらしのように数種類の香辛料を混合した**混合スパイス** Mix spice もある。また，香辛料は，利用形態（フレッシュ（生），ドライ（乾燥））および植物学的に分類されることもある。

スパイスの基本特性は，①**賦香性**，②**矯臭性**，③**辛味性**，④**着色性**であると考えられる。調理をする際に広く利用され，香りをつける作用，辛みをつける作用，色（彩り）をつける作用により，嗅覚，味覚，視覚に働きかけ食欲を促す。それぞれの作用を特徴とする代表的な香辛料を以下に示す。

（1）香りを特徴とする香辛料（賦香性スパイス・矯臭性スパイス）

ほとんどすべての香辛料に共通の作用として，食品・料理に食欲をそそる香りを付与する働き（**賦香作用**），および肉や魚介類などの素材の臭みを抑える働き（**矯臭作用・マスキング作用**）がある。これは，香辛料に含まれる香り成分（精油：エッセンシャルオイル）の働きによるものである。表4－4－1に香辛料の精油成分と呈味性を示す。

1）オールスパイス Allspice　　フトモモ科の常緑樹。シナモン，クローブ，ナツメグの3つのスパイスを混合したような香味があり独特の甘味とほろ苦さをもつ。主な香気成分はオイゲノールである。多くの素材と相性が良く，魚，肉の塩漬け，マリネ，ケーキなどに使用される。

2）シナモン Cinnamon（別名　ニッケイ）　　クスノキ科の常緑樹の樹皮をはがし

表4-4-1 スパイスの精油成分と呈味性

		精 油 成 分	呈味性 辛	呈味性 苦	呈味性 甘
スパイシースパイス	オールスパイス	オイゲノール (65〜80%), チモール, フェランドレン, カリオフィレン	○		○
	シナモン	シンナムアルデヒド (55〜75%), オイゲノール (4〜10%), α-, β-ピネン	○	○	○
	クローブ	オイゲノール (75〜90%), カリオフィレン (5〜12%)	○	○	
	ナツメグ・メース	α-, β-ピネン, α-カンフェン, ミリスチシン (4%), オイゲノール	○	○	
	ターメリック	ターメロン (59%), β-ジンギベレン (25%)		○	
	ガーリック	ジアリルスルフィド (23〜39%), ジアリルトリスルフィド (13〜19%)	○		○
	オニオン	ジプロピル・ジスルフィド, メチルプロピル・ジスルフィド	○		○
	サフラン	サフラナール (ピクロクロシン加水分解物), フルフラール		○	
ハーブスパイス	バジル	シネオール, リナロール, メチルシャビコール, アネトール			○
	ベイリーフ (ローリエ)	シネオール (45〜50%), オイゲノール, リナロール, ゲラニオール		○	
	マジョラム	メチルシャビコール (27%), α-テルピネオール (15%), リナロール (10%)		○	
	オレガノ	チモール (2〜7%), カルバクロール		○	
	ローズマリー	ボルネオール (8〜15%), シネオール (17〜30%)		○	
	セージ	ツヨン (40〜60%), シネオール (15%) カンファー (8%)		○	
	タラゴン	メチルシャビコール (60〜70%), フェランドレン (15〜20%)		○	
	タイム	チモール (30〜71%), カルバクロール (2〜15%)	○	○	
シードスパイス	アニス	アネトール (80〜95%), メチルシャビコール, リモネン			○
	キャラウェイ	カルボン (50〜60%), リモネン (20〜45%), カルペオール		○	
	カルダモン	シネオール (30〜40%), テルピネオール (45%), テルピニルアセテート (30%)		○	
	コリアンダー	リナロール (60〜70%), リモネン, α, β-フェランドレン		○	
	クミン	クミンアルデヒド (35〜63%) β-フェランドレン		○	
	ディル	カルボン (40〜60%), フェランドレン, リモネン		○	
	フェンネル	アネトール (50〜60%), リモネン (9〜17%), カンフェン			○

出典) 武政三男:スパイスのサイエンス, 文園社 (2001)

て乾燥させたもの。採集部位，産地，種類などによって芳香，甘味，辛味，渋みに違いがある。甘くエキゾチックな芳香の主成分はシンナムアルデヒドである。ケーキ，パイなど甘味のある菓子類に最適のスパイスである。また，肉料理やコーヒー・紅茶などにも合う。カシア cassia は，類似した風味をもつスパイスである。

　　3）クローブ　Clove（別名　丁子<ruby>丁子<rt>ちょうじ</rt></ruby>）　　　フトモモ科の常緑樹。つぼみを乾燥させたものを利用する。強い刺激臭であるが，バニラのような甘い香りもする。香りの主成分はオイゲノールである。矯臭効果が強く，肉料理に用いられる。また，甘い香りを利用して焼き菓子に用いられる。

　　4）ナツメグ　Nutmeg，メース Mace　　　ニクズク科の常緑樹。同じ植物から 2 種類のスパイスが作られる。ナツメグは熟した種を乾燥し，殻を割って取り出したもの。メースは種を覆っている網状の皮を乾燥させて黄色になったものである。ともに甘い刺激のある香りとほろ苦さがある。主な香気成分は，テルペン類の α−ピネンおよび β−ピネンである。加熱すると刺激性のある香りが弱まり，甘さが強調される。ナツメグは，ハンバーグやミートソースなどの挽肉料理に用いられる。メースのほうが味も香りも弱く，ケーキやプディングなどの焼き菓子などに使用される。

　　5）ベイリーフ　Bay leaf（別名　ローリエ）　　　クスノキ科の常緑樹。生の葉は清涼感のあるやわらかな芳香と少しの苦味がある。乾燥すると苦味が消え，芳香が強くなる。香りの主成分はシネオールである。肉や魚の臭みを消すために，煮込み料理に多く使われる。

　　6）マジョラム　Marjoram　　　シソと形態が似ているが，タイムやオレガノと同じ芳香成分を多く含み，少しほろ苦い。生葉の甘い香りはサラダによく合い，ヨーロッパ各国の料理に多く使われる。

　　7）オレガノ　Oregano　　　シソ科の多年生草本。マジョラムと近縁で，香味が似ているが，マジョラムより香りが強い。主な香気成分は，カルバクロール，チモール，γ−テルピネンなど。トマト，なす，ズッキーニなどの野菜料理や魚・肉料理に適する。

　　8）ローズマリー　Rosemary　　　シソ科の常緑低木。青臭い香りが強く，やや苦味がある。矯臭性の強い持続性のある芳香の主体は，ボルネオールおよびシネオールである。肉の消臭として適しており，地中海料理に広く使われる。

　　9）セージ　Sage　　　シソ科の多年生草本。乾燥したセージは樟脳のような香りがある。主な香気成分は，α−ツヨンおよび β−ツヨンである。ややほろ苦い味で，豚肉料理に適している。

　　10）タイム　Thyme　　　シソ科の多年生草本。独特の爽やかな芳香とほろ苦さがある。香気の主成分はチモールである。魚介類の生臭みの除臭に最適である。ベイリーフとともにフランス料理の煮込み料理には欠かせないスパイスである。

（2）辛味を特徴とする香辛料；辛味性スパイス

　辛味をもつ香辛料は，料理にアクセントをつけ，味を引き締める効果がある。辛味には，舌が焼けるような辛味，刺激的なぴりっとした辛味，鼻につんと抜けるような

辛味などさまざまなものがある。また，食欲増進，唾液分泌の促進，消化促進，発汗作用などの生理機能を有している。

1）しょうが　Ginger　　ショウガ科の多年生草本の根茎。爽やかな香りと辛味が特徴である。主な辛味成分は，[6]－ジンゲロールであり，強い抗酸化作用がある。日本料理の薬味として使用される。また，魚の煮付けや肉料理に素材の臭み消しや風味付けを目的として用いられる。ヨーロッパでは，クッキー，ケーキなどの菓子にも使われる。

2）とうがらし　唐辛子　Hot pepper（別名　チリ）　　ナス科の多年生草本。甘味種と辛味種があり，スパイスとして利用するのは辛味種である。色・形・大きさ・風味の異なる多様な品種がある（天鷹唐辛子・ハバネロなど）。刺激の強い辛味があり，辛味成分はカプサイシンであり，その量によって辛味の強さが異なる。

3）さんしょう　山椒　Japanese pepper（別名　はじかみ）　　ミカン科の落葉混木アクラザンショウの果実。日本で古来より利用されてきた香辛料のひとつ。柑橘系の爽やかな香りと舌がしびれるような刺激的な辛味に特徴がある。葉や果実に芳香の主成分シトロネラールが含まれ，果皮には辛味成分サンショオールが含まれる。

4）からし（マスタード）　Mustard　　アブラナ科の一年生草本。種子を乾燥させて使用する。日本では古くから練りからしとして利用している和からしと，種子の色から黒からしと白からしに分けられる洋からしがある。辛味は黒からしが強く，白からしはマイルド。辛味成分は，シニグリン，シナルビンを前駆体として，共存する酵素ミロシナーゼにより分解され生成する。

5）こしょう　Papper（別名　ペッパー）　　コショウ科の多年生草本。果実を採取する時期と処理方法により黒，白，緑の3種類がある。黒こしょうは，完熟前の緑色の実を採取し，黒くなるまで天日で乾燥させる。白こしょうは，完熟した実の外皮を除去してから乾燥させる。グリーンペッパーは未熟な実で，凍結乾燥や塩漬けにしたものである。こしょうの香味成分はピペリンで，外皮に多いため，黒こしょうのほうが白こしょうより香味が強い。

6）わさび　Wasabi　　アブラナ科の多年生草本。根茎が肥大して特有の香りと辛味をもつ。辛味は，からしと同様に発現し，ミロシナーゼの作用により前駆体のシニグリンが分解され，アリルイソチオシアネートが生成する。

（3）色を特徴とする香辛料；着色スパイス

香りとともに料理に赤，黄などの色を付ける効果も食品の嗜好性の向上に役立つ。見た目の美しさも，料理のおいしさを支える大切な要素である。

1）くちなし　Gardenia（別名 山梔子）　　アカネ科の常緑樹。乾燥した果実に傷をつけて水に浸すか，熱湯で煎じると濃黄色が出るので，これを着色料として用いる。花弁も香りがよい。きんとん，たくあん漬けなどの着色に使われる。

2）パプリカ　Paprika（別名　甘とうがらし）　　ナス科の多年生草本。辛味のないとうがらしで，香味より色調が利用される。香味は弱く，わずかに甘い芳香がする。赤

い色調を生かす調理に適している（ハンガリアングーラッシュなど）。色素成分は脂溶性であり，油とともに調理するとなじみやすくきれいに着色できる。

　　3）**サフラン**　Saffron　　　アヤメ科の多年生草本。めしべを乾燥したもの。強いヨードホルムに似た独特の芳香と若干の苦味をもつ。水に浸すと黄金色の色とエキゾチックな芳香があらわれる。

　　4）**ターメリック**　Turmeric, Curcuma（別名　ウコン）　　　ショウガ科の多年生草本。根茎をゆでてから乾燥させ，粉末にして使用する。やや土臭い香りとわずかに苦味があるが，香味より黄色の着色性（黄色）を利用する。香りは加熱すると弱まる。カレー粉，マーガリン，ピクルス，マスタードなどに使われている。

（4）混合香辛料（混合スパイス・ブレンドスパイス）

　複数の素材を調合したもので，食文化に根付いた香辛料が配合されている。地域により，使われる香辛料には傾向があり，混合香辛料を料理の風味付けに使えば，手軽にその国らしさを加えることができる。

　　1）**カレーパウダー**　Curry powder　　　香辛料の種類や配合比率に決まりはないが，日本での市販品には，通常20〜30種類の香辛料が配合されている。香り付けとして，ナツメグ，メース，シナモン，クローブ，カルダモン，フェンネル，キャラウェイ，クミン，コリアンダー，ベイリーフ，ガーリック，オニオン，オールスパイス，レモングラスなど，辛味としてとうがらし，黒こしょう，白こしょう，しょうが，マスタードなど，色付けとしてターメリック，サフラン，パプリカなどを混合する。

　　2）**ガラムマサラ**　Garam masala【インド】　　　数種類（通常3〜10種）のスパイスを独自の処方で配合する（配合に決まりはない）。主として，ブラックペッパー，チリペッパー，クローブ，カルダモン，シナモン，クミン，コリアンダー，ナツメグなどを混合する。カレー粉と似ているがターメリックは配合しない。

　　3）**チリパウダー**　Chili powder【メキシコ】　　　チリペッパー（唐辛子）をベースに，オレガノ，クミン，ディル，ガーリック，パプリカ，オールスパイス，ブラックペッパー，オニオンなど数種の香辛料を配合する。辛味としてとうがらし，色付けとしてパプリカを混合する。

　　4）**七味とうがらし**【日本】　　　とうがらし（唐辛子）を中心に，その他麻の実，ケシの実，シソの実，さんしょう（山椒），ごま，陳皮（みかんの皮を乾燥させたもの），青のり，しょうがのうち6種を混合する。七味の配合の基本は「二辛五香」で，辛さに特徴のあるものを2種類，香りを重視したものを5種類配合する。

　　5）**ブーケガルニ**　Bouquet garni【フランス】（別名　香草の束）　　　フランス料理に使われ，ベイリーフ，パセリ，タイム，セロリを基本とし，マジョラム，クローブ，フェンネル，コリアンダー，ガーリック，レモン，バジル，オレガノなどを加える。

　　6）**五香粉**【中国】　　　山椒（花椒），丁字（クローブ），桂皮（シナモンまたはカシア），八角（スターアニス）・フェンネル・陳皮のうちの2種の計5種類のスパイスの粉末がほぼ同量ずつ混合されたもの。独特の芳香があり，中国料理では，肉・魚介類・野菜な

どさまざまな食材の料理に幅広く使う。

4.2 スパイスの三次機能[1]

1）抗菌作用　　からし，わさび，クローブ，シナモン，セージ，オレガノ，タイム，ナツメグ，にんにくなどの精油中に含まれる**フェノール系化合物**のオイゲノール，チモール，アリルチオシアネートやテルペノイド系化合物ゲラニオール，イソメントール，シトラール，シトリネラールなどには強い抗菌性がある。

2）抗酸化作用　　ローズマリー，セージ，オレガノ，タイム，セイボリーなどの香草系スパイスには，抗酸化活性を有するフェノール系ジテルペノイドのロスマノール，エピロスマノール，カルノソールなどが含まれている。タイムの精油成分であるチモールやカルバクロールにも抗酸化活性がある。

また，辛味性スパイスからは多くの抗酸化成分が見いだされている。しょうがの辛味成分であるジンゲロール，ショウガオール，ターメリックの色素であるクルクミン，カルダモンの果実にも抗酸化性の成分が含まれる。とうがらしの辛味成分であるカプサイシンやジヒドロカプサイシンの抗酸化性は強い。カプサイシンと類似の構造をもつが辛味のない化合物カプサイシノールなどもある。

3）発がん抑制活性，抗腫瘍活性　　ネギ科，アブラナ科，セリ科，ショウガ科，シソ科の香辛料に発がんプロモーションの抑制作用が認められている。

ターメリックに含まれるクルクミン，クルクミノイドには発がん抑制活性がみられる。これらの成分には，抗腫瘍作用，抗炎症作用，抗アレルギー作用など多くの生体調節機能が報告されている。ナツメグ油のアセトン抽出物中のフェノール系物質MSP，ショウガ精油中の6－ジンゲスルフォン酸，ローズマリー精油中のカルノソールなどに抗炎症，抗腫瘍活性が認められている。わさびの辛味成分であるイソチオシアネート類も抗腫瘍活性を示す。

4）血小板凝集抑制作用　　ネギ科のにんにく，たまねぎ，にらなどに含まれるスルフィド類（メチルアリルトリスルフィド，ジメチルアリルトリスルフィドなど）には血小板凝集抑制作用があり，血栓の防止が期待される。

文　　　　献

1）中谷延二「〔総説〕香辛植物の食品機能」，南方資源利用技術研究会誌, 28（1），1-7（2012）

5.　嗜好飲料　Soft drinks とアルコール飲料　Alcoholic beverages

5.1　嗜好飲料

　わが国で飲まれる嗜好飲料は，茶，コーヒー，ココア，清涼飲料などである。嗜好飲料は栄養的にはほとんど価値がなく，香味や刺激を得る精神面での役割のほうが大きい。

（1）茶　Tea

　茶は，茶樹の芽葉を種々の方法で加工し乾燥製品としたもので，その浸出液を飲料とする。製造方法の相違により，**不発酵茶**（緑茶），**半発酵茶**（中国茶），**発酵茶**（紅茶）に大別され，さらに茶葉の栽培法，加熱処理法などにより図4－5－1のように分類されている。

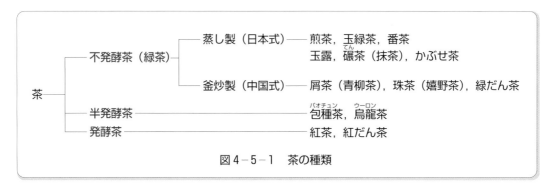

図4－5－1　茶の種類

　1）緑茶　Green tea　　日本茶ともいわれ，日本人の生活にとって不可欠の日用飲料である。

　緑茶の年間生産量（2020年）は6万8,121トンである。茶の種類別では，煎茶3万6,863トン（総生産の54.1%），番茶2万1,608トン（31.7%），玉緑茶1,642トン（2.4%），おおい茶（玉露，かぶせ茶，てん茶）の合計5,473トン（8.0%），その他1,878トンである[1]。なお，生産量，消費量ともに減少傾向にある。

　緑茶は，ツバキ科に属する茶葉から製造される。茶摘みは年3～4回行われ，茶葉を摘み取った順番に応じて"一番茶""二番茶""三番茶"とよぶ。5月初旬に摘み取られる一番茶は新茶とよばれ，香りが高くおいしいとされる。摘み取った茶葉の新芽を短時間蒸煮して，茶葉中のポリフェノールオキシダーゼなどの酸化酵素を失活させ発酵を止め，生葉の鮮緑色を保持させる。加熱した茶葉を揉み込みながら乾燥させ製品とする。釜炒茶は，茶葉を蒸煮せず，高温の平釜で炒って酸化酵素を破壊してから加工し製品とする。玉露は，被覆栽培した良質な茶葉を用いる。うま味が増し，苦味が抑えられる。碾茶は，玉露同様に被覆栽培した茶葉を蒸煮後，揉まずに乾燥させたものである。碾茶を臼で細かくひいたものが抹茶である。

　緑茶にはカロテン，ビタミンK，B₁，B₂，B₆，C，ナイアシン，葉酸，パントテン酸が多量に含まれるが，浸出液中にはほとんど溶出しないので利用できない。そのまま

飲用する抹茶では，これらの成分を利用できる。緑茶の水溶性成分は，カフェイン，タンニン，遊離アミノ酸および無機成分が主なものである。茶の苦味は主に**カフェイン**による。これらの成分は，抹茶および玉露に多く，脳の覚醒作用，利尿作用などの生理作用がある。渋味の主体は**タンニン物質**で抹茶，玉露に多い。うま味はアミノ酸類によるが，その主体は L-グルタミン酸-γ-エチルアミドの**テアニン**である。その他，グルタミン酸，アルギニン，アスパラギン酸などもうま味形成に役立っている。

　緑茶の色はタンニン，クロロフィル，フラボノイド系の色素による。緑茶の香り成分として300余種が知られるが，青葉様の香りの**3-ヘキセノール**（青葉アルコール）とのり様の香りの**ジメチルスルフィド**の香りが特徴である。なお，釜炒茶は蒸熱製法の緑茶にくらべ，さわやかな香りのリナロールが非常に少なく，一方，焙焼香気成分の一種である香ばしい香りのピラジン類を含む[2]。

　2）中国茶　　中国茶は，茶葉の発酵の度合いにより，緑茶（無発酵），白茶（微発酵），黄茶（軽発酵），青茶（半発酵），紅茶（完全発酵），黒茶（後発酵）の6つに分類される。日本でもよく飲まれるウーロン茶（烏龍茶）Oolong tea は，半発酵させた青茶にあたる。茶葉を日光に当て，萎びさせながら酸化酵素をある程度まで作用（発酵）させた後，釜で炒って酵素を破壊してから揉んで製品とする。台湾では，ウーロン茶より発酵程度が低く，より緑茶に近いものを包種茶（バオチュン）とよんでいる。

　中国茶の香りはゲラニオール，2-フェニルエタノール，ベンジルアルコールなどでバラ様の甘い花香をもつ化合物が主体である。

　3）紅茶　Black tea　　紅茶はインドやスリランカなどで多く生産される。茶葉を萎びさせてからよく揉み，酸化酵素の働きを利用してカテキン類を酸化させて**テアフラビン**（橙赤色），**テアルビジン**（褐色）などの独特の色調と香気成分を作らせた赤黒色の茶である。インドのアッサムやダージリン，スリランカのウバやディンブラ，中国安徽省のキーマンなどがよく知られている。

　紅茶の渋味はタンニン物質で，茶の中で玉露に次いで多い。紅茶5gを360mLの熱湯で1.5〜4分間溶出した浸出液100mL中に100mg含まれる。また，カフェイン量は浸出液100mL中30mgと高い。

　紅茶の香り成分として200余種が知られるが，①紅茶がもつ新鮮な香りに関与する3-ヘキセノールなどのアルコール，アルデヒド，エステル類，②芳香の高い紅茶に多く含まれるリナロール，ゲラニオールなどのモノテルペンアルコールとそのオキサイド，③その他紅茶の芳香に欠くことのできないベンジルアルコール，2-フェニルエタノール，メチルサルチレートなどに大別される[3]。

　4）その他　　近年の健康志向の高まりに伴い，茶樹以外の植物の葉，花，樹皮などの浸出液も茶として利用されている。主なものにマテ茶，ルイボスティーなどがある。

　マテ茶（Mate tea）はモチノキ科のマテの木の葉を乾燥し茶葉としたもので，グリーン（緑茶）とローストしたものがある。グリーンマテ茶はビタミンC，テオブロミン，鉄，カリウム，カルシウムなどが緑茶より多く含まれる[4]。

　ルイボスティーは，南アフリカの先住民の間で日常的に親しまれてきた飲料で，マメ科の低木の針状の葉の部分を裁断して，発酵させて製造する。発酵させないで乾燥後に焙煎して仕上げるグリーンルイボスティーもある。ノンカフェインでミネラルバランスが良いことに加え，近年，活性酸素を抑える SOD（スーパーオキシドジスムターゼ）様酵素が含まれていることが判明し，健康茶として注目されている。

（2）コーヒー　Coffee

　コーヒーの原産地はエチオピアで，赤道をはさんで北緯25°から南緯25°の間の地域（コーヒーベルト）で栽培されている。産地により，コーヒー豆の味や香りに特徴がある。コーヒー豆は，コーヒー樹の成熟した果実から外皮，果肉，半皮，銀皮などを除去した種子（生豆）である。生豆を230℃前後で焙煎して（炒り豆），適当な大きさに破砕し，熱湯で浸出させて飲用する（レギュラーコーヒー）。一方，炒り豆を粗砕，熱水で可溶性成分を抽出し，粉末または顆粒状にしたものがインスタントコーヒーである。

　コーヒー豆を焙煎するとコーヒー独特の風味や香りが生じる。主な呈味成分として，苦味は**カフェイン**（炒り豆中平均1.3%）で，浸出液（コーヒー粉末10g/熱湯150mL で浸出）中に60mg 含まれる。苦渋味は**タンニン**（主にクロロゲン酸）で炒り豆中に8.0%で，浸出液中に250mg 含まれる。酸味はクエン酸，リンゴ酸，酢酸，キナ酸など（炒り豆中1.2～1.7%）である。香りは，炒り豆から500種以上の物質が確認されている。色はタンニン重合物，カラメル，メラノイジンなどが主である。

（3）ココア　Cocoa

　カカオ樹の果実の種子，カカオ豆から作られる。発酵させたカカオ豆を焙焼して種皮と胚芽を除去した**胚乳**（ニブ）を磨砕，圧搾してココアバターの一部を除去し，粉末としたものである。ココアは脂肪含量により，ブレックファストココア（脂肪分22%以上），低脂肪ココア（同10%以下），中脂肪ココアに大別される。飲用されているココアの大半はブレックファストココアと中脂肪ココアである。また，他の成分を混ぜないピュアココアと粉乳・砂糖等を混合したミルクココア（インスタントココア）がある。

　ココアは脂質含量（ピュアココア21.6%，ミルクココア6.8%）が茶，コーヒーに比較して著しく高い。また，ココアにはカフェインと構造のよく似た**テオブロミン**が含まれている（1.7%）。テオブロミンの興奮作用，刺激性は，カフェインと比べて低い。

（4）清涼飲料　Soft drinks

　清涼感，爽快味をもち，**アルコールを含まない**（1%未満）飲料である。炭酸飲料（発泡性飲料），果実飲料，コーヒー飲料，チョコレートドリンク，ウーロン茶飲料，緑茶飲料，紅茶飲料，甘酒，ミネラルウォーター類，インスタントコーヒー，インスタントココアなどがある。なお，食品衛生法では乳酸菌飲料，発酵乳，乳飲料など乳および乳製品を原料にした飲料は清涼飲料には含まれない。

　1）炭酸飲料　Carbonated beverages　　炭酸飲料は，食品表示基準では①飲用適の水に二酸化炭素（炭酸ガス）を圧入したもの，②これに甘味料，酸味料，フレーバリング等を加えたもの，と定義されている。①には，炭酸水，クラブソーダなどがある。

②の**フレーバリング**とは，炭酸飲料に香りや味をつけるために使用するもので，フレーバリングに基づき炭酸飲料を分類すると，香料を加えたもの（サイダー，レモン，レモンライム，ラムネ，オレンジ，コーラ，ジンジャーエール，トニックウォーター，栄養ドリンクなど），果汁または果汁ピューレーを加えたもの（フルーツソーダ），植物の種実，根茎，木皮，葉，花等またはこれらからの抽出物を加えたもの（コーラ，ガラナ，ジンジャーエール，トニックウォーター，栄養ドリンクなど），乳または乳製品を加えたもの（クリームソーダなど）となる。

　ａ．**コーラ飲料**　Cola drinks：炭酸飲料全体の中では最も生産量が多い。コーラの樹の種実（コーラナッツ）から抽出したエキス分とコカの葉の抽出エキス（コカインは除去されている）を原料として，これに肉桂油(にっけい)，オレンジ油，レモン油，バニラ，果実系エッセンス，カフェイン，糖分，酸味料（リン酸，クエン酸，リンゴ酸），着色料（カラメル）などを加えて調合，炭酸ガスを注入し，びんまたは缶に詰めた飲料である。スクロース分平均10.8％，酸度平均0.08％，pH2～3，ガス内圧力3.0～3.5kg/cm²である。

　ｂ．**サイダー**　Soda pop：炭酸水に糖，酸，フルーツ系のエッセンスなどを調合したシロップを加えた透明炭酸飲料の代表的なものである。スクロース分は平均9.5％，ガス内圧力は4.0kg/cm²前後で，ほかの炭酸飲料より高い。

　２）**果実飲料**　Fruit beverages　　　国内に流通する果汁は約40万トンであるが，そのうち約90％を輸入果汁が占めている。輸入果汁の多くは濃縮状態で貯蔵，運搬され，日本国内で希釈，調合されて製品となる。JAS規格では，果実飲料を果汁の種類と含有量に基づき，以下の６つに分類する。①**濃縮果汁**：果実の搾汁から水分を除き濃縮したもの，②**果実ジュース**：単一の果実の搾汁（ストレート）または還元果汁（濃縮果汁を希釈）で果汁含量が100％のもの，③**果実ミックスジュース**：２種類以上の果実の搾汁または還元果汁を混合したもの，④**果粒入り果実ジュース**：果実の搾汁または還元果汁にかんきつ類のさのう，他の果実類の果肉を細切したもの（＝果粒）などを加えたもの，⑤**果実・野菜ミックスジュース**：果実の搾汁または還元果汁に野菜汁（野菜を破砕した搾汁・裏ごしして皮種等を除去したもの）を混合したもので，果実の搾汁・還元果汁の製品に占める重量割合が50％以上のもの，⑥**果汁入り飲料**：還元果汁を希釈したもの，もしくは還元果汁および果実の搾汁を希釈したもの（果汁の配合割合は10％以上100％未満），果実の搾汁を希釈したもの（果汁の配合割合は10％以上）である。

　各果実飲料の満たすべき基準として，糖用屈折計示度（Bx），酸度，エタノール分，揮発性酸度などが定められている。使用量の多いオレンジ，うんしゅうみかん，グレープフルーツ，レモン，りんご，ぶどう，パインアップル，ももについては個別の品質規格が定められている。ストレート果汁への砂糖類，蜂蜜等の添加は認められないが，ストレート以外への加糖量については規格に定められている。②の果実ジュースでは，オレンジ，グレープフルーツ，ももは重量割合で５％以下，他の果実では2.5％以下である。③～⑥では，重量割合で５％以下である。

　生産量が多いのは，オレンジ・うんしゅうみかんを原料とする果実飲料で約50％を

占める。次いで，りんごが約20%である（平成20年　日本果汁協会調べの資料より算出）。果汁飲料の糖分は9.4〜15.1%で，11%内外のものが多い。

　3）スポーツドリンク　Sports drink　　運動時や運動後の飲用に適した飲み物をいう。スポーツドリンクには，液状と粉末状があり，粉末は適量の水で溶かして飲用する。飲用による効果として，発汗による水分・ミネラル・ビタミン損失の補給，低血糖状態の改善，疲労回復の促進などがあげられる。腸管からの吸収を早めるために体液と等しい**浸透圧**に調整されている。成分は，可溶性固形分の大半はグルコース，フルクトース，デキストリンなどの糖質であるが，一般の清涼飲料に比べて少ない。無機質は，ナトリウム含量が最も多く，次にカリウムが多い。カルシウム，マグネシウム，鉄などが添加されている製品もある。ビタミンではCがいずれの製品にも添加されているが，含量の差異が大きい。ビタミンB群，クエン酸などの有機酸類，アミノ酸類，大豆ペプチドなどが添加されている製品もある。

　スポーツドリンクと類似した飲料に小びん入りドリンク（栄養飲料）がある。小びん入りドリンクはアミノ酸とビタミンの補給を目的として作られている。スポーツドリンクにくらべて糖含量が高く，水分量が少ない。

5．2　アルコール飲料

　わが国では，アルコール1度以上を含む飲料を酒類という。酒類は，糖あるいはでん粉の糖化物を原料として，酵母によるアルコール発酵現象を利用して醸造する。

　酵母により発酵させて搾っただけの酒を**醸造酒**という。アルコール分が低くエキス分が高い酒で，清酒，ビール，果実酒などがある。醸造酒を蒸留して造った酒を**蒸留酒**という。アルコール分が高くエキス分が低い酒で，焼酎，ウイスキー，ブランデー，ウォッカ，ジン，ラムなどがある。醸造酒や蒸留酒に植物の花，葉，根，果実などの成分を含ませた酒を**混成酒**といい，リキュール類がこれに当たり，一般にアルコール，エキス分ともに高い。日本で古来から製造されているみりんも混成酒の一種である。製造法による酒類の分類を表4－5－1に示す。

　国税庁資料[5]による2019年の国内製成量は，酒類全体で約790万キロリットル（以下：kL）で，上位3品目は，ビール241万8千kL，リキュール234万6千kL，スピリッツ等85万4千kLである。しょうちゅうは72万8千kL，清酒は39万2千kL，ウイスキーは15万3千kLで，製成量・消費量ともに減少傾向にある。消費量の上位3品目はリキュール，ビール，しょうちゅうの順で，第4位以降は，スピリッツ等，発泡酒，清酒，その他の酒類，果実酒，ウイスキー，みりん，ブランデーの順である。近年，欧米の日本食ブームなどで清酒，ウイスキーの輸出量は増加している。

（1）清　酒　Sake

　清酒はわが国独特の酒で，日本酒ともよばれる。蒸した精米に麹カビを接種して酒麹を造る。酒麹と蒸した精米と水を混合し，でん粉の**糖化**を行いながら同時にあらかじめ醸成した清酒酵母（酒母）を加えて発酵を行わせる**並行複発酵方式**で造られる醸

表 4 - 5 - 1　製造法による酒類の分類

	発酵形式	製造工程概要	例
醸造酒	単発酵	糖の直接発酵	果実酒（ワイン，リンゴ酒）
	複発酵	①麦芽による糖化→アルコール発酵の単行複発酵酒	ビール
		②カビによる糖化とアルコール発酵の並行複発酵	清酒，濁酒，紹興酒
蒸留酒	単発酵	果実酒の蒸留	ブランデー
		糖蜜の発酵液→蒸留	ラム
		細菌によるアルコール発酵液→蒸留	テキーラ
	複発酵	①麦芽による糖化→アルコール発酵の単行複発酵	ウイスキー，ジン，ウォッカ
		②カビによる糖化とアルコール発酵の並行複発酵→蒸留	米焼酎，いも焼酎
混成酒		醸造酒，蒸留酒を基準とし，香辛料，着色剤などを加えたもの	合成清酒，みりん，甘味果実酒，リキュール

出典）荒井綜一他：新エスカ21　食品加工学，同文書院，p.197（1999）

表 4 - 5 - 2　清酒の製品

清酒の表示	内　　　　　容
純米吟醸酒	精米歩合60％以下の高精白米を使い，低温で発酵させた（吟醸造り）香りが高く味がまろやかな酒〔純米吟醸酒製造時にアルコールを添加して得た酒を吟醸酒という〕
純米大吟醸酒	精米歩合50％以下の高精白米を使い，吟醸造りした酒〔アルコールを添加して得た酒を大吟醸酒という〕
純　米　酒	精米歩合70％以下の白米と米麹と水のみを原料として製造した酒
本 醸 造 酒	精米歩合70％以下の白米と米麹と水，それに醸造アルコールを原料として製造した酒
原　　　　酒	圧搾（製成）後の酒を加水しないでびん詰めしたもの(アルコール分20％前後)
生　　　　酒	製成後，一切加熱処理のないもの
生 貯 蔵 酒	圧搾した酒を低温で貯蔵し，びん詰め時に，加熱処理したもの
低 濃 度 酒	アルコール分を10〜12％としたもの（低アルコール酒とも称する）
高 濃 度 酒	アルコール分を25％前後としたもの（高アルコール酒とも称する）
長 期 貯 蔵 酒	３年以上貯蔵熟成させたもの
発 泡 清 酒	発酵により生成した炭酸ガスを含ませたもの
滓酒 (おりざけ)	酵母，米粒破片を含み，白濁しているもの（活性清酒とも称する）
あ か い 酒	赤色色素をだすモナスカス（紅麹）菌を使った麹で製造した赤い色の酒

造酒である。清酒の表示には吟醸酒，大吟醸酒，純米酒，本醸造酒などの名称が用いられる（表 4 - 5 - 2）。原料や製造方法の違いを示しており，使用原料，主原料である米の精米歩合，米麹の使用割合など定められた要件を満たす必要がある。近年，清酒も個性化，多様化が要求され，新製品が多くなっている。

　 1 ）製造法　　清酒の製造工程を図 4 - 5 - 2 に示す。清酒の主原料はこめである。玄米の胚芽や糠層には，たんぱく質，脂肪，無機質，ビタミンが多く，麹カビや酵母

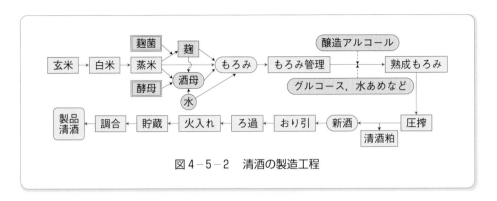

図４－５－２　清酒の製造工程

の生育が過度に良好となり，酒質を悪くする。このため精米によってこれらの成分を取り除く。**精米歩合**は，純米酒および本醸造酒の製造に使用する場合は70％以下の白米，吟醸酒では60％以下の白米，大吟醸酒は50～40％の白米を使用する。

　清酒麹用の麹カビは *Aspergillus oryzae* に属する。麹中の酵素は50種以上知られているが，清酒製造に直接関係する酵素はα－アミラーゼ，**グルコアミラーゼ，酸性プロテアーゼ**である。これらの酵素の作用により，でん粉はグルコースに，たんぱく質はアミノ酸やペプチドに分解される。

　もろみを正常に発酵させるのに必要な優良酵母を，純粋に多数培養したものが**酒母（酛）**である。酒母造りには，自然の乳酸菌の働きを利用する方法（生酛系酒母）と，乳酸を添加する方法（速醸系酒母）とがある。**生酛系酒母**は，硝酸還元菌により生成される亜硝酸と乳酸菌の生成する乳酸の共同作用により，麹や仕込水に数多く存在している雑菌を淘汰した後，添加した酵母を純粋に培養する方法で造られる。一方，**速醸系酒母**は，原材料の仕込み時に乳酸を添加して酸性とし雑菌の繁殖を抑え，清酒酵母だけを純粋に培養する合理的な方法で製造される。なお，近年は酒母を造らず，もろみに直接大量の酵母と適量の乳酸を添加して発酵させる酵母仕込法（酒母省略法）も行われている。清酒酵母は *Saccharomyces cerevisiae* に属する。現在，純粋培養された酵母が全国的に頒布されており，多くの蔵元は，日本醸造協会の「きょうかい酵母」を使っている。

　もろみの発酵は，室温を15～16℃の低温に管理して20日前後で終了する。アルコール分は18～20％になる。発酵の終ったもろみを圧搾（上槽）したものが新酒である。新酒は白濁しているので，数日間静置し，おりを沈殿させて清澄にする。清澄になった生酒を65℃に加熱（火入れ）し，殺菌，酵素の失活，香味の熟成をはかる。火入れした清酒を貯蔵すると，色が濃くなり，新酒香が消えて老香を生じ，味も刺激味がとれてまるくなり熟成する。

　２）清酒の成分　　清酒の主成分はアルコールで，純米酒，本醸造酒は平均15.4％（容量％），吟醸酒15.7％，純米吟醸酒15.1％含まれている。グリセロールも0.5～1.5％含まれていて粘質を与える。フェネチルアルコール，イソアミルアルコール，イソブタノールなどの高級アルコール類は，清酒の香りの成分となっている。炭水化物は

3.8〜4.5％含まれ，最も多いのは**グルコース**である（2〜4％）。酸味はコハク酸，リンゴ酸，乳酸が主で，酢酸，ヘキサン酸，オクタン酸，デカン酸，ラウリン酸などのエチルエステル，酢酸イソペンチルなども含まれていて，清酒の香りに影響を与えている。

（2）ビール　Beer

　ビール（国産）は，**麦芽，ホップ**および水を原料として，糖化後発酵させた二酸化炭素を含む醸造酒（アルコール分が20％未満のもの）である。麦芽のほかに，副材料としてむぎ，こめ，とうもろこし，こうりゃん，ばれいしょ（じゃがいも），でん粉などを使うことができるが，使用量に上限がある。水とホップを除く原料の半分以上が麦芽でなければ，酒税法上「ビール」に分類されない。副材料の使用率が麦芽の半分を超えると「発泡酒」となる。

　ビールの製造工程を図4−5−3に示す。発芽させたおおむぎ（緑麦芽）を焙燥して保存のきく麦芽とする。この過程でアミノ・カルボニル反応により香ばしい麦芽香とビールの色のもとになるメラノイジンが生成される。麦芽のアミラーゼによりおおむぎでん粉を**糖化**して麦汁をつくり，これにホップを加えて，ビール酵母によりアルコール発酵させる。ビール酵母 *Saccharomyces cerevisiae* は，その発酵形式により**上面発酵酵母**と**下面発酵酵母**に分類される。上面発酵酵母を使用すると，発酵終了期に液面に酵母が集まる。上面発酵ビールは色が濃く，アルコール度も高い。エール（英国），バイツェン（ドイツ），スタウト（英国）などがある。下面発酵酵母では，発酵終了期にタンクの底に酵母が凝集，沈降する。この発酵形式のビールは，色が淡く，すっきりした味のビールになる。世界的に生産量が多いのは下面発酵ビールで，ピルスナー（チェコ），ドルトムンダー（ドイツ），アメリカビールなどがあり，日本のビールも多くがこのタイプである。

　ビールは世界中で親しまれており種類は非常に多いが，酵母の種類のほか，原料（麦芽100％，こめ・コーンスターチなどの副材料使用），熱処理の有無，色（淡色・中濃色・濃色）などにより分類されている。

　ビールの主成分はアルコールとエキスである。アルコール分は3〜8％（容量％）含まれる（淡色ビール4.6％，黒ビール5.3％，スタウト7.6％）。スタウトビールは，副材料として砂糖を加えて製造するため，アルコール分が高い。エキス分は3〜4％含まれる。大半は炭水化物で，その約70％がデキストリン，残りがマルトース，マルトトリオー

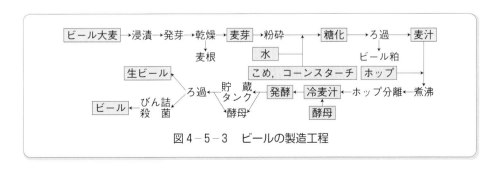

図4−5−3　ビールの製造工程

ス，四糖類などであり，単糖類は少ない。たんぱく質は0.3〜0.5%含まれていて，泡立ち，味感，混濁などの性質とかかわり合っている。

特色ある苦味は原料のホップ *Humulus lupulus* L. の毬花（まりはな）に由来する。麦汁に溶け出したフムロンが加熱されて異性化した**イソフムロン**がビールの苦味の本体である。そのほかに，フムロンの同族体のコフムロン，アドフムロン，また，ルプロンズなど90種以上の成分がビールの苦味質に関係している。泡は，苦味とともにビールのおいしさの重要な要素であるが，その本体はおおむぎの発芽中にできる起泡たんぱくとイソフムロンの複合体である。

香気成分はエタノール，高級アルコール，エステル（酢酸エチルが多い）などで，酵母の発酵によって生じる。一方，ビールの未熟臭として嫌われるのは，アセトアルデヒド，硫化水素，ジアセチルなどである。

（3）ワイン（ぶどう酒）　Wine（果実酒）

ワインは，糖化の工程がない**単式発酵方式**により，ぶどう果実にワイン酵母を加えて発酵させて製造する醸造酒である。その色沢により，赤ワインと白ワインに大別される。赤ワインは，カベルネ・ソーヴィニヨン，メルロー，ピノ・ノワールなどの赤色ないし黒色系ぶどうを原料とし，果実をつぶして果汁，果皮，種子とともに発酵させ，搾ったものである。白ワインは，シャルドネ，リースリングなどの白色ぶどうを原料とし，搾汁から果皮と種子を除き果汁のみを発酵させたものである。

ワイン酵母は *Saccharomyces cerevisiae* に属する酵母で，純粋培養したものを使用することが多い。ワイン醸造では，亜硫酸ガス（メタ重亜硫酸カリウムを添加して発生させる）を有害菌の繁殖抑制，酸化防止，色素などの溶出の安定化のために使う。

発酵直後の生ワインをカシ樽に詰めて熟成すると香り，味がまろやかなワインとなる。樽貯蔵期間は，白ワインで0〜1年，赤ワインで1〜3年である。さらにびんに詰めて長期間熟成させる。樽貯蔵中に乳酸菌 *Leuconostoc oenos* が繁殖して，ワイン中のリンゴ酸を乳酸と炭酸ガスに分解する**マロラクティック発酵**がおこることが多い。これによって酸味が柔らぎ，味もまろやかになる。

ワイン中の主要成分はアルコールで9〜14%（容量%），平均11.5%含まれる。グリセリンも0.4〜1%含まれている。グリセリンはワインにコクとなめらかさを与える成分として，多いほど良酒とされている。特に貴腐果を原料としたワインには3.5%と多く含まれるものもある。貴腐果とは，ぶどう果皮に *Botrytis cinerea* が繁殖して，果皮が薄くなり，果肉の水分が蒸発して糖分が濃縮され，酸度が減少したぶどう果のことをいう。これを原料に製造されるワインは，濃厚な甘口ワインとなる。

ぶどうの赤色色素であるアントシアニンは，赤ワインの発酵・熟成が進むにつれて減少し，長期貯蔵のワインにはほとんど含まれない。したがって，赤ワインの赤色はアントシアニンではなく，アントシアニンが重合した**ポリマー**やロイコアントシアニジン（無色）のポリマー（赤色）などと考えられる。赤ワインの渋味は，苦味成分のカテキンが，ワイン貯蔵中に4個以上**重合**してできるポリマーである。また，カテキン

以外のフラボノイドも重合すると赤色や渋味を呈する。

（4）しょうちゅう（焼酎）　Shochu

　焼酎は，こめ・おおむぎ・そば・さつまいもなどのでん粉質材料を麹で糖化し，アルコール発酵させたもろみ，あるいは糖質原料を発酵させたもろみを蒸留した蒸留酒である。焼酎には連続式蒸留焼酎（しょうちゅう甲類，ホワイトリカー①）と単式蒸留焼酎（しょうちゅう乙類，ホワイトリカー②）がある。

　連続式蒸留焼酎は，おおむぎ，とうもろこしなどを原料として発酵させたもろみを連続式蒸留機で蒸留したアルコールに水，砂糖，酸類を加え調製したものである。アルコール分は36％（容量％）未満で，市販品は20, 25, 30％などの種類がある。

　単式蒸留焼酎は，穀類，いもなどのでん粉質原料を白麹菌（*Aspergillus kawachii*）や黒麹菌（*A. Awamori, A. Saitoi*）を用いて麹とし，糖化，発酵後，単式蒸留機を用いて蒸留を一度だけ行って製造する。原料本来の香りや発酵によって生じた多くの香気成分が含まれていて，独特の香りがある。香気成分は低沸点のアルコール類，フェネチルアルコール，高級脂肪酸のエチルエステル類などである。その他，穀類原料の焼酎にはアミルアセテートが多い。糖類のスクロースが含まれているものがあり，その濃度は195〜7,700μg/100mL である。アルコール分25％（容量％）のものが多い。米麹（黒麹菌使用）を原料とした沖縄特産の焼酎を「泡盛」という。

（5）ウイスキー　Whisky（ウイスキー類）

　ウイスキーには，**おおむぎ麦芽**のみを原料として糖化し，アルコール発酵後蒸留したモルトウイスキー malt whisky と，とうもろこし，ライ麦などの穀類と麦芽を用いて糖化し，発酵後蒸留したグレインウイスキー grain whisky がある。蒸留したウイスキー留分は，アルコール分60％前後に加水してオーク樽に貯蔵する。蒸留したてのウイスキーは無色で香味が粗いが，樽詰期間にその味はまるく，ふくよかに熟成する。スコッチモルトウイスキーは3年以上，アメリカンウイスキーは2年以上の熟成が義務づけられている。7〜12年の貯蔵がよいとされている。

　ウイスキーの主成分はアルコールで約40％（容量％）含まれている。エネルギーは234kcal/100mL である。ウイスキーには，グルコース（20〜400μg/mL，フルクトース（25〜165μg/mL）が含まれていて[6]，味に関係していると考えられる。香気成分はエステル，プロパノール，イソブタノール，イソアミルアルコール，フェネチルアルコール，アルデヒドなどである。

（6）ブランデー　Brandy（ウイスキー類）

　ブランデーは果実酒を蒸留したものである。単にブランデーといえばぶどうのブランデーである。これに対して，ぶどう以外の果実から造られるものはアップルブランデーなどと果実の名をつける。

　ワインを粗留，再留して得たアルコール分70％前後の無色透明の蒸留酒をオークの新樽に詰め，最低4〜5年**貯蔵**する。年月の経過とともに濃褐色となり，味に甘みが増し，芳香を発するようになる。

　　ブランデーは，製品に貯蔵年数を表示することが多いが，特に協定はないので製品によりまちまちである。通常，三星印は5〜8年，V.O.は10〜15年，V.S.O.は15〜20年，V.S.O.P.は20〜30年，X.O.またはナポレオンは40〜70年，Extra は70年以上といわれる。ただし，これはブランデーを調合して製品にする際の最も古いブランデーの年数を表している。アルコール分は約40%（容量%）含まれており，エネルギー234kcal/100mL とともにウイスキーと同様である。

（7）スピリッツ　Spirits

　　日本では，焼酎，ウイスキー，ブランデーを除く，エキス分2%未満の蒸留酒をスピリッツ類と分類している。

　　ウォッカ vodka は，穀類，麦芽を原料とした蒸留酒で，蒸留したアルコールをろ過する。酒税法の定義により，日本で製造されたものは，白樺炭でろ過精製されている。ろ過処理により，刺激が除去され，軽やかな芳香を生成する。市販されているウォッカのアルコール含量は40〜50%（容量%）である。

　　ジン gin は，とうもろこし，ライ麦，麦芽を原料としたアルコールを連続式蒸留機で蒸留し，杜松（ネズ）の実（ジュニパー・ベリー）を加えて**再蒸留**して，香りをつける。アルコール含量は約50%（容量%）である。

　　ラム rum は，甘蔗（さとうきび）汁やその廃糖蜜を原料とした蒸留酒である。蒸留後，ホワイトオーク樽で貯蔵し熟成させる。発酵法，蒸留法，貯蔵方法・期間などの違いにより分類される。アルコール含量は40〜75%（容量%）である。

（8）リキュール　Liqueurs

　　スピリッツ（蒸留酒）をベースとし，それに果実，香草，薬草，スパイスなどの香味成分を加え，甘味料や色素などを添加して，調製した混成酒である。特有の芳香があり，カクテル材料や料理や菓子の風味づけに用いられる。アルコールが強く甘い酒で，エキス分が2%以上のものをいう。主原料により，果実系（マラスキーノなど），果皮系（キュラソーなど），薬草・香草系（アンゼットなど），クリーム系（クレーム・ド・カシスなど）に分けられる。また日本の梅酒，薬味酒，白酒もリキュールの一種である。

（9）発泡酒（雑酒）

　　麦芽またはむぎを原料の一部とし，製法，香味ともにビールと類似した発泡性を有する酒類で，こめ，コーンスターチ等の副原料重量の合計が麦芽重量の100分の50を超えるものである。発泡酒のアルコール分は平均5.3%（容量%）で，エネルギーは44 kcal/100g：99.1mL）で，淡色ビールより5 kcal 多い。

5.3　嗜好飲料の三次機能

　　1）茶[7]　　　多様な機能性をもつことが知られている。抗がん作用としてがんの前段階における抑制作用が証明されている。茶の色と渋味に関係するカテキン類には抗酸化作用，抗う蝕・抗菌・抗ウイルス・抗アレルギー効果があることも報告されている。また，血中コレステロールの低下と血小板凝集抑制など高血圧予防作用も認めら

れている。ウーロン茶には，抗肥満作用，抗ストレス作用，抗動脈硬化作用が報告されている。

　　2）コーヒー[8]　　コーヒーに含まれるクロロゲン酸，カフェ酸に抗がん作用（大腸，肝臓，口腔）のあることが認められている。また，各種の活性酸素を消去して老化を抑制する働きがあることも認められている。

　　3）ココア　　ココアに含まれる**テオブロミン**および香りによるリラックス効果，**カカオポリフェノール**による抗酸化効果，血圧低下や動脈硬化予防，がん予防，アルコール性胃潰瘍の予防などが期待できる。近年，日本人を対象としたチョコレート摂取による生活習慣病に関する実証実験が行われ，カカオポリフェノールによる血圧低下，コレステロール値の改善（HDL コレステロール値の上昇），動脈硬化リスクの低減などが確認されている[9]。また，ココアには消化管に生息する細菌類に対する抗菌・殺菌効果，抗肥満効果などが認められている[10]。

文　　献

1) 全国茶生産団体連合会・全国茶生産府県農協連連絡協議会ホームページ，茶ガイド　種類別の主な茶産地
　　https://www.zennoh.or.jp/bu/nousan/tea/dekiru03.htm
2) 小菅充子他：中国産および日本産かまいり茶の香気成分，栄養と食料，**34** (6)，545 −549 (1981)
3) 竹尾忠一「茶の香りと茶樹の種間特性—モノテルペンアルコールと茶樹の系統—」，化学と生物，**22** (2)，129−133 (1984)
4) 山西貞：お茶の科学，裳華房，p.213 (1992)
5) 国税庁課税部酒税課・輸出促進室：酒のしおり令和3年3月 (2021)
6) 一色賢司：しょうちゅう，ウィスキーおよびブランデーから検出された糖類について，栄食誌，**39** (4)，329−332 (1986)
7) 村松敬一郎（代表）：茶の機能−生体機能の新たな可能性，学会出版センター，pp. 80−261 (2002)
8) 西川研次郎（監修）：食品機能性の科学，産業技術サービスセンター，pp.340−341 (2008)
9) 明治ホームページ　みんなの健康チョコライフ
　　https://www.meiji.co.jp/chocohealthlife/
10) 荒井綜一（編）：機能性食品の事典，朝倉書店，pp.404−412 (2007)

参考資料
・和田美代子：日本酒の科学 水・米・麹の伝統の技，講談社 (2015)
・全国調理師養成施設協会：総合調理用語事典 (2015)

付録：日本食品標準成分表（食品成分表）の収載値

はじめに

　2020年12月に『日本食品標準成分表2020年版（八訂）』（以下，本表），『同・アミノ酸成分表編』，『同・脂肪酸成分表編』および『同・炭水化物成分表編』が公表された[1]。収載値は，信頼できる分析法による測定値等を基に決定される。今回の改訂は，エネルギー値の計算方法の変更等を含む大きなもので，改定と呼ぶ方が適切かも知れない。エネルギーは，原則として，FAOの推奨する方法[2]に準じて，組成成分値にエネルギー換算係数を乗じて算出する方法に見直したことに伴い，従来の表頭項目の配列を変更し，本表では，たんぱく質ではアミノ酸組成によるたんぱく質，脂質では脂肪酸のトリアシルグリセロール当量で表した脂質，炭水化物では利用可能炭水化物（単糖当量）をより左側に配置するとともに，従来は炭水化物に含まれていた成分のうち，エネルギー産生成分として新たに糖アルコール，食物繊維総量，有機酸を配置した。また，食物繊維は，『炭水化物成分表編』の別表1に食物繊維成分表として，プロスキー変法による水溶性，不溶性および総量，ならびにAOAC 2011.25法による低分子量水溶性，高分子量水溶性，難消化性でん粉を含む不溶性および総量として収載されている。本表および3編の組成成分表に収載された成分の測定法は，食品成分委員会資料『日本食品標準成分表2020年版（八訂）分析マニュアル』[1]として文部科学省のホームページに公表される。解説を加えた冊子版[3]も出版される予定である。

1．エネルギーの計算方法

　今回の改訂では，エネルギーの計算法が大きく変更された。その概略を示す。エネルギーのSI単位は，J（ジュール）であるが，kcal表示が一般的に使用されているので，ここでは併記されるkcalのみで示す。

1）乾物量による適用範囲の決定

　100 gから水分(g)を減じた乾物量の質量分率を用いて不確かさを考慮するHorwitz式による適用範囲を求め，水分以外の成分値の合計が，その範囲に入るか否かでエネルギーの計算方法を変える。

　　適用範囲：$(C \pm 3 \times 0.02 C^{0.8495})/C$　　　　Cは質量分率

　例えば，水分値が85 g/100 gの場合，100 gから水分を減じた乾物量の質量分率は，0.15であるので，適用範囲は　$0.15 \pm 3 \times 0.02 \times 0.15^{0.8495} = 0.1380\cdots \sim 0.1619\cdots$

　を，乾物量の質量分率である0.15で除した　0.92～1.08　となる。

2）水分以外の成分の合計値

　水分以外の成分の合計値とは，以下の式から水分を除いたものをいう。

［水分＋アミノ酸組成によるたんぱく質（またはたんぱく質）＋脂肪酸のトリアシルグリセロール当量（または脂質）＋利用可能炭水化物（質量計）＋食物繊維総量＋糖アルコール＋有機酸＋アルコール＋灰分＋硝酸イオン＋ポリフェノール＋カフェイン＋テオブロミン＋加熱により発生する二酸化炭素等］の質量(g)

3）水分以外の成分の合計値が，1）の範囲内に入るか否かの判定

　入る場合には，以下の式で，エネルギー量を算出する。

　エネルギー（kcal）＝アミノ酸組成によるたんぱく質（またはたんぱく質）(g)×(4 kcal/g)＋脂肪酸のトリアシルグリセロール当量（または脂質）(g)×(9 kcal/g)＋利用可能炭水化物（単糖当量）(g)×(3.75 kcal/g)＋食物繊維総量(g)×(2 kcal/g)＋ソルビトール(g)×(2.6 kcal/g)＋マンニトール(g)×(1.6 kcal/g)＋マルチトール(g)×(2.1 kcal/g)＋還元水あめ(g)×(3.0 kcal/g)＋その他の糖アルコール(g)×(2.4 kcal/g)＋酢酸(g)×(3.5 kcal/g)＋乳酸(g)×(3.6 kcal/g)＋クエン酸(g)×(2.5 kcal/g)＋リンゴ酸(g)×(2.4 kcal/g)＋その他の有機酸(g)×(3 kcal/g)＋アルコール(g)×(7 kcal/g)

　入らない場合は，利用可能炭水化物（単糖当量）の代わりに「差引き法による利用可能炭水化物」を用い，エネルギー換算係数は，(4 kcal/g)を用いる。

　この計算法の採用により，上記の「入る場合」には，成分量の合計が，100 gにはならないことに留意していただきたい。

　詳細は本表p.64に収載の「資料　エネルギーの計算方法」を参照してほしい。

2．数値の表示法と使用された前処理法・測定法

食品成分表の数値の表示法と使用された前処理法・測定法の概要を表1〜2に示す。

検量線を用いる方法による測定値は，有効数字2桁が適切である。それに対して，一般成分の測定法は，基準的方法の質量を測定する重量法や滴定法であるため，有効数字を3桁以上にすることができる。

数値の丸め方は，最小表示桁の一つ下の桁を四捨五入したが，整数で表示するもの（エネルギーを除く）については，原則として大きい位から3桁目を四捨五入して有効数字2桁で示した。各成分において，「−」は未測定であること，「0」は食品成分表の最小記載量の1/10（ヨウ素，セレン，クロムおよびモリブデンにあっては3/10，ビオチンにあっては4/10。以下同じ）未満または検出されなかったこと，「Tr（微量，トレース）」は最小記載量の1/10以上含まれているが5/10未満であることをそれぞれ示す。ただし，食塩相当量の0は算出値が最小記載量（0.1 g）の5/10未満であることを示す。また，文献等により含まれていないと推定される成分については測定をしていない場合が多いが，何らかの数値を示してほしいとの要望も強いことから，推定値として「（0）」と表示した。同様に微量に含まれていると推定されるものについては「（Tr）」と記載した。

食品成分表の改訂にあたっては，その時点で最適と考えられる前処理法・測定法を採用して，基礎データを収集している。

3．分析法に要求される性能

食品分析は，対象食品，対象成分および測定法の組み合わせで実施され，方法の妥当性確認が要求される。分析法の妥当性確認は，試験室間共同試験によるものが最も信頼性が高いが，単一試験室による妥当性確認も有効である。食品成分表の作成においては，新規成分の測定に当たって，使用する測定法について食品群ごとに代表的なマトリックスの食品を選定し，以下の事項の実施と結果の報告を要求している。また，技能試験に参加した際には，その結果報告を要求している。

・繰り返し分析（7回）による併行（あるいは中間）精度
・定量限界
・検出限界
・検量線の直線範囲（定量に検量線法を用いる場合）
・添加回収試験結果

4．サンプリング

試料のサンプリングでは，『食品成分表2010』の作成にあたって，微量5成分の分析（2007〜2009年度）は，初年度は5ロットの個別分析を行い，そのばらつきを評価し，2年目からは，分析コストの点からも，基本的にコンポジット試料を用いた。『食品成分表2020年版』においても，基本的にコンポジット試料を用いた。コンポジット試料とは，複数のロットを指定された割合（通常，等量）で混合した試料で，通常3〜5ロットを用いている。ロットは主要産地別に購入する。

なお，収載値に疑義が生じた場合には，個別分析で対応している。

5．収載値の決定法

収載値の決定については，本表の第3章の資料編に詳しく記述されている。

成分値の決定根拠とした情報については，以下のように類型化している。

① 分析値：代表的な成分値が得られるように，計画的なサンプリング，試料調製，成分分析を行った結果として得られた値で，原則として，『四訂食品成分表』の検討以降に取得された複数の分析値に基づいて決定した値
② 文献値：既存の文献や事業者団体から提供された資料等にある成分値を利用した値
③ 計算値：食品成分表中の他の食品の成分値および標準的な原材料配合割合等から計算により求めた値
④ 類推値：類似する食品の成分値または類似する食品の乾物当たりの成分値は同等であるとの推測に基づき決定した値

付　録

表１ａ　　『食品成分表2020年版』収載の一般成分・特性等の表示方法と測定・算出法

成分・特性		単位	最小表示の位	測定法（算出法）
廃　棄　率		％	1の位 ただし, 10以上は 5きざみ	廃棄部質量／食品全体あるいは購入形態での質量×100
エネルギー		kcal kJ	1の位	可食部100 g 当たりのアミノ酸組成によるたんぱく質，脂肪酸のトリアシルグリセロール当量，利用可能炭水化物（単糖当量），食物繊維，糖アルコール，有機酸，アルコールの量 (g) に各成分のエネルギー換算係数を乗じる
水　　分		g	小数第1位	常圧加熱乾燥法，減圧加熱乾燥法，カールフィッシャー法または蒸留法
たんぱく質	アミノ酸組成によるたんぱく質			『アミノ酸成分表2020年版』の各アミノ酸量に基づき，アミノ酸の脱水縮合物の量（アミノ酸残基の総量）として算出
	たんぱく質			改良ケルダール法または燃焼法（改良デュマ法）によって定量した窒素量からカフェイン，テオブロミンおよび／あるいは硝酸態窒素に由来する窒素量を差し引いた基準窒素量に「窒素－たんぱく質換算係数」を乗じて算出
脂質	脂肪酸のトリアシルグリセロール当量			『脂肪酸成分表2020年版』の各脂肪酸量をトリアシルグリセロールに換算した量の総和として算出
	コレステロール	mg	1の位	けん化後，不けん化物を抽出分離後，水素炎イオン化検出－GC法
	脂　　質	g	小数第1位	溶媒抽出－重量法：ジエチルエーテルによるソックスレー抽出法，酸分解法，液－液抽出法，クロロホルム－メタノール混液抽出法，レーゼ・ゴットリーブ法，酸・アンモニア分解法，ヘキサン－イソプロパノール法またはフォルチ法
炭水化物	利用可能炭水化物（単糖当量）			『炭水化物成分表2020年版』の各利用可能炭水化物量（でん粉，単糖類，二糖類，80％エタノールに可溶性のマルトデキストリンおよびマルトトリオース等のオリゴ糖類）を単糖に換算した量の総和として算出。ただし，魚介類，肉類および卵類の原材料的食品のうち，炭水化物としてアンスロン－硫酸法による全糖の値が収載されているものは，その値を推定値とする
	利用可能炭水化物（質量計）			『炭水化物成分表2020年版』の各利用可能炭水化物量（でん粉，単糖類，二糖類，80％エタノールに可溶性のマルトデキストリンおよびマルトトリオース等のオリゴ糖類）の総和として算出。ただし，魚介類，肉類および卵類の原材料的食品のうち，炭水化物としてアンスロン－硫酸法による全糖の値が収載されているものは，その値に0.9を乗じた値を推定値とする。
	差引き法による利用可能炭水化物			100 gから，水分，アミノ酸組成によるたんぱく質（この収載値がない場合には，たんぱく質），脂肪酸のトリアシルグリセロール当量として表した脂質（この収載値がない場合には，脂質），食物繊維総量，有機酸，灰分，アルコール，硝酸イオン，ポリフェノール（タンニンを含む），カフェイン，テオブロミン，加熱により発生する二酸化炭素等の合計(g)を差し引いて算出
	食物繊維総量			酵素－重量法（プロスキー変法またはプロスキー法），または，酵素－重量法・HPLC法（AOAC 2011.25法）
	糖アルコール			HPLC法
	炭水化物			差引き法。100 gから，水分，たんぱく質，脂質および灰分等の合計 (g) を差し引く。ただし，魚介類，肉類および卵類の原材料的食品はアンスロン－硫酸法による全糖
有　機　酸				5％過塩素酸水で抽出，HPLC法または酵素法
灰分(はいぶん)				直接灰化法（550℃）
アルコール				浮標法，水素炎イオン化検出－GC法または振動式密度計法
食塩相当量				ナトリウム量に，2.54を乗じて算出

表1b　『食品成分表2020年版』収載成分の表示方法と測定法

成分	単位	最小表示の位	試料調製法	測定法

【無機質】

成分	単位	最小表示の位	試料調製法	測定法
ナトリウム，カリウム	mg	1の位	希酸抽出法または乾式灰化法	AAS法またはICP-OES法
カルシウム，マグネシウム			乾式灰化法	
リン			乾式灰化法または湿式分解法	バナドモリブデン酸吸光光度法またはICP-OES法
鉄		小数第1位	乾式灰化法	AAS法，ICP-OES法または1,10-フェナントロリン吸光光度法
亜鉛				AAS法，キレート抽出－AAS法またはICP-OES法
銅，マンガン		小数第2位		
ヨウ素	µg	1の位	アルカリ抽出法またはアルカリ灰化法（魚類：≧20 µg/100 g）	ICP-MS法
セレン，クロム，モリブデン			マイクロ波による酸分解法	

【ビタミン】

成分	単位	最小表示の位	試料調製法	測定法
レチノール	µg	1の位	けん化後，不けん化物を抽出分離，精製	ODS系カラムと水－メタノール混液による紫外部吸収検出－HPLC法
α－カロテン，β－カロテン，β－クリプトキサンチン			ヘキサン－アセトン－エタノール－トルエン混液抽出後，けん化，抽出	ODS系カラムとアセトニトリル－メタノール－テトラヒドロフラン－酢酸混液による可視部吸収検出－HPLC法
カルシフェロール（ビタミンD）	µg	小数第1位	けん化後，不けん化物を抽出分離	順相型カラムと2-プロパノール－n-ヘキサン混液による分取HPLC法の後，逆相型カラムとアセトニトリル－水混液による紫外部吸収検出－HPLC法
トコフェロール（ビタミンE）	mg			順相型カラムと酢酸－2-プロパノール－n-ヘキサン混液による蛍光検出－HPLC法
フィロキノン類，メナキノン類（ビタミンK）	µg	1の位	アセトンまたはヘキサン抽出後，精製	還元カラム－ODS系カラムとメタノールまたはエタノール－メタノール混液による蛍光検出－HPLC法
チアミン（ビタミンB₁）	mg	小数第2位	酸性水溶液で加熱抽出	ODS系カラムとメタノール－0.01 mol/Lリン酸二水素ナトリウム－0.15 mol/L過塩素酸ナトリウム混液による分離とポストカラムでのフェリシアン化カリウムとの反応による蛍光検出－HPLC法
リボフラビン（ビタミンB₂）				ODS系カラムとメタノール－酢酸緩衝液による蛍光検出－HPLC法

ナイアシン	mg	小数第1位	酸性水溶液で加圧加熱抽出	*Lactobacillus plantarum* ATCC8014による微生物学的定量法
ビタミンB$_6$		小数第2位		*Saccharomyces cerevisiae* ATCC9080による微生物学的定量法
ビタミンB$_{12}$		小数第1位	緩衝液およびシアン化カリウム溶液で加熱抽出	*Lactobacillus delbrueckii* sudsp.*lactis* ATCC7830による微生物学的定量法
葉酸	μg	1の位	緩衝液で加圧加熱抽出後，プロテアーゼ処理，コンジュガーゼ処理	*Lactobacillus rhamnosus* ATCC7469による微生物学的定量法
パントテン酸	mg	小数第2位	緩衝液で加圧加熱抽出後，アルカリホスファターゼ，ハト肝臓アミダーゼ処理	*Lactobacillus plantarum* ATCC8014による微生物学的定量法
ビオチン	μg	小数第1位	酸性水溶液で加圧加熱抽出	*Lactobacillus plantarum* ATCC8014による微生物学的定量法
アスコルビン酸（ビタミンC）	mg	1の位	メタリン酸溶液でホモジナイズ抽出，酸化型とした後，オサゾン生成	順相型カラムと酢酸−*n*-ヘキサン−酢酸エチル混液による可視部吸光検出−HPLC法

【備考欄収載の成分】

成分	単位	最小表示の位	試料調製法	測定法
硝酸イオン	g	小数第1位	水で加温抽出	HPLC法またはイオンクロマトグラフ法
カフェイン			有機溶媒抽出	逆相型カラムと水−メタノール−1 mol/L 過塩素酸または0.1 mol/L リン酸水素ナトリウム緩衝液−アセトニトリルによる紫外部吸収検出−HPLC法
ポリフェノール			脱脂後，50％メタノール抽出	フォーリン・チオカルト法またはプルシアンブルー法
タンニン			熱水抽出	酒石酸鉄吸光光度法またはフォーリン・デニス法
テオブロミン			石油エーテル抽出	逆相型カラムと水−メタノール−1 mol/L 過塩素酸による紫外部吸収検出−HPLC法

⑤　借用値：他国の食品成分表に収載してある食品が我が国で流通しているものと同等であると見なして，その収載値を利用した値

⑥　過去の食品成分表の収載値をそのまま踏襲した場合は，「～訂成分表収載値」とした。

⑦　推定値：上記の①～⑥以外の値でできる限り，どのような科学的な推定に基づくかの説明を付した値

複数の分析値から平均値を求める場合には，最初にそれぞれの分析値を乾質量当たりに換算し，その平均値を収載する水分値で換算し直す作業を行っている。そのため，食品分析では，水分の測定が必須である。

6．停止および廃止事項

『食品成分表2015年版』までは，科学技術庁「日本食品標準成分表の改訂に関する調査」（1970～1982）に基づくエネルギー換算係数を適用した食品があったが，この適用を停止した。

「いも及びでん粉類」のきくいも，こんにゃく，「きのこ類」，「藻類」，および「し好飲料類」の昆布茶については，Atwaterの係数を適用して求めた値に0.5を乗じて算出していたが，これを廃止した。

表2　組成成分表編に収載の成分の表示方法と測定法

成　　　　分		単位	最小表示の位	試料調製法	測定法
【一般成分関連】					
アミノ酸	一般のアミノ酸 ヒドロキシプロリン アンモニア	mg	1の位 （ただし, 10 未満は小数第 1位）	6 mol/L 塩酸（0.04 % 2-メルカプトエタノール含有）で, 110℃, 24時間加水分解	カラムクロマトグラフ法 （アミノ酸自動分析計使用）
	シスチン メチオニン			過ギ酸酸化後, 6 mol/L 塩酸で, 130～140℃, 20時間加水分解	
	トリプトファン			水酸化バリウム, 水, チオジエチレングリコールで, 加熱・溶解後, 110℃, 12時間加水分解	HPLC法
脂肪酸		mg	1の位	抽出脂質をけん化後, エステル化	水素炎イオン化検出－GC法
利用可能炭水化物	でん粉	g	小数第1位	80％エタノール加温抽出	酵素法
	単糖および二糖			水抽出または50％エタノール抽出	HPLC法
糖アルコール	ソルビトールおよびマンニトール				
食物繊維	水溶性, 不溶性および総量			プロスキー変法またはプロスキー法	
	低分子量水溶性, 高分子量水溶性, 不溶性（難消化性でん粉を含む）, 難消化性でん粉および総量			AOAC 2011.25法	
有機酸	グルコン酸以外の有機酸	g または mg	小数第1位 または1の位	5％過塩素酸および水抽出	HPLC法
	グルコン酸	g	小数第1位		酵素法

7．成分表利用上の留意点

・標準成分値は, 国内において年間を通じて普通に摂取する場合の全国的な平均値を表すという概念に基づき求めたもので, 個々の測定値との多寡を論ずるのは, 適当ではない。目安値と考えていただきたい。

・水分量で成分含量は変化するので, 水分値に注意する。

・同一食品名でも, 分析法の変更や品種の変遷等のために, 過去の食品成分表の数値との比較は, 適当ではないことがある。

・正誤表および追加情報が文部科学省のホームページに公表されるので, 最新情報はこれを利用されたい。ホームページ上の食品成分表は, 正誤が反映されているので, 便利である。

参考文献

1）文部科学省科学技術・学術政策局政策課資源室：日本食品標準成分表・資源に関する取組 http://www.mext.go.jp/a_menu/syokuhinseibun/index.htm（2021年12月18日確認）

2）FAO：Food energy - methods of analysis and conversion factors, food and nutrition paper, 77, 2003 https://www.fao.org/uploads/media/FAO_2003_Food_Energy_02.pdf（2021年12月18日確認）

3）安井明美・渡邊智子・中里孝史・渕上賢一編：日本食品標準成分表2020年版（八訂）分析マニュアル・解説, (2022) 建帛社（予定）

索　引

〔編著者〕 〔執筆分担〕

田所　忠弘　東京聖栄大学　教授　第1章，第2章1・5．
たどころ　ただひろ

安井　明美　国立研究開発法人
やすい　あけみ　農業・食品産業技術総合研究機構　付録：食品成分表の収載値
　　　　　　　食品研究部門　アドバイザー

〔執筆者〕

青木　隆子　女子栄養大学　名誉教授　第2章3・4．第4章1．
あおき　たかこ

太田　徹　盛岡大学　教授　第3章3．
おおた　とおる

小嶋　文博　仙台白百合女子大学　教授　第3章1．
おじま　ふみひろ

小林　恭一　仁愛女子短期大学　教授　第2章2．
こばやし　きょういち

小林　謙一　ノートルダム清心女子大学　教授　第2章5．
こばやし　けんいち

西塔　正孝　女子栄養大学　准教授　第2章8，第3章4．
さいとう　まさたか

佐々木弘子　聖徳大学　教授　第2章6，第4章2・3．
ささき　ひろこ

中島　肇　和洋女子大学　教授　第3章2．
なかじま　はじめ

藤原しのぶ　女子栄養大学短期大学部　准教授　第2章7，第4章4・5．
ふじはら

Nブックス

新版　食品学II〔第2版〕

2003年（平成15年）4月25日　初版発行～第6刷
2008年（平成20年）9月25日　改訂版発行～第10刷
2016年（平成28年）9月20日　新版発行～第6刷
2022年（令和4年）2月25日　新版第2版発行

編著者　田所忠弘
　　　　安井明美

発行者　筑紫和男

発行所　株式会社 建帛社
　　　　KENPAKUSHA

〒112-0011 東京都文京区千石4丁目2番15号
TEL (03) 3944－2611
FAX (03) 3946－4377
https://www.kenpakusha.co.jp/

ISBN 978-4-7679-0718-5　C3077　　亜細亜印刷／ブロケード
©田所，安井ほか，2003, 2008, 2016, 2022.
（定価はカバーに表示してあります。）　Printed in Japan